Complications in Vascular Interventional Therapy
Case-Based Solutions

血管介入治疗并发症
基于病例的解决方案

原著　[德] Stefan Mueller-Huelsbeck

　　　[德] Thomas Jahnke

合著　Fabrizio Fanelli | Timothy I. Joseph | Sanjoy Kundu | Keigo Osuga

　　　Kenneth Robert Thomson | Dimitrios Tsetis | Raman Uberoi

主审　滕皋军

主译　王忠敏

中国科学技术出版社

·北 京·

图书在版编目（CIP）数据

血管介入治疗并发症：基于病例的解决方案 /（德）斯特凡·穆勒－赫尔斯贝克,（德）托马斯·扬克
原著；王忠敏主译 . — 北京：中国科学技术出版社 , 2023.1
书名原文：Complications in Vascular Interventional Therapy: Case-Based Solutions
ISBN 978-7-5046-9635-9

Ⅰ . ①血… Ⅱ . ①斯… ②托… ③王… Ⅲ . ①血管疾病—介入性治疗—并发症—防治 Ⅳ . ① R543.05

中国版本图书馆 CIP 数据核字 (2022) 第 093952 号

著作权合同登记号：01-2022-2981

Copyright © 2016 of the original English language edition by Georg Thieme Verlag KG, Stuttgart, Germany.
Original title: *Complications in Vascular Interventional Therapy: Case-Based Solutions, 1e*
By Stefan Mueller-Huelsbeck, Thomas Jahnke
《血管介入治疗并发症：基于病例的解决方案》（第 1 版）英文原版由德国斯图加特的 Georg Thieme Verlag KG 于 2016
年出版，版权归其所有。作者:[德]斯特凡·穆勒－赫尔斯贝克(Stefan Mueller-Huelsbeck),[德]托马斯·扬克(Thomas
Jahnke)。

策划编辑	孙　超　焦健姿	
责任编辑	方金林	
文字编辑	王　超	
装帧设计	佳木水轩	
责任印制	徐　飞	

出　　版	中国科学技术出版社
发　　行	中国科学技术出版社有限公司发行部
地　　址	北京市海淀区中关村南大街 16 号
邮　　编	100081
发行电话	010-62173865
传　　真	010-62179148
网　　址	http://www.cspbooks.com.cn

开　　本	889mm×1194mm　1/16
字　　数	401 千字
印　　张	17.5
版　　次	2023 年 1 月第 1 版
印　　次	2023 年 1 月第 1 次印刷
印　　刷	运河（唐山）印务有限公司
书　　号	ISBN 978-7-5046-9635-9 / R·2911
定　　价	198.00 元

译校者名单

主　审　滕皋军

主　译　王忠敏

副主译　纪建松　吴志远　高　飞

译　者　（以姓氏汉语拼音为序）

安天志　贵州医科大学附属医院

曹家玮　中国医学科学院肿瘤医院

陈　珑　苏州大学附属第一医院

高　飞　中山大学附属肿瘤医院

贺迎坤　河南省人民医院

黄明声　中山大学附属第三医院

纪建松　浙江大学丽水医院

李　雷　兰州大学第一医院

梁　斌　华中科技大学同济医学院附属协和医院

刘　圣　江苏省人民医院

鲁　东　中国科学技术大学附属第一医院

邵海波　中国医科大学附属第一医院

孙军辉　浙江大学医学院附属第一医院

滕皋军　东南大学附属中大医院

王忠敏　上海交通大学医学院附属瑞金医院

吴志远　上海交通大学医学院附属瑞金医院

赵剑波　南方医科大学南方医院

赵中伟　浙江大学丽水医院

周　兵　杭州师范大学附属医院

主译简介

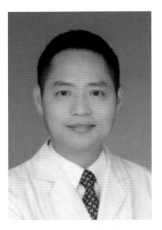

王忠敏　教授

医学博士，博士后，主任医师，教授，博士研究生导师。上海交通大学医学院附属瑞金医院放射介入科副主任、卢湾分院放射介入科主任。中国医师协会介入医师分会副会长，中华医学会放射介入专委会秘书长。长期从事肿瘤、血管及非血管疾病介入诊疗工作，在疑难复杂疾病及急危重症的影像学诊断与微创介入治疗方面积累了丰富经验。曾参与制订TACE临床指南和国际专家共识，并在国内率先开展四维电磁导航和机器人人工智能导航肿瘤同步活检与消融。在以肾动脉狭窄、下肢动脉狭窄和颈动脉狭窄为代表的动脉缺血性病变和以下腔静脉、肝静脉狭窄为代表的静脉阻塞性病变的介入治疗，以及血管畸形的栓塞治疗等方面有卓越建树。先后获得"国家卫生健康突出贡献中青年专家""上海市卫生系统优秀学科带头人""上海市杰出专科医师奖""新疆生产建设兵团领军人才"等荣誉称号，并带领卢湾分院放射介入科连续3轮获得"上海市卫健委重点专科"。主持国家自然科学基金3项、省市级课题20余项，获国家级及省市级科技进步奖7项，申领专利10项。主编及参编著作8部，以第一／通讯作者身份在国内外核心期刊发表论文140余篇（SCI收载期刊论文45篇）。

内容提要

本书引进自 Thieme 出版社，由国际知名介入放射学专家 Stefan Mueller-Huelsbeck 教授与 Thomas Jahnke 教授联袂主编。书中对血管介入治疗相关并发症进行了系统详细的阐释，涵盖肾功能损伤、对比剂过敏、辐射暴露、感染、血栓、出血、导管／支架失位及设备故障等多种血管介入并发症的诱因、处理与预防方面的知识。本书以典型病例为主线，内容切合临床实际，并配有 500 余幅高清医学图片，图文并茂，有助于读者理解、掌握血管介入治疗并发症相关知识要点，非常适合介入医学专业医生、医学生、规培生及在临床实践中需拓宽相关知识范围的其他专业医学人员参考阅读。

原书编著者名单

原　著　**Stefan Mueller-Huelsbeck, MD, PhD, EBIR, FICA**

Professor of Radiology, Board Certified Neuroradiologist

Department of Diagnostic and Interventional Radiology and Neuroradiology

Diakonissen Hospital Flensburg

Flensburg, Germany

Thomas Jahnke, MD, PhD, EBIR, FICA, FSIR

Professor of Radiology

Department of Diagnostic and Interventional Radiology and Nuclear Medicine

Friedrich-Ebert-Hospital Neumuenster

Neumuenster, Germany

参编者

Fabrizio Fanelli, MD, EBIR
Professor of Radiology
Vascular and Interventional Radiology Unit
Department of Radiological Sciences
Sapienza University of Rome
Rome, Italy

Thomas Jahnke, MD, PhD, EBIR, FICA, FSIR
Professor of Radiology
Department of Diagnostic and Interventional
　Radiology and Nuclear Medicine
Friedrich–Ebert–Hospital Neumuenster
Neumuenster, Germany

**Timothy I. Joseph, FRANZCR, MBBS, BSc
　(Life Sci)**
Interventional Radiologist
The Alfred Hospital
Melbourne, Victoria, Australia

**Sanjoy Kundu, BSc, MD, FRCPC, RVT, RPVI,
　FSIR, FCIRSE, FACPh, FASA; Diplomate of
　the American Board of Phlebology**
Medical Director
The Vein Institute of Toronto

Active Staff
Scarborough Hospital–General Campus
Medical Director, Quality Assurance Advisor
Toronto Vascular Ultrasound
Toronto, Ontario

**Stefan Mueller-Huelsbeck, MD, PhD, EBIR,
　FICA**
Professor of Radiology, Board Certified
　Neuroradiologist
Department of Diagnostic and Interventional
　Radiology and Neuroradiology
Diakonissen Hospital Flensburg
Flensburg, Germany

Keigo Osuga, MD, PhD
Associate Professor of Radiology
Department of Diagnostic and Interventional
　Radiology
Osaka University Graduate School of Medicine
Osaka, Japan

**Kenneth Robert Thomson, MD, FRANZCR,
　EBIR**
Professor of Radiology

Radiology Department
The Alfred Hospital
Melbourne, Victoria, Australia

Dimitrios Tsetis, MD, PhD, FCIRSE, EBIR
Associate Professor of Interventional Radiology
Unit of Interventional Radiology
Department of Radiology
University Hospital of Heraklion
Faculty of Medicine
University of Crete
Crete, Greece

**Raman Uberoi, BMScPath, MBBchir, MRCP,
　FRCR, EBIR**
Honorary Senior Lecturer
Consultant Interventional Radiologist
John Radcliffe Hospital
University of Oxford
Oxford, United Kingdom

中文版序

现代医学领域的细分专业繁多。除内科学与外科学等传统专业以外，介入医学作为新兴学科的代表，在我国的发展时间仅有 40 余年，但已逐渐发展成为 20 世纪及 21 世纪临床诊疗中不可或缺的手段。我国介入医学虽然起步晚，但发展快，目前已接近或赶超国际先进水平。

区别于开放性外科手术与保守的内科治疗，介入医学是在医学影像设备监视指导下，以较小的创伤为代价来实现精准诊断及有效治疗的医疗方式。根据入路的不同，介入诊疗可分为血管性和非血管性两大类。血管介入顾名思义，是指经血管通路而开展的一系列介入诊疗，常用于外周血管、心血管及脑血管病变的临床实践中。该技术的出现，在一定程度上改变了既往血管性疾病的临床治疗原则。作为一种创伤小、费用低、疗效好的治疗方式，血管介入治疗已在很大程度上取代了传统的外科手术。

尽管大多数情况下血管介入并发症并不常见，但仍存在一定风险。作为介入医生，应深入了解和认识并发症发生的原因、并发症预防和避免的有效措施，以及并发症的临床和影像表现及处理要点，从而尽可能降低并发症风险及非必要的医疗资源消耗。

在国际著名介入放射学专家 Stefan Mueller-Huelsbeck 教授和 Thomas Jahnke 教授共同编写的 Complications in Vascular Interventional Therapy: Case-Based Solutions 一书中，以"典型病例"为引，对血管介入治疗相关并发症进行了全面且细致的阐述，并通过大量珍贵的影像学资料进行了图文并茂的知识呈现。这些精选病例的背后，是著者长期临床工作的不断积累与经验总结。通过阅读本书，读者可以学习如何在术前充分预估可能出现的并发症，在术中如何尽可能避免并发症的发生，以及在并发症出现时如何准确判断其原因并及时做出处理。

"他山之石，可以攻玉。"正是由于本书对临床血管介入工作具有一定的指导价值，译者团队才将此书引进翻译为中文版，希望国内广大同行及患者能够从中获益。

中国科学院
东南大学附属中大医院　　　滕皋军　院士

原 书 序

用于治疗动脉、静脉疾病及各种肿瘤的血管腔内技术已成为现代医学的重要组成部分。尽管很多患者可以从中受益，但其中也暗藏风险，比如可能会出现意外而导致并发症。针对此种情况，术者应具备通过介入手段解决风险及处理并发症的能力，应充分认识风险并仔细分析，进而预见风险并尽可能避免并发症。放射学领域有这样一句话"你只能看到你所认识的"，将其用于介入医学领域则是"你只能避免你所能预见的风险"。

本书基于经典病例对血管介入治疗过程中可能发生的并发症进行了全面阐释，书中不仅详细介绍了各种并发症及其原因，还提供了处理并发症的实用技术和技巧，包括血管腔内治疗及其他介入治疗方式。

本书有助于读者了解并掌握日常工作过程中可能出现的各种血管介入并发症的相关知识。尽管读者可能从未亲身经历过其中的一些情况，但通过阅读本书，他们将能够做好识别和妥善处理这些并发症的准备。

Klaus Hausegger, MD, FCIRSE

Founder of the International Conference on
Complications in Interventional Radiology
Poertschach and Klagenfurt, Austria

译者前言

近年来，血管介入在血管病变的诊疗中起到了极为重要的作用，甚至对于多数外周血管疾病来说，血管介入都是首选的治疗方案。当然，血管介入获得如今的地位并不是一蹴而就的，一方面材料和技术的进步为其提供了旺盛的活力，另一方面则离不开国内外介入学工作者在临床工作中的不断总结和试错。前人的工作经验对后来者弥足珍贵，更何况"三人行，必有我师"，同道在介入手术过程遇到的问题和解决问题的经历对于其他术者来说，同样是重要的参考和指导。

由于医疗的复杂性，术中和术后可能会出现一些突发情况，多数可称为并发症。有些可能与术者的操作相关，有些则可能与患者个人体质相关。一些严重的急症往往使人措手不及，此时术者的经验显得尤其重要，需要在短时间内判断病因并针对病因选择合适的处置措施，而这些经验除了从自身的日常工作中汲取外，通过书本的学习也是十分重要的一环，毕竟个人的经验有限，不可能面面俱到。

此书汇集了血管介入术中可能出现的并发症和处理措施，病例种类涉猎广泛，涵盖了目前常用的血管介入诊疗项目。其特色在于对并发症的产生原因进行了全面分析，对并发症处理措施的选择进行了合理的推导，并对并发症的预防进行了详细的总结。通过该书，读者能获得更充分的知识储备，以便从容应对突发的并发症。

上海交通大学医学院附属瑞金医院　王忠敏 教授

原书前言

50 多年前，Charles Dotter 第一次成功地对一位患有足坏疽的 85 岁女性进行了血管成形术，患者轻度截肢后伤口愈合。此后，经过不断的发展，介入治疗已逐渐发展成为广泛用于血管和非血管疾病治疗的方法之一。

血管性病变介入治疗的安全性和有效性有目共睹。然而，在少数情况下，介入治疗仍有可能引发相关并发症。尽管介入治疗的难度不同，其并发症的种类和严重程度也不尽相同，但无论术者的经验如何丰富，并发症总是绕不开的难题。

介入医师间的交流十分重要，可通过讨论出现不良事件的病例来提高自身的专业技能，从而减少相关并发症的发生率和致死率。如果术者在术前已充分了解介入相关并发症的处置方式，那么在遇到此类并发症时就能从容应对。本书编者对 20 多年临床工作中收集的血管介入治疗典型病例进行了讨论分析，并对相关知识内容展开了充分阐释，希望读者能够从中获益。

本书内容侧重于血管病变并发症的诱因和相应的处置方式，适合从事血管介入治疗的医师，包括但不限于放射科医师、神经放射科医师、心内科医师、血管介入医师和血管外科医师等。

本书精选了典型病例并进行深入剖析，全面介绍了并发症相关知识要点，但这不代表书中所提及的处置方式都是"最优解"。尽管编者选取了最具代表性的并发症呈现给读者，但要从众多介入技术中选出"最合适"的一种仍是非常困难的，尤其是对于其中一些较为相似的病例而言，所以应加倍重视。

我们相信本书一定能够对血管介入领域从业人员日常的临床实践有所帮助。

Stefan Mueller-Huelsbeck, MD, PhD, EBIR, FICA

Thomas Jahnke, MD, PhD, EBIR, FICA, FSIR

目 录

第 1 章　概述 ·· 001

第 2 章　轻微与严重并发症 ·· 002

　　一、定义 ··· 002

　　二、避免并发症 ·· 002

第 3 章　患者相关并发症 ··· 005

　　一、与血管内手术有关的常见并发症 ·· 005

　　二、血管并发症的处理 ··· 005

第 4 章　患者讨论：手术相关并发症 ··· 009

　　一、全身并发症 ·· 009

　　二、通路相关并发症 ·· 012

　　三、病变治疗相关并发症 ·· 074

　　四、不予介入 ··· 250

　　五、假性并发症 ·· 253

第 5 章　拓展阅读 ··· 262

索引 ·· 264

第1章 概 述

Introduction

所有从事血管内介入手术的医生在某些时候都会遇到并发症，有些患者甚至会因为在治疗过程中遇到的并发症而失去生命。在关于发病率和死亡率（M&M）的热烈讨论中可以看出，很多情况下，解决一个棘手的问题，仅仅需要别人的一个好建议。

Thomas Edison 曾经说过："经验仅仅是我们所有错误的总和。"在某种程度上，对于医生来说真的是这样。然而，在医学上，我们也应该能够从别人犯下的错误中吸取教训，以防止对患者造成伤害。

血管腔内治疗的并发症可能导致更多的治疗、病程延长，甚至死亡。有一些因素可以影响并发症的发生和严重程度，其中包括操作者的经验和患者的情况（如并发症及需要接受治疗的病变）。典型的并发症有出血、假性动脉瘤形成、动静脉瘘、感染、远端栓塞、穿孔、血流限制性夹层和异物栓塞[1]。编辑和作者选择了具有教育意义的案例，以提高读者的警惕性和认识，从而预防和解决血管腔内治疗中的并发症。

参考文献

[1] Yadav JS, Sachar R, Casserly IP. Manual of peripheral vascular intervention. Philadelphia: Lippincott Williams & Wilkins; 2005:344–360

第2章 轻微与严重并发症
Minor and Major Complications

一、定义

1. 轻微并发症被定义为与治疗相关的不良事件，需要进行象征性的治疗，或者可以不进行治疗，不一定需要住院过夜观察。

(1) 无须特殊处理，无后果。

(2) 象征性的治疗，无后果，包括仅需住院过夜观察。

2. 重大并发症被定义为与治疗相关的不良事件，需要进一步治疗，并提高了治疗级别或延长了住院时间。

(1) 需要治疗，住院时间短（< 48h）。

(2) 需要接受重大治疗，非计划性提高了治疗级别，住院时间延长（> 48h）。

(3) 有永久性的不良后果。

(4) 导致死亡。

二、避免并发症

（一）避免错误干预

血管腔内治疗的错误干预，包括处理错了身体部位、进行了不恰当的操作，甚至治疗了错误的患者。对于所有已执行的操作，治疗错了患者或治疗了错误的身体部位都是很罕见的。然而，当这些情况发生时，对患者和所有参与诊疗过程的人来说，影响都是巨大的。这种错误通常被认为是通过干预可以避免的。

标准操作程序（standard operation procedure，SOP）旨在通过执行并持续应用以下3个辅助步骤来防止错误干预的发生，并为每位计划进行血管内介入手术的患者做准备。

1. 术前验证过程（包括患者身份识别、手术名称、手术部位、左右侧和病变层面，以及用来确诊的原始文件、知情同意书、医疗记录和与患者的讨论记录）。

2. 在患者身上标记手术部位。

3. 在介入手术开始前，执行一次"团队暂停"，所有涉及的相关专业人员在此期间进行口头交流。

术前和围术期团队的所有成员都必须积极参与并有效地相互沟通。此外，尽可能地让患者参与也是很重要的。

填写患者安全检查表和学习如何处理肾功能受损和对比剂过敏反应的知识也有助于避免并发症的发生[1, 2]。

（二）患者安全检查表

强烈建议按照欧洲心血管与介入放射学会（CIRSE）的 IR 患者安全检查表（图 2–1）进行准备。检查表上的要点将会减少沟通和误报的问题，或者任何术前的混乱事件。

（三）围术期记录

记录和存储所有操作步骤（包括 X 线片）非常重要，尤其是当它们对手术进程有重要影响时。通过这种方式在影像存储与传输系统（PACS）中存储图像之后，术者可在手术报告中突出这些步骤。

以下患者案例显示了图像记录的重要性。

患者女性，48 岁，接受了多年的血液透析。患者面部和左臂（造瘘侧手臂）反复肿胀。6 个月前，我们再次进行了经皮腔内血管成形术（PTA），并最终在左头臂静脉水平放置了支架（自膨式支架 14mm × 40mm，开环设计）。头臂静脉邻近上腔静脉（SVC）支架未覆盖的部位有中度狭窄，被认为是造成目前症状的原因（图 2–2）。对狭窄的静脉部分直接进行了支架置入术（自膨式支架 16mm × 40mm）。遗憾的是，正确的初始支架位置没有被记录下来。尽管小心地抽尽 PTA 球囊，但在取出球囊的过程中，支架（闭环设计）移位到了 SVC 中（图 2–3）。患者没有症状，面部及手臂肿胀完全消失。如果有 ≥ 1 个存储的图像记录了初始的正确放置位置，术者会更加满意。

完备的文件对于法律和取证也是至关重要的[3, 4]。

患者姓名
患者编号
出生日期
男 ☐　女 ☐
病房：
咨询医生

CIRSE IR 患者安全检查表　　CIRSE

手术 ________
日期 ________

欧洲心血管和介入放射学会

工序安排	是	否	N/A
会诊 / 多学科讨论	☐	☐	☐
病态窦房结综合征影像表现	☐	☐	☐
相关病史	☐	☐	☐
知情同意	☐	☐	
CIN 预防	☐	☐	☐
特定工具现有或已订购	☐	☐	☐
禁食医嘱	☐	☐	☐
相关实验室检查	☐	☐	☐
必须有麻醉科医生	☐	☐	☐
停用抗凝血药	☐	☐	☐
介入手术后需要（ICU）床位	☐	☐	☐
对比过敏预防是必要的	☐	☐	☐

手术前	是	否	N/A
向所有成员介绍术后文书	☐	☐	
患者所有记录	☐	☐	☐
正确的患者 / 左右侧 / 部位	☐	☐	
空腹	☐	☐	☐
静脉通路	☐	☐	☐
监视设备正常链接	☐	☐	☐
凝血筛检 / 实验室检查已完成	☐	☐	☐
过敏和（或）预防	☐	☐	
抗生素和其他药物管理	☐	☐	☐
同意 / 并发症讨论	☐	☐	

手术后	是	否	N/A
术后病历书写	☐	☐	
过程中生命体征正常	☐	☐	☐
用药和 CM 记录	☐	☐	☐
实验室测试指令	☐	☐	☐
所有样本贴好标签送实验室	☐	☐	☐
与患者讨论手术结果	☐	☐	☐
出院医嘱	☐	☐	☐
后续检查 / 拍片	☐	☐	☐
预约门诊随访	☐	☐	☐
将过程结果传达给咨询医生	☐	☐	

姓名 ________　姓名 ________　姓名 ________
签名 ________　签名 ________　签名 ________

▲ **图 2–1　CIRSE IR 患者安全检查表**

CIN. 对比剂诱发神经病变；CM. 对比剂；ICU. 重症监护室。经许可，转载自 CIRSE

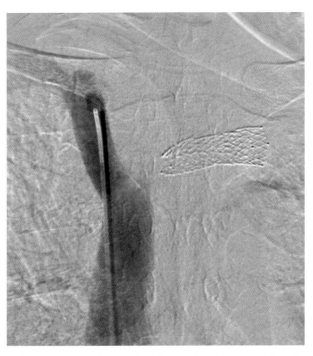

▲ 图 2-2 邻近上腔静脉的左侧头臂静脉重度狭窄。先前置入的自膨式开环支架近端受压

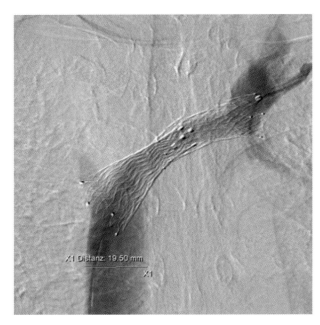

▲ 图 2-3 血管造影显示在经皮腔内血管成形术（12mm×40mm 球囊）成功后，移位的自膨式闭环支架（16mm×40mm）。在通过硬 Amplatz 导丝（Boston Scientific）取出球囊的过程中，支架移位

参考文献

[1] http://www.cirse.org/files/files/Profession/IR_Checklist_new.pdf
[2] Lee MJ, Fanelli F, Haage P, Hausegger K, Van Lienden KP. Patient safety in interventional radiology: a CIRSE IR checklist. Cardiovasc Intervent Radiol 2012;35(2):244–246
[3] Durack JC. The value proposition of structured reporting in interventional radiology. AJR Am J Roentgenol 2014;203(4):734–738
[4] Omary RA, Bettmann MA, Cardella JF, et al; Society of Interventional Radiology Standards of Practice Committee. Quality improvement guidelines for the reporting and archiving of interventional radiology procedures. J Vasc Interv Radiol 2002;13(9 pt 1):879–881

第3章 患者相关并发症
Patient-Related Complications

一、与血管内手术有关的常见并发症

（一）肾功能受损

在肾功能受损的情况下，患者应根据当前欧洲泌尿生殖放射学会（ESUR）指南（http://www.esur.org/esur-guidelines/）进行治疗。遵循这些指南将会尽量减少由于未受控制的碘对比剂应用引起的相关问题[1]。

（二）已知的对比剂过敏反应

如果已知患者有对比剂过敏反应，应根据国际指南进行相关准备[2]。来自 ACR 药物和对比剂委员会的 ACR 对比剂手册（2015.10.1 版）将有助于预防和治疗对比剂的急性反应（http://www.acr.org/quality-safety/resources/~/media/37D84428BF1D4E1B9A3A2918DA9E27A3.pdf/）。

（三）辐射暴露

术者应在血管腔内治疗期间对辐射剂量管理方案有深入的了解，以避免对患者和术者造成过度的辐射暴露[3, 4]。

（四）感染

预防血管腔内治疗感染的策略应包括常规、术前、术中和术后的方案。这些策略很重要，因为血管腔内治疗的患者易被感染（如糖尿病、慢性伤口、肾功能损害和免疫功能受损的恶性肿瘤患者）[5]。介入放射学会、围术期护理协会，以及放射和影像护理协会制订的血管和介入放射操作过程中无菌技术的联合实践指南是一项特别有用的参考资料（http://www.sirweb.org/clinical/cpg/QI35.pdf）。

二、血管并发症的处理

严重的围术期并发症在介入治疗中并不常见，但可能突然发生，需要迅速而有序的处理。尽管手术医生、护理人员和技术人员的经验非常重要，但由于严重事件相对罕见，这使得检查表的使用很有价值，有助于确保有组织地实施计划好的应对措施。

"失败计划"是高效的团队在执行具有重大风险的手术时使用的一种策略。Patel 等（2012 年）曾报道术前对混合型主动脉患者进行一次"心理预演"可以改善血管腔内治疗效果[6]。2013 年，

Chen 开发了一份针对脑动脉瘤破裂的应对措施检查表和一份单独的在神经外科干预措施中出现血栓形成的检查表[7]。这些清单列出了手术医生、麻醉医师、护士和技术人员各自的应对措施，每个人都有特定的角色和职责。

在血栓形成的情况下，介入放射科医师应记录活化凝血时间（ACT），并根据患者体重和预先确定的剂量注射肝素。如果在血管鞘处发现血管痉挛，应动脉内给予硝酸甘油。护理人员应负责输液，技术人员应准备抽吸或溶栓设备。

对于出血性并发症，介入放射科医师应明确告知其他同事并发症的详细情况和处理计划。严重的股浅动脉（SFA）出血很少见，但股动脉穿刺点位置过高或同时进行髂动脉介入手术可能导致盆腔快速出血。腹膜后血肿可迅速导致休克。清晰、简洁地阐述问题和预期的下一步措施是关键的，口头确认团队成员已经听到并理解了所说的内容也非常重要。

维护动脉通路需要准备一些设备，如覆膜支架、止血带、阻断球囊。应根据患者的需要输注液体或血液制品，如果患者处于危急状态，需麻醉医师予以协助。必要时可能需要转为开放手术，如果血管内处理效果欠佳或患者血流动力学不稳定，手术室应该做好准备。

（一）血栓形成

识别：识别血管造影表现，脉搏消失，或者其他血栓形成的证据，并口头陈述问题。

分析可能的原因：评估血流动力学状态，动脉通路可能阻塞血管鞘，血管造影证实血流中断。

药物治疗：推注肝素、检查 ACT、维持抗凝治疗、考虑使用血管扩张药（动脉内硝酸甘油）。

介入治疗：回顾流入道狭窄的治疗，如重复血管成形术、追加支架置入术、血栓切除术、导管接触溶栓、机械或流变血栓清除。

重复血管造影以评估结果。

防止血栓形成

肝素通过抑制促进凝血酶形成的因子起到抗凝的作用。根据血管腔内治疗的类型，肝素使用的目标值是使 ACT 控制在 200～350s。此外，大多数患者服用阿司匹林和氯吡格雷，而糖蛋白 Ⅱb/Ⅲa 抑制药使用频率较低[8]。

（二）动脉性出血

识别：通过血流动力学指标不稳定来识别出血，并口头描述问题。如有需要，请寻求帮助。确保连接监护设备并正常工作。如果必要，评估可能的血管损伤部位或可疑的血管。

控制出血：如果出血来自可触摸和压迫的部位，直接用手压迫。维持动脉通路，但如果需要，考虑换一个直径更大的鞘。放置一个阻塞球囊，用血管造影确定出血是否停止。

复苏：大口径静脉输液管（可考虑多个）输注晶体溶液（盐水或血浆）。通知血库，送血样，要求输血。考虑拮抗抗凝治疗（1mg 鱼精蛋白拮抗 100U 肝素）。如果血管腔内治疗不可行或患者情况不稳定，通知血管外科医生及手术室工作人员。

治疗：长时间球囊闭塞、覆膜支架[9]、弹簧圈和注射胶水、按压[10, 11]、拮抗抗凝，外科治疗包括血管修补和怀疑筋膜室综合征时行筋膜切开术。

沟通：告知家人情况和治疗计划。

防止动脉血肿

术前认真控制血凝状态，术中检查 ACT。

（三）血管穿孔

识别：在血管造影时发现对比剂外渗和（或）血流动力学不稳定的异常出血，口头描述问题。

有关出血控制、复苏和治疗的步骤，请参见前文"（二）动脉性出血"。

球囊低压压迫 2～4min 非常有用。

防止血管穿孔

可通过获得高图像质量的血管造影图，在加影 / 路图技术下进行导丝操作，始终保持远端导丝末端位置稳定、可控，防止导丝穿透血管壁。如果可能，在整个手术过程中显示远端导丝的末端，以避免损伤远端血管分支。特别是在通过导丝引导导管交换时要注意这一点。

预防血管穿孔要结合血管大小和血管壁钙化程度。球囊的大小和压力要适当，开始时使用较小的球囊和较低的压力。如果患者主诉治疗部位疼痛，球囊的大小和（或）压力可能偏高。

（四）远端栓塞

识别：典型的表现类似完全闭塞，病变长而不规则，以及血栓性闭塞[13, 14]。机械性血栓清除术和动脉粥样硬化斑块切除术易发生远端栓塞[15, 16]。

介入治疗：考虑通过大内腔的导管用注射器抽吸，以及用机械抽吸。

防止远端栓塞

评估在术中使用栓塞保护装置[17–20]。

（五）设备故障所致并发症

仔细阅读使用说明，并要求对复杂设备进行培训。通过售后服务，以及参加培训和学习中心的学习有助于熟悉设备。

防止设备故障

对于经皮腔内血管成形术（PTA）球囊，注意额定爆破压力。对于支架，评估输送器。对于栓塞剂和栓塞材料，注意使用和放置的过程。

参考文献

[1] Stacul F, Van der Molen AJ, Reimer P, et al; Contrast Media Safety Committee of the European Society of Urogenital Radiology (ESUR). Contrast induced nephropathy: updated ESUR Contrast Media Safety Committee guidelines. Eur Radiol 2011;21(12):2527–2541

[2] Bush WH Jr. Treatment of acute contrast reactions. In: Bush WH Jr, Krecke KN, King BF Jr, Bettmann MA, eds. Radiology life support (RAD-LS). London/New York: Hodder Arnold;1999:31–51

[3] Finch W, Shamsa K, Lee MS. Cardiovascular complications of radiation exposure. Rev Cardiovasc Med 2014;15(3):232–244

[4] Ketteler ER, Brown KR. Radiation exposure in endovascular procedures. J Vasc Surg 2011;53(1 suppl):35S–38S

[5] Reddy P, Liebovitz D, Chrisman H, Nemcek AA Jr, Noskin GA. Infection control practices among interventional radiologists: results of an online survey. J Vasc Interv Radiol 2009;20(8):1070–1074

[6] Patel SR, Gohel MS, Hamady M, Albayati MA, Riga CV, Cheshire N. Reducing errors in combined open/endovascular arterial procedures: influence of a structured mental rehearsal before the endovascular phase. J Endovasc Ther 2012;19(3):383–389

[7] Chen M. A checklist for cerebral aneurysm embolization complications. J Neurointervent Surg 2013;5(1):20–27

[8] Adjunctive pharmacotherapy: unfractionated heparin. In: Manual of Interventional Cardiology. Available at: http://www.jbpub.com/physicianspress/iscarufh.pdf. Accessed September 5, 2014.

[9] Hayes PD, Chokkalingam A, Jones R. Arterial perforation during infrainguinal lower limb angioplasty does not worsen outcome: results from 1409 patients. J Endovasc Ther 2002;9(4):422–427

[10] Lopera J. Embolization in trauma: principles and techniques. Semin Interv Radiol 2010;27(1):14–28

[11] Ponnuthurai FA, Ormerod OJ, Forfar C. Microcoil embolization of distal coronary artery perforation without reversal of anticoagulation: a simple, effective approach. J Invasive Cardiol 2007;19(8):E222–E225

[12] Davaine J, Lintz F, Cappelli M, Chaillou P, Gouin F, Patra P. Acute compartment syndrome of the thigh secondary to isolated common femoral vessel injury: an unusual etiology. Ann Vasc Surg 2013;27(6):802.e1–e4

[13] Shammas NW, Shammas GA, Dippel EJ, Jerin M, Shammas WJ. Predictors of distal embolization in peripheral percutaneous interventions: a report from a large peripheral vascular registry. J Invasive Cardiol 2009;21(12):628–631

[14] Shrikhande GV, Khan SZ, Hussain HG, Dayal R, McKinsey JF, Morrissey N. Lesion types and device characteristics that predict distal embolization during percutaneous lower extremity interventions. J Vasc Surg 2011;53(2):347–352

[15] Roberts D, Niazi K, Miller W, et al; DEFINITIVE Ca(++)

investigators. Effective endovascular treatment of calcified femoropopliteal disease with directional atherectomy and distal embolic protection: final results of the DEFINITIVE Ca(++) trial. Catheter Cardiovasc Interv 2014;84(2):236–244

[16] Shammas NW, Weissman NJ, Coiner D, Shammas GA, Dippel E, Jerin M. Treatment of subacute and chronic thrombotic occlusions of lower extremity peripheral arteries with the excimer laser: a feasibility study. Cardiovasc Revasc Med 2012;13(4):211–214

[17] Lookstein RA, Lewis S. Distal embolic protection for infrainguinal interventions: how to and when? Tech Vasc Interv Radiol 2010;13:54–58

[18] Mueller-Huelsbeck S, Schaefer PJ, Huemme TH, et al. Embolic protection devices for peripheral application: wasteful or useful? J Endovasc Ther 2009;16(1 suppl):I163–I169

[19] Dippel EJ, Parikh N, Wallace KL. Use of SpiderFX embolic protection device vs. distal embolic event: hospital length of stay, operating room time, costs and mortality. J Am Coll Cardiol 2013;62(18_S1):B161

[20] Zeller T, Schmidt A, Rastan A, et al. New approach to protected percutaneous transluminal angioplasty in the lower limbs. J Endovasc Ther 2013;20(3):409–419

第4章 患者讨论：手术相关并发症
Case-Based Procedure-Related Complications

一、全身并发症

顺行局部溶栓后致死性腹膜后出血

【病史】

患者女性，64 岁，有外周血管疾病，左腿急性肢体缺血。心血管危险因素为高血压、冠状动脉性心脏病和吸烟。她有轻微的静息痛，腿仍然可以活动（Rutherford Ⅱa）。医生决定采用血管腔内治疗，局部溶栓。

【初始接受的治疗方案】

采用左股总动脉顺行性穿刺。选择性血管造影显示股浅动脉（SFA）急性闭塞，腘动脉和膝下动脉没有血流（图 4-1）。

对患者进行肝素化处理，将 1 根 10cm 的侧孔导管置入 SFA 的近端（图 4-2）。给予 5mg 重组组织型纤溶酶原激活药（recombinant tissue plasminogen activator，r-tPA）后进行长时间局部溶栓（rt-PA，1mg/h）。溶栓 24h 后，仍有明显的血栓负荷；因此，局部治疗继续 12h（总累积剂量约 35mg）。36h 后的血管造影显示膝下动脉（BTK）有残余血栓（图 4-3）。此外，SFA 有附壁血栓。残余血栓经抽吸后动脉内注射 5mg

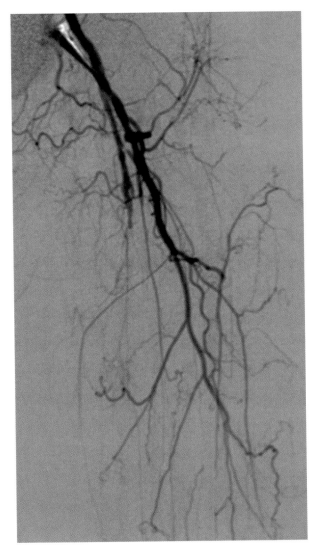

▲ 图 4-1　左侧股浅动脉急性闭塞

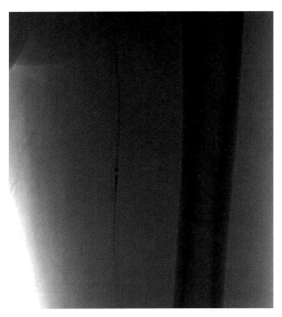

▲ 图 4-2 带侧孔的溶栓导管置于左侧股浅动脉

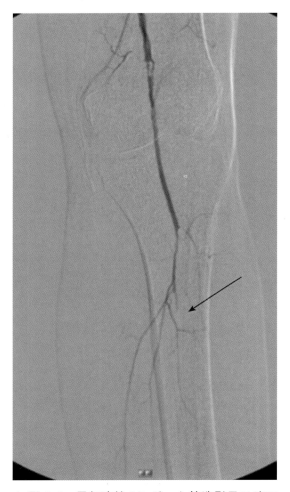

▲ 图 4-3 局部溶栓 36h 后，血管造影显示膝下动脉仍有残余血栓（黑箭）

rt-PA。再次血管造影显示 SFA 血流通畅，只有 1 条膝下动脉到达足部（图 4-4）。

溶栓停止，患者继续静脉注射肝素［目标部分凝血酶时间（PTT）60～80s］。左侧腹股沟穿刺鞘又放置了 2h，然后拔除，手动压迫。止血完成后，压力绷带包扎，患者送到病房后进一步观察。

【治疗过程中遇到的问题】

在治疗的第 1 个 24h 内，患者穿刺点渗血，腹股沟区出现轻度血肿。这个问题是通过 24h 溶栓后将 4F 鞘更换为 6F 鞘来解决的（图 4-5）。其余局部治疗期间没有明显的问题。

【影像学检查】

24h 和 36h 后重复血管造影检查。

【并发症】

血管鞘拔除后 2h，发现患者无意识卧床。只有轻微的腹股沟血肿，似乎与之前的轻度皮下出血相比没有变化。立即进行心肺复苏，使患者维持窦性心律。然而，她仍然处于昏迷状态，需要机械通气。随后头颅磁共振显示弥漫的皮质高信号，提示整个大脑的缺氧损伤（图 4-6）。患者在治疗后 3 天死亡。尸检显示有中度腹膜后血肿。

【处理并发症的可行方案】

• 尤其对老年患者，应评估是否能用机械取栓代替局部溶栓，最终结合低剂量纤维蛋白溶栓治疗。

• 在局部溶栓治疗过程中，仔细检查患者是否有潜在的出血并发症。

• 所有接受长期溶栓治疗的患者必须转诊到 ICU。

• 在不清楚的情况下，应立即进行额外的影像学检查，如超声检查，甚至是 CT 平扫。

【并发症的最终处理方案】

控制局部出血的一个方法是将血管鞘从 4F

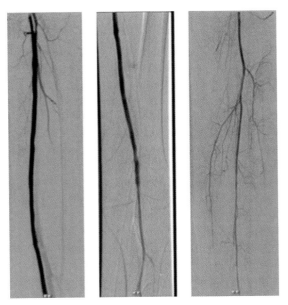

▲ 图 4-4　经 **36h** 局部溶栓、弹丸式注射 **rt-PA** 和抽吸取栓后的血管造影表现

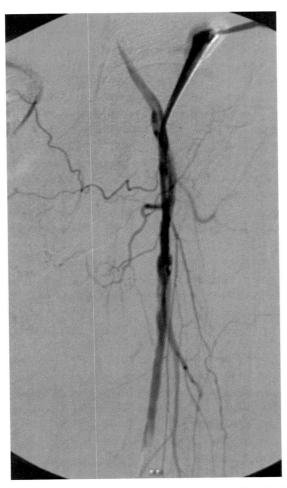

▲ 图 4-5　用 **6F** 鞘更换 **4F** 鞘后，无明显对比剂外渗

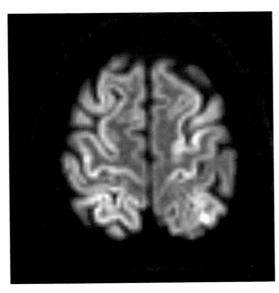

▲ 图 4-6　**MR FLAIR** 图像显示皮质高信号，符合灰质弥漫缺血性损伤

FLAIR. 液体抑制反转恢复序列；MR. 磁共振成像

换为 6F。然而，腹膜后血肿并未被发现。控制重要生命体征参数的最关键的方法是 ICU 观察。

【并发症分析】

不明原因的腹膜后出血可导致低血容量和继发的心肺停止。这类并发症只能通过严密的临床监护来处理。如果怀疑腹膜后出血，应进行 CT 检查。局部溶栓患者出现腹膜后出血的迹象应立即终止该手术。

【预防策略与关键信息】

• 急性下肢缺血患者避免顺行性穿刺。局部区域性溶栓最好采用对侧"翻山"入路的方法，这可以减少出血并发症的可能性。

• 限制溶栓的剂量和时间，出血并发症更可能发生在长期治疗的患者。

• 局部溶栓后拔除血管鞘使用血管缝合器。

拓展阅读

[1] Rajan DK, Patel NH, Cardella JF et al. Quality improvement guidelines for percutaneous management of acute limb ischemia. J Vasc Interv Radiol 2009;20(7 suppl):208–218

[2] Working Party on Thrombolysis in the Management of Limb Ischemia. Thrombolysis in the management of lower limb

peripheral arterial occlusion—a consensus document. Am J Cardiol 1998;81(2):207–218

二、通路相关并发症

（一）创建通路

1. 4F 鞘逆行穿刺成功后腹股沟部位突然肿胀

【病史】

患者，76 岁，间歇性跛行（步行距离＜ 200m）。无创的影像学检查显示右侧髂外动脉近端中度狭窄。治疗计划是通过同侧股动脉逆行穿刺入路行经皮腔内血管成形术（PTA），如果有必要的话行支架置入术。

【初始接受的治疗方案】

局部麻醉下同侧股动脉逆行穿刺，成功置入 10cm 长的 4F 鞘。

【治疗过程中遇到的问题】

同侧腹股沟处肿胀。

【影像学检查】

右侧腹股沟区斜位血管造影排查潜在的血管损伤。

【并发症】

表现为少许对比剂外渗，可能在股总动脉（CFA）的后壁（图 4-7）。

【处理并发症的可行方案】

- 保留血管鞘在原处，手动压迫（MC）腹股沟区≥ 5min。
- 当手动压迫无效时，对侧股动脉入路进入球囊，压迫出血部位水平的血管；准备后续的血管内操作，例如，弹簧圈栓塞出血分支（如果可以找到出血的责任血管）。
- 拔除血管鞘，压迫腹股沟区≥ 10min。
- 更换更粗的血管鞘，直至出血止住。
- 手术（如果血管腔内治疗失败）。

【并发症的最终处理方案】

留置血管鞘，股动脉压迫（5min）。复查血

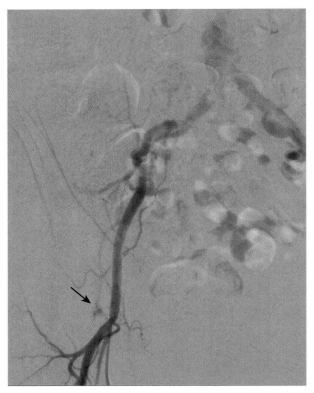

▲ 图 4-7　数字减影血管造影（DSA）图像

经 4F 鞘内造影显示股总动脉下 1/3 侧方有少许对比剂外渗（黑箭），出血点可能位于后壁外侧

管造影无进一步出血（图 4-8）。

【并发症分析】

CFA 逆行穿刺导致血管壁损伤。初次 Seldinger 穿刺时穿透了血管后壁。

【预防策略与关键信息】

- 对于 CFA 解剖结构不清楚的患者（如肥胖、触及不到脉搏搏动的患者），应使用超声来获取更多的解剖信息。
- 即使在血管穿刺失败之后，足够的压迫也是最重要的！
- 所有血管穿刺，即使是看起来很简单的逆行穿刺 CFA，也要非常小心地操作！
- 当心穿刺点部位的肿胀和血肿形成，要积极寻找潜在的出血点，尤其是在进一步抗凝治疗之前！

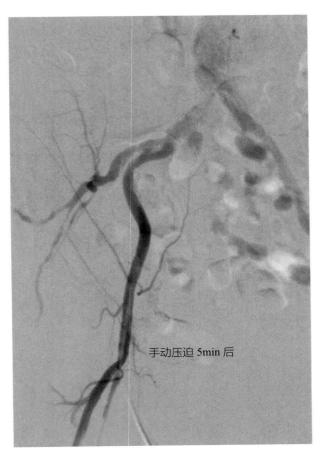

▲ 图 4-8 复查血管造影未发现对比剂外渗。原拟定的血管腔内手术可以继续进行

手动压迫 5min 后

- 与经典的 Seldinger 技术穿透血管后壁相比，更推荐只穿透血管前壁。血管后壁损伤可能导致严重的出血并发症，并影响远端栓塞的溶栓治疗。

拓展阅读

[1] Kalish J, Eslami M, Gillespie D, et al; Vascular Study Group of New England. Routine use of ultrasound guidance in femoral arterial access for peripheral vascular intervention decreases groin hematoma rates. J Vasc Surg 2015;61(5):1231–1238
[2] Lo RC, Fokkema MT, Curran T, et al. Routine use of ultrasoundguided access reduces access site-related complications after lower extremity percutaneous revascularization. J Vasc Surg 2015;61(2):405–412

2. 股浅动脉假性动脉瘤和动静脉瘘

【病史】

患者，79 岁，经右股总动脉（CFA）逆行穿刺行经皮冠状动脉介入治疗（PCI）后 2 天，出现右侧腹股沟血肿及腹股沟肿胀。患者除心脏病外，没有其他并发症。冠状动脉造影后用了血管缝合器，并立即止住了血。患者现在血流动力学稳定，临床检查显示右侧腹股沟有明显的血肿和肿胀，并伴有搏动。

【初始接受的治疗方案】

PCI。

【治疗过程中遇到的问题】

常规手术，没有并发症的报告。

【影像学检查】

右侧腹股沟彩超。

【并发症】

在股浅动脉（SFA）的近端有 1 个假性动脉瘤。此外，还显示了动静脉瘘（AVF）（图 4-9）。

【处理并发症的可行方案】

- 通过对侧股动脉逆行穿刺入路进入 CFA 进行血管腔内治疗。
- 经动静脉瘘血流通道插管至股静脉，如使用微导管，然后进行微弹簧圈选择性栓塞。然而，小动脉瘤仍未得到治疗。
- 置入自膨式覆膜支架（支架移植物）。
- 手术（如果血管腔内操作失败）。

【并发症的最终处理方案】

通过对侧股动脉逆行穿刺入路进入 CFA 行血管腔内治疗（7F 45cm 鞘）。0.035 英寸的导丝引导，置入覆膜支架，覆盖动静脉瘘和动脉瘤（图 4-10 和图 4-11）。

【并发症分析】

怀疑（可能多次）SFA 逆行穿刺导致静脉损伤和血管壁被穿透。术后抗凝和穿刺点未充分压迫可能是导致并发症的原因。

【预防策略与关键信息】

- 避免直接穿刺 SFA。

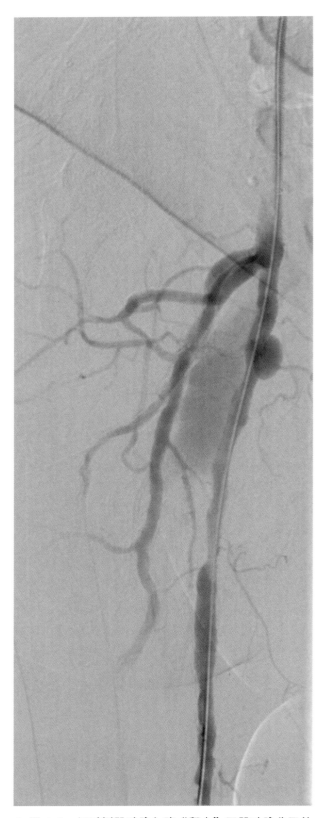

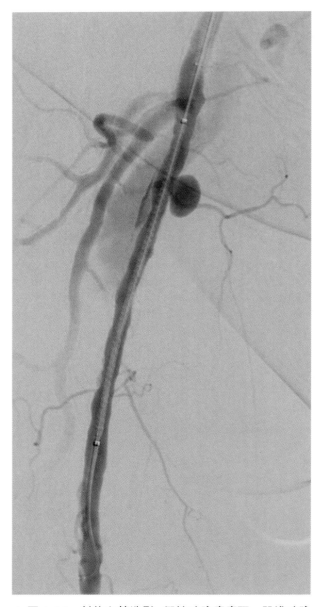

▲ 图 4-10　斜位血管造影，假性动脉瘤瘤颈、股浅动脉（SFA）局部夹层和股静脉内对比剂充盈。**6mm×10mm e-PTFE（膨体聚四氟乙烯）覆膜支架到位**

- 即使在血管穿刺失败之后，足够的压迫也是最重要的。
- 对于 CFA 解剖结构不清楚的患者（如肥胖、触及不到脉搏搏动的患者），应使用超声来获取更多的解剖信息。
- 使用对侧股动脉或其他入路（桡动脉或肱动脉入路）。

▲ 图 4-9　经对侧股动脉入路"翻山"至股动脉分叉处行血管造影，假性动脉瘤位于股浅动脉（SFA）的近端，股静脉早显提示动静脉瘘（AVF）

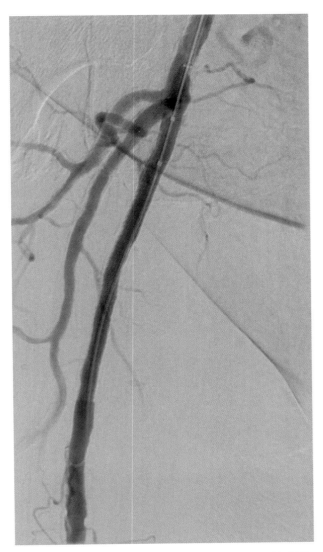

▲ 图 4-11 支架置入术和球囊成形术后最终血管造影，小动脉瘤和动静脉瘘都不再显示

拓展阅读

[1] Kendrick AS, Sprouse LR II. Repair of a combined femoral pseudoaneurysm and AVF using a covered stent graft. Am Surg 2007;73(3):227–229

3. 股动脉顺行穿刺失败后出血与 PTA 相关栓塞事件

【病史】

患者，65 岁，患有外周动脉闭塞性疾病（PAOD），限制其步行距离 < 150m。由于肥胖，我们选择了右股总动脉（CFA）顺行穿刺（方案 1）。

遗憾的是，穿刺失败了，即使压迫了穿刺点，患者还是出现了轻微的血肿。决定通过对侧股动脉入路"翻山"完成该手术。

第 1 次诊断性血管造影（DA）显示在前次的穿刺部位有少许对比剂外渗。除此之外，PTA 后远端血管发生了栓塞。

【初始接受的治疗方案】

同侧股动脉顺行穿刺失败（方案 1）。

对侧股动脉入路"翻山"行股腘动脉 PTA（方案 2）。

【治疗过程中遇到的问题】

多次 CFA 穿刺失败（方案 1）。

经对侧股动脉入路"翻山"行股腘动脉 PTA（方案 2）。

【影像学检查】

血管造影。

【并发症】

右侧 CFA 中部轻度对比剂外渗（图 4-12）。

位于内踝水平的胫后动脉急性闭塞（图 4-13 和图 4-14）。

【处理并发症的可行方案】

（1）出血。

• 通过对侧股动脉入路逆行穿刺进入 CFA 进行血管腔内治疗。

• 出血点长时间 PTA。

• 放置自膨胀覆膜支架（支架移植物），覆膜支架在 CFA 水平不是常规适应证。

• 手术（如果血管腔内途径治疗失败）。

（2）栓塞。

• 经皮穿刺血栓抽吸术（PAT）。

• 接受短期溶栓治疗。

• 手术（在远端水平不易实现）。

【并发症的最终处理方案】

（1）出血：经对侧股动脉逆行穿刺进入 CFA

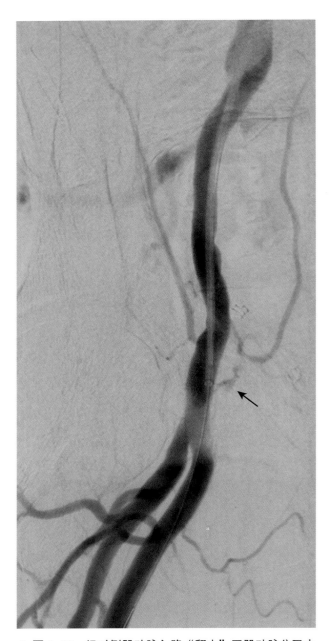

▲ 图 4-12 经对侧股动脉入路"翻山"至股动脉分叉水平血管造影

股总动脉内侧中度对比剂外渗（黑箭）。股浅动脉起始处可疑狭窄或血栓形成

（6F 45cm 鞘）行血管腔内治疗。用 6mm×40mm 的球囊在 CFA 的出血点水平上长时间 PTA，约 180s（图 4-15 和图 4-16）。长时间 PTA 后出血停止。

（2）栓塞：使用快速交换（rapid exchange，RX）的 0.014 英寸系统单腔导管重复 4 次 PAT，

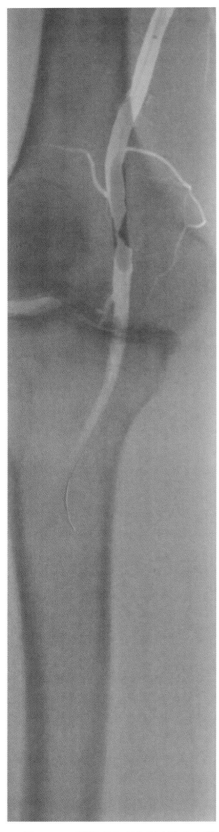

▲ 图 4-13 股腘动脉病变经皮腔内血管成形术（加影显示）

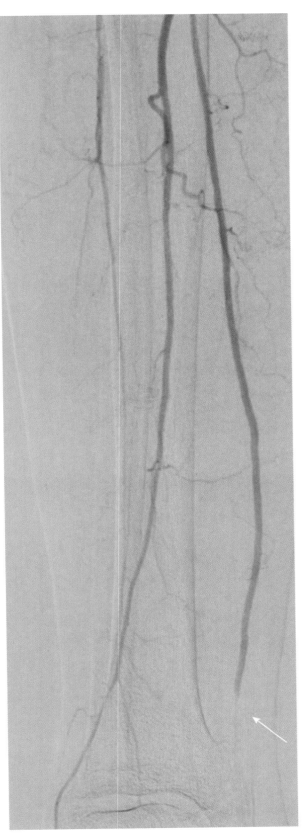

▲ 图 4-14　胫后动脉远端（白箭）水平对比剂突然显示中断，该动脉是足部最重要的供血动脉

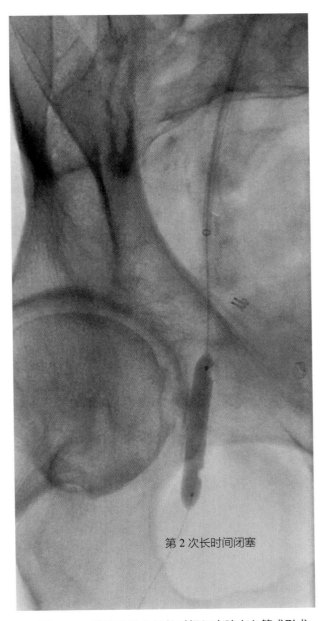

第 2 次长时间闭塞

▲ 图 4-15　股总动脉水平长时间经皮腔内血管成形术

血栓被成功地吸出（图 4-17 至图 4-19）。

【并发症分析】

(1) 出血：反复顺行股动脉穿刺损伤血管，导致明显出血。穿刺时压迫不充分可能是导致该并发症的原因之一。

(2) 栓塞：血栓栓塞可能是由于 CFA 和近端股浅动脉（SFA）的血栓形成引起的，在 PTA 过程中血栓漂到了远端。

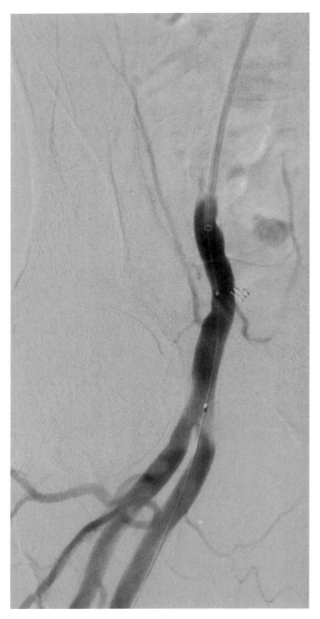

▲ 图 4-16　在股总动脉水平没有进一步出血

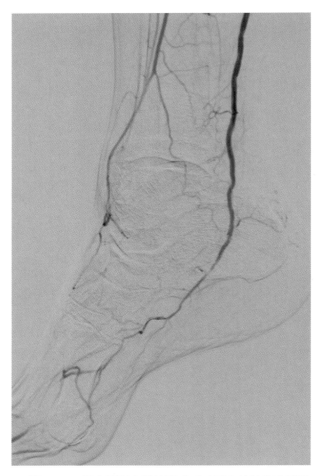

▲ 图 4-17　经皮穿刺血栓抽吸术成功后血栓被完全清除

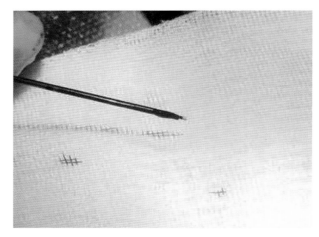

▲ 图 4-18　快速交换 – 经皮穿刺血栓抽吸术导管远端的血栓

【预防策略与关键信息】

(1) 出血。

- 对于 CFA 位置不清楚的患者（如肥胖、触及不到脉搏搏动的患者），应使用多普勒或 B 型超声来获取更多的解剖信息。

- 即使在血管穿刺失败之后，足够的压迫也是最重要的！

- 使用对侧股动脉或其他入路（桡动脉或肱动脉入路）。

- 如果必须经同侧入路，需要请同事协助。

(2) 栓塞。

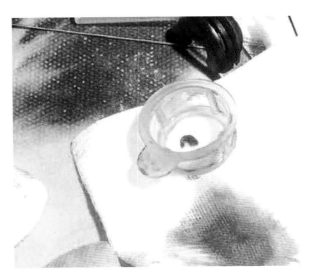

▲ 图 4-19 过滤出的全部血栓

- 血栓栓塞可能无法预测。

拓展阅读

[1] Stone PA, Campbell JE. Complications related to femoral artery access for transcatheter procedures. Vasc Endovasc Surg 2012;46(8):617–623
[2] Wu W, Hua S, Li Y, et al. Incidence, risk factors, treatment and prognosis of popliteal artery embolization in the superficial femoral artery interventions. PLoS One 2014;9(9):e107717

4. 通过穿刺针送入亲水涂层导丝时导丝受刮擦（病例一）

【病史】

病例一：患者 60 岁，因外周动脉闭塞性疾病（PAOD）复发行诊断性血管造影（DA）。在腹股沟处进行逆行性股动脉穿刺的过程中出现了问题，操作者无法顺利通过穿刺针送入搭配的 0.035 英寸短导丝，因此操作者随即尝试送入 0.035 英寸的亲水涂层导丝来建立髂外动脉（external iliac artery，EIA）通路。虽然导丝可以轻易通过穿刺针送入 EIA，但在退导丝时比较困难。尽管存在较大阻力，还是可以通过穿刺针将导丝拔除。在这一过程中导丝受到了刮擦，导丝涂层剥落并残留在股总动脉（CFA）内（图 4-20）。

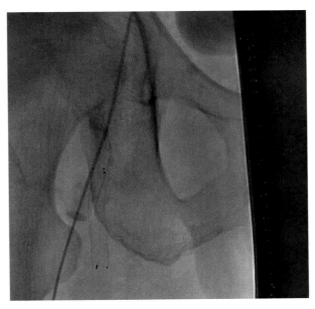

▲ 图 4-20 受刮擦的导丝（**Terumo**）涂层位于股浅动脉（**SFA**）起源水平
近端 SFA 内有 1 枚自膨式支架

【初始接受的治疗方案】

逆行性股动脉通路建立失败。

【治疗过程中遇到的问题】

在逆行性置入血管鞘之前，操作者试图通过穿刺针送入短导丝但失败，随即尝试使用亲水涂层导丝，但在移除导丝时，导丝部分涂层受到了刮擦并残留在血管内。

【影像学检查】

对侧股动脉血管造影。

【并发症】

股总动脉内存在医源性异物。

【处理并发症的可行方案】

- 经对侧逆行性股动脉通路进入股总动脉行腔内治疗。
- 使用抓捕器抓取异物。
- 外科手术（如腔内治疗失败）。

【并发症的最终处理方案】

操作者尝试了经对侧逆行性股动脉通路进入股总动脉行腔内治疗（6F 45cm 血管鞘）。使用能够抓取异物的器械，最终将异物清除（图 4-21 和图 4-22）。

【并发症分析】

操作者对亲水涂层导丝的不当操作再加上不锈钢穿刺针锋利的斜面，导致导丝涂层受刮擦。

【预防策略与关键信息】

- 不可通过斜面穿刺针使劲将导丝拔除。
- 如移除亲水涂层导丝时感觉到阻力，则应将导丝和穿刺针一起移除。
- 使用转矩装置旋转抓捕器或许有助于捕捉异物。

拓展阅读

[1] Capuano F, Simon C, Roscitano A, Sinatra R. Percutaneous transluminal coronary angioplasty hardware entrapment: guidewire entrapment. J Cardiovasc Med (Hagerstown) 2008;9(11):1140–1141

[2] Collins N, Horlick E, Dzavik V. Triple wire technique for removal of fractured angioplasty guidewire. J Invasive Cardiol 2007;19(8):E230–E234

[3] Kang JH, Rha SW, Lee DI, et al. Successful retrieval of a fractured and entrapped 0.035-inch Terumo wire in the femoral artery using biopsy forceps. Korean Circ J 2012;42(3):201–204

[4] Martí V, Markarian L. Angioplasty guidewire entrapment after stent implantation: report of two cases and review of the literature. Arch Cardiol Mex 2007;77(1):54–57

[5] Ozkan M, Yokusoglu M, Uzun M. Retained percutaneous transluminal coronary angioplasty guidewire in coronary circulation. Acta Cardiol 2005;60(6):653–654

[6] Rossi M, Citone M, Krokidis M, Varano G, Orgera G. Percutaneous retrieval of a guidewire fragment with the use of an angioplasty balloon and an angiographic catheter: the sandwich technique. Cardiovasc Interv Radiol 2013;36(6):1707–1710

5. 通过穿刺针送入亲水涂层导丝时导丝受刮擦（病例二）

【病史】

病例二：患者男性，83 岁，双下肢都有跛行症状，需进一步评估，行诊断性血管造影（DA）。

【初始接受的治疗方案】

由于操作者同侧逆行性股动脉通路建立失败，因此选择对侧（右）股动脉进行逆行性穿刺，从而行 DA（图 4-23）。

【治疗过程中遇到的问题】

操作者由于无法通过穿刺针送入短导丝，转而使用亲水涂层导丝。虽然亲水涂层导丝可一定程度通过穿刺针，但操作者始终无法将导丝送入

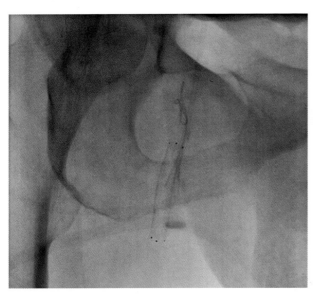

▲ 图 4-21　通过对侧股动脉通路，在异物的远端放置了 **1** 个抓捕器。通过轻微旋转抓捕器能极佳地捕捉异物。一旦异物被稳固地抓取，就可以安全地将其通过（交叉）血管鞘移除

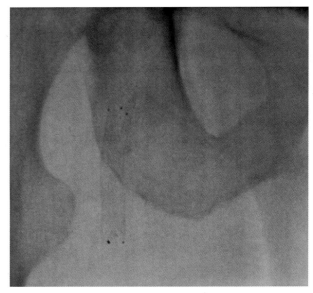

▲ 图 4-22　异物彻底清除后的 **X** 线图像

真正的动脉腔，并且需要应用蛮力才能通过穿刺针将导丝移除。将亲水导丝拔除后，检查发现导丝的涂层与导丝分离（图4-24）。

【影像学检查】

经对侧股动脉通路行血管造影，从而定位脱落的导丝涂层，评估腔内血流是否受其影响。

【并发症】

导丝涂层脱落，形成了腔内医源性异物。

【处理并发症的可行方案】

• 因DA证实脱落的导丝涂层位于腔外，并且腔内血流未受影响，未作任何处理。

• 如脱落的导丝涂层位于腔内，则应尝试使用抓捕器来移除异物。

• 外科手术（如腔内治疗失败）。

【并发症的最终处理方案】

因脱落的导丝涂层位于腔外，并且腔内血流未受影响（图4-25和图4-26），未作任何处理。患者被告知相关情况。

【并发症分析】

操作者对亲水涂层导丝的不当操作再加上锋利的不锈钢穿刺针，导致导丝涂层受刮擦。

【预防策略与关键信息】

• 不可通过穿刺针使劲将导丝拔出。

• 如果在移除导丝过程中遇到阻力，则应将导丝和穿刺针一起移除，从而避免导丝受到损坏，造成导丝的涂层脱落，并影响血流或导致血管栓塞。

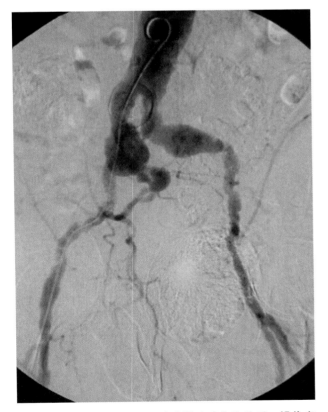

▲ 图4-23　左侧逆行性股动脉通路建立失败后，操作者经对侧（右）股动脉通路行诊断性血管造影。左股总动脉未见狭窄

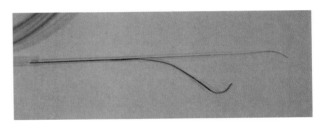

▲ 图4-24　移除的亲水导丝
导丝的涂层与导丝分离，远端导丝涂层部分缺失

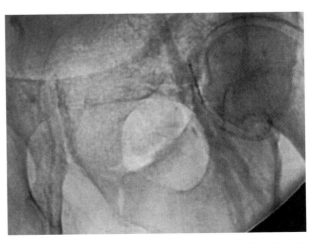

▲ 图4-25　局部放大的血管造影显示脱落的亲水导丝涂层位于腔外

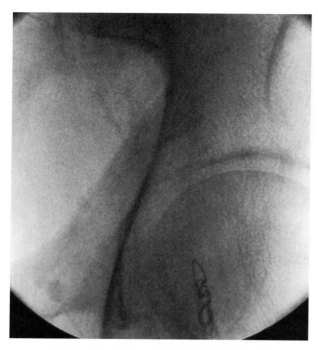

▲ 图 4-26　斜位 X 线显示脱落的导丝涂层

拓展阅读

[1] Kang JH, Rha SW, Lee DI, et al. Successful retrieval of a fractured and entrapped 0.035-inch Terumo wire in the femoral artery using biopsy forceps. Korean Circ J 2012;42(3):201–204

[2] Patel T, Shah S, Pandya R, Sanghvi K, Fonseca K. Broken guidewire fragment: a simplified retrieval technique. Catheter Cardiovasc Interv 2000;51:483–486

[3] Rossi M, Citone M, Krokidis M, Varano G, Orgera G. Percutaneous retrieval of a guidewire fragment with the use of an angioplasty balloon and an angiographic catheter: the sandwich technique. Cardiovasc Interv Radiol 2013;36(6):1707–1710

[4] Van Gaal WJ, Porto I, Banning AP. Guidewire fracture with retained filament in the LAD and aorta. Int J Cardiol 2006;112:e9–e11

6. 股动脉入路引起的复杂医源性损伤

【病史】

患者男性，48 岁，经右股总动脉逆行进入行冠状动脉造影后立即出现大腿上部剧烈疼痛。除冠心病外，患者没有其他并发症。

对穿刺部位进行手部按压止血。临床观察显示右侧腹股沟和大腿肿胀，临床检查触诊发现深部肿块，听诊发现大腿上部杂音。

【初始接受的治疗方案】

诊断性冠状动脉造影。

【治疗过程中遇到的问题】

为进入右股动脉进行了多次穿刺。在操作过程中未发现明显的并发症。

【影像学检查】

患者先行彩色多普勒超声检查，然后，必要时行 CT 血管成像（CTA）。考虑到或许涉及血管内修复，因此预约了经对侧股动脉的数字减影血管造影（DSA）。

【并发症】

经彩色多普勒超声检查证实，股深动脉（DFA）存在假性动脉瘤（PA），伴有广泛的附壁血栓和小的残余管腔（图 4-27）。另外，也发现在同侧股浅动脉（SFA）和股总静脉（CFV）之间存在动静脉瘘（AVF）（图 4-28）。

【处理并发症的可行方案】

• 密切观察较小的 PA 和 AVF，因为它们有可能会自发闭合。

• 非侵入性操作，如长时间加压包扎和超声引导的探头压迫。

• 针对 PA 可在超声引导下经皮注射凝血酶。

• 经皮对侧逆行性通路在 CFA 置入支架。

• 供血血管的导管治疗，如使用微导管行选择性微弹簧圈栓塞。

• 其他栓塞材料：胶、大颗粒栓塞剂、吸收性明胶海绵。

• 手术（如果腔内治疗失败）。

【并发症的最终处理方案】

用超声探头压迫右侧腹股沟 30min 后，AVF 和 PA 均未能封闭。接下来尝试通过对侧腹股沟逆行进入 CFA（8F 45cm 鞘）进行血管内治疗。选择性右侧 CFA 和 SFA 血管造影证实了存在起源于 DFA 分支的 PA，以及近端 SFA 和 CFV 之间的 AVF（图 4-29 和图 4-30）。

最初在 AVF 处（图 4-32）放置了一个

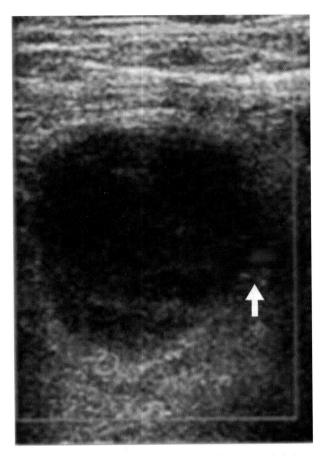

▲ 图 4-27　彩色多普勒超声检查发现右侧股深动脉有一个 **3cm** 的假性动脉瘤，伴广泛的附壁血栓和小残余管腔（白箭）

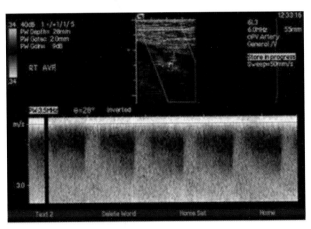

▲ 图 4-28　彩色多普勒超声检查的混色和多普勒波速的增加证实了右侧股浅动脉和股总静脉之间的瘘管痕迹

6mm×40mm 自膨式覆膜支架（Fluency, Bard PV）（图 4-31）。随后用 2.4F 130cm 长的同轴微导管（Progreat, Terumo）（图 4-33）超选择性插入形成 PA 的 DFA 分支，并用 4mm 微弹簧圈栓塞（图 4-34）。

【并发症分析】

在成功建立合适的股动脉入路之前，多次不成功的低位股动脉穿刺导致了 DFA 分支的穿孔（随后产生假性动脉瘤），以及 SFA 和 CFV 之间的 AVF。

【预防策略与关键信息】

- 要避免低位股动脉穿刺，特别是对于肥胖患者，因为穿刺的体表标志（如腹股沟折痕）可能会引起误导。
- 对于肥胖、股动脉搏动较弱，以及最初"盲穿"尝试失败的患者，强烈推荐在超声引导下行 CFA 穿刺。
- 彩色多普勒超声检查应作为所有有症状的股动脉通路并发症患者的首选影像学检查。

拓展阅读

[1] Deitch SG, Gupta R. Radioembolization complicated by dissection of the common femoral artery. Semin Interv Radiol 2011;28(2):133–136

[2] Merriweather N, Sulzbach-Hoke LM. Managing risk of complications at femoral vascular access sites in percutaneous coronary intervention. Crit Care Nurs 2012;32(5):16–29

[3] Tavris DR, Wang Y, Jacobs S, et al. Bleeding and vascular complications at the femoral access site following percutaneous coronary intervention (PCI): an evaluation of hemostasis strategies. J Invasive Cardiol 2012;24(7):328–334

7. 经逆行性腹股沟入路行 PCI 时，因未知的侧支血管穿孔而出现的出血并发症

【病史】

患者女性，82 岁，经逆行性腹股沟入路行经皮冠状动脉介入治疗（PCI），以及 6F StarClose 装置（Abbott 血管）封堵血管，数小时后感觉右侧腹股沟轻度血肿、腹股沟肿胀并开始出现腹痛。红细胞计数明显下降。该患者的临床状况明显恶化，遂行对比增强计算机体层成像（CT）。

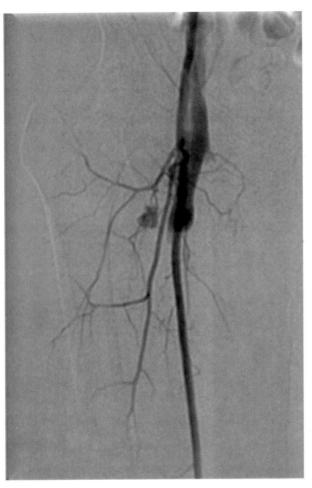

▲ 图 4-29 选择性右股总动脉血管造影显示起源于股深动脉分支的假性动脉瘤，以及近端股浅动脉和股总静脉之间的动静脉瘘

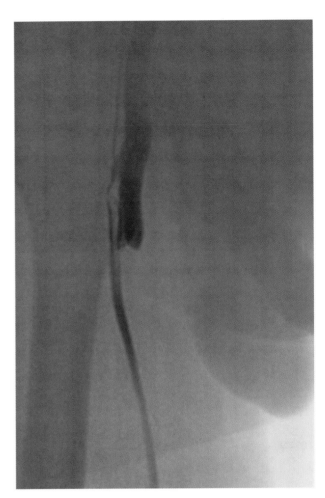

▲ 图 4-30 右侧股浅动脉近端的选择性血管造影展示了动静脉瘘的精确位置

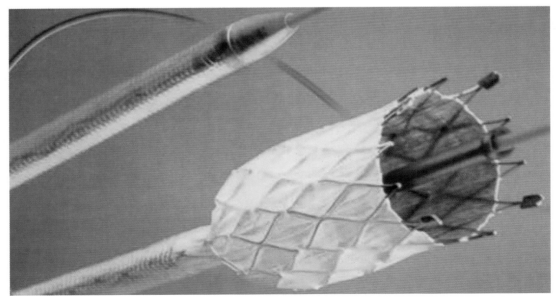

▲ 图 4-31 由 2 层超薄 e-PTFE（膨体聚四氟乙烯）包覆的硝基骨架构成的 Fluency 自膨式支架

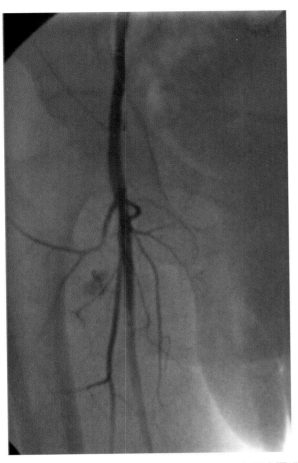

▲ 图 4-32　使用 **1** 个 **6mm×40mm** Fluency 自膨式覆膜支架成功地封闭了动静脉瘘

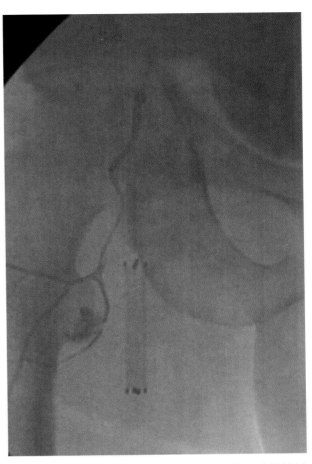

▲ 图 4-33　用 **2.4F 130cm** 长的同轴微导管超选择性插入股深动脉分支，即假性动脉瘤的起源血管

【初始接受的治疗方案】

PCI。

【治疗过程中遇到的问题】

由于此手术为常规操作，未发现患者存在并发症。

【影像学检查】

增强 CT 扫描。

【并发症】

CT 检查发现 1 个延伸至肝脏的巨大腹膜后血肿（图 4-35），并在右侧腹壁发现对比剂外渗，说明存在活动性出血（图 4-36）。通过询问操作员在最近的 PCI 过程中是否存在任何问题，结果显示患者在亲水导丝推进过程中出现了严重的自

限性侧腹部疼痛（在移除导丝之后）！

【处理并发症的可行方案】

• 可以通过对侧或同侧的逆行性入路到达股总动脉（CFA）行血管内治疗；通过血管鞘 / 导管进行血管造影，以评估出血的确切来源。随时准备对供血血管进行选择性插管，如先使用微导管插管，然后在出血点的远端和近端使用微弹簧圈进行栓塞。

• 其他栓塞材料：胶、大颗粒栓塞剂、吸收性明胶海绵。

• 外科手术（如果腔内治疗失败）。

【并发症的最终处理方案】

用 4F 血管鞘及 10cm 长的导丝经同侧逆行性

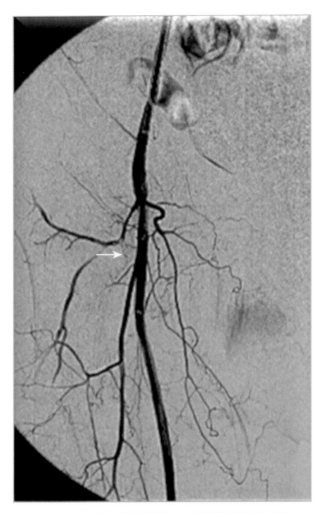

▲ 图 4-34 最终血管造影显示，使用微弹簧圈（箭）和支架分别成功地封堵了假性动脉瘤与动静脉瘘

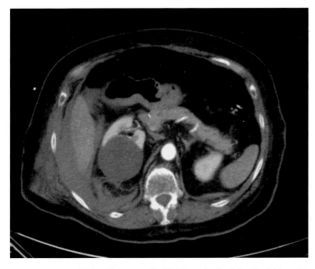

▲ 图 4-35 轴位增强 CT 扫描显示腹膜后血肿延伸至肝脏和肾旁间隙

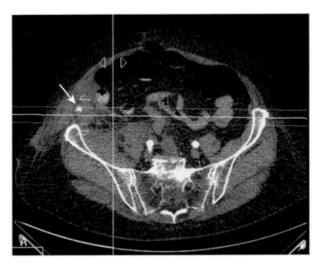

▲ 图 4-36 脊柱前上水平的轴位增强 CT 扫描。前斜腹肌的内侧发现 1 个高密度（白箭）的区域

通路进入 CFA 行血管内治疗。放置 2.7F 微导管后，对旋髂深动脉进行插管。注射对比剂证实了出血源（图 4-37 和图 4-38）。将微导管放置在出血源附近并置入 2 个 4mm 弹簧圈（0.018 英寸）。在出血点近端置入额外的弹簧圈以完成弹簧圈栓塞过程（图 4-39）。

【并发症分析】

操作者无意间将亲水涂层导丝推入了下腹部的侧支血管，最终引起了血管穿孔和出血。PCI 术后抗凝治疗可能加剧了出血的范围。而操作者忽视了患者突然发作、自限性的侧腹疼痛，这也促进了出血的进展。

【预防策略与关键信息】

• 操作者要始终密切观察血管内的操作。特别是在亲水涂层导丝有尖端时，应在 X 线下控制导丝的远端位置，并小心推进。

• 如果患者报告突发和忽然的疼痛时，术者应该检查他或她的器械，并排除任何并发症。在没有其他证据之前，患者总是正确的！

• 临床上追踪患者，如果有任何不确定状况发生时需行进一步诊断！

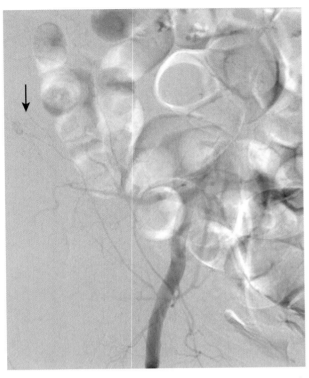

▲ 图 4-37　使用 4F 血管鞘对右侧股总动脉和髂外动脉进行血管造影。早期时相表明旋髂深动脉为出血源（黑箭）

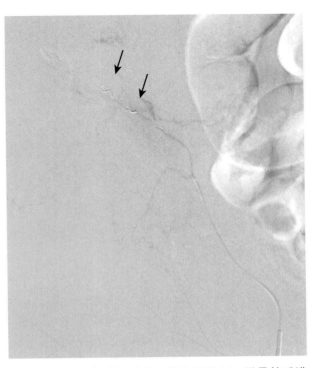

▲ 图 4-39　在旋髂深动脉血管内放置 2.7F 微导管后进行血管造影。将弹簧圈（4mm，0.018 英寸）放置在出血点的近端和远端以排除隐匿出血（黑箭）

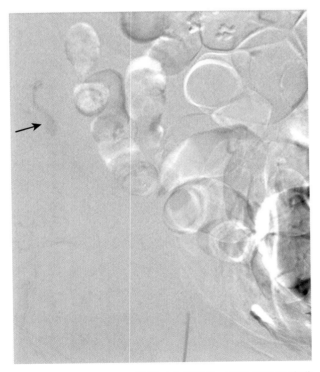

▲ 图 4-38　使用 4F 血管鞘对右侧股总动脉和髂外动脉进行血管造影。后期时相发现了大面积的对比剂外渗（黑箭）

拓展阅读

[1] Kiviniemi T, Puurunen M, Schlitt A, et al. Performance of bleeding risk-prediction scores in patients with atrial fibrillation undergoing percutaneous coronary intervention. Am J Cardiol 2014;113(12):1995–2001

[2] Lee MS, Applegate B, Rao SV, Kirtane AJ, Seto A, Stone GW. Minimizing femoral artery access complications during percutaneous coronary intervention: a comprehensive review. Catheter Cardiovasc Interv 2014;84(1):62–69

[3] Mamas MA, Anderson SG, Carr M, et al. Baseline bleeding risk and arterial access site practice in relation to procedural outcomes after percutaneous coronary intervention. J Am Coll Cardiol 2014;64(15):1554–1564

[4] Stone PA, Campbell JE, AbuRahma AF. Femoral pseudoaneurysms after percutaneous access. J Vasc Surg 2014;60(5):1359–1366

8. 诊断性血管造影时股深动脉侧支破裂

【病史】

患者 75 岁，怀疑双侧颈动脉狭窄，行诊断性血管造影（DA）。患者日常服用小剂量阿司匹林并在诊断性血管造影前予以 300mg 负荷量的氯吡格雷。

【初始接受的治疗方案】

无。

【治疗过程中遇到的问题】

虽然多次尝试穿刺右股总动脉（CFA），但是最终穿刺到了股浅动脉（SFA）的近端并建立通路。在置入 5F 标准血管鞘后不久，患者出现低血容量（低血压、头晕、冷汗）的临床症状。另外，患者诉右侧腹股沟疼痛，查体发现腹股沟区触痛及肿胀。

【影像学检查】

通过血管鞘对右侧股动脉进行血管造影，以检测可能存在的血管损伤。

【并发症】

在穿刺点附近出现对比剂外渗。但是并不清楚外渗对比剂的确切来源（图 4-40）。

【处理并发症的可行方案】

• 扩大血管鞘，防止血管鞘入口处的渗漏可能。

• 移除血管鞘，人工压迫腹股沟。

• 利用"翻山"技术在对侧股动脉建立顺行性的通路。然后使用球囊压迫，当检测出血位置后行进一步介入治疗（包括支架置入术、血管栓塞术）。

• 外科手术（如果腔内治疗失败）。

【并发症的最终处理方案】

于左侧股动脉通路逆行性行右侧髂动脉插管进行血管内治疗。将弯曲的诊断性导管和 0.035 英寸亲水性导丝组合置入对侧髂血管后，将 1 个 6F 45cm 长的血管鞘尖端置于髂外动脉。先将导丝送入 SFA，然后移除血管鞘，最后用 6mm×40mm 的球囊导管阻塞血管近端 5min。通过"翻山鞘"行血管造影检测到了股深动脉的 1 个侧支的持续出血（图 4-41）。用诊断性导管和 0.035 英寸亲水性导丝对股深动脉插管，之后

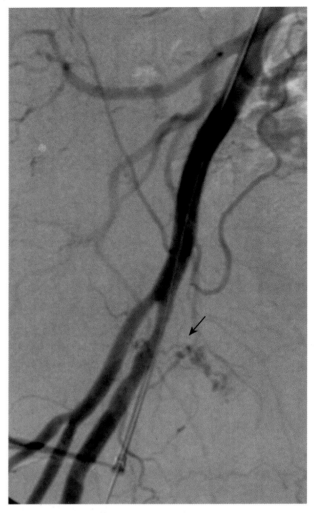

▲ 图 4-40 血管造影发现血管鞘插入后对比剂外渗（黑箭）到股浅动脉内侧

将 1 根 2.7F 的微导管通过诊断性导管插入出血的侧支血管，并用微弹簧圈栓塞血管（图 4-42）。

介入治疗后未再检测到对比剂外溢（图 4-43）。

【并发症分析】

多次试图穿刺右侧股动脉最终引起了股深动脉侧支血管损伤。通过血管鞘的初次血管造影误导了操作者。通过球囊封堵后才发现了真正的血管损伤。此并发症通过使用微弹簧圈栓塞成功进行治疗。

【预防策略与关键信息】

• 限制 CFA 穿刺的次数。

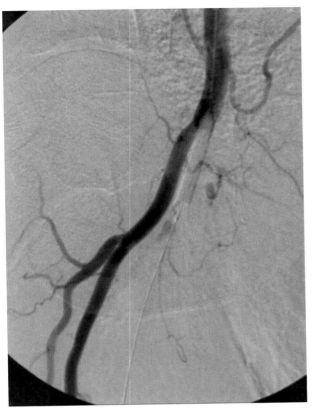

▲ 图 4-41 由于人为损伤了股深动脉的侧支。患者行球囊封堵后仍可见持续性对比剂外渗

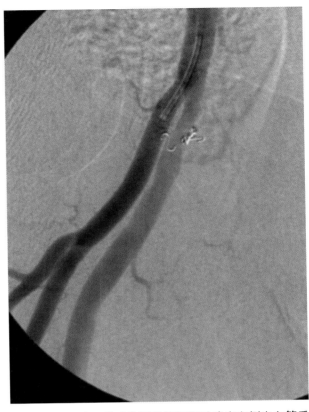

▲ 图 4-43 使用微弹簧圈栓塞股深动脉出血侧支血管后进行血管造影。未再发现对比剂外溢

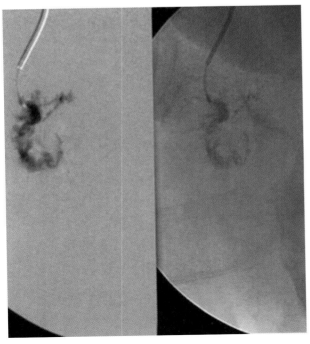

▲ 图 4-42 使用 2.7F 微导管对出血的侧支血管行选择性血管造影

• 当穿刺遇到困难时，应使用超声引导以获得更好的解剖信息并选择合适的穿刺点。

• 警惕腹股沟穿刺部位肿胀及血肿形成。特别在行进一步介入治疗之前要毫不犹豫地寻找活动性出血的位置。

拓展阅读

[1] Bates MC, Campbell JE. Technique for ipsilateral rescue embolization of common femoral side branch vessel injury. Catheter Cardiovasc Interv 2007;70(6):791–794

9. 高位股总动脉穿刺并发鞘扭结

【病史】

患者 63 岁，因右股浅动脉（SFA）远端狭窄造成右下肢间歇性跛行，行血管内治疗。因为髂动脉在解剖上是弯曲的，故选择顺行性通道治疗病变。

【初始接受的治疗方案】

SFA 介入治疗。

【治疗过程中遇到的问题】

成功穿刺股浅动脉并顺利置入 6F 血管鞘。血管鞘置入几分钟后，患者诉头晕、出汗、恶心。没有看到明显的出血或血肿。然而，血压检测发现血压显著降低，预示存在急性出血。

【影像学检查】

通过血管鞘对右侧股动脉进行血管造影，以检测可能的血管损伤。

【并发症】

血管造影显示高位股动脉穿刺点，穿刺点接近腹壁下动脉的起始处。血管造影可以看到血管鞘的入口处对比剂外溢，其原因为血管鞘扭结（图 4-44）。由于血管鞘的入口位置较高，血液流入腹膜后区域。

【处理并发症的可行方案】

• 扩大鞘以便在血管鞘入口处封闭漏口。

• 移除血管鞘并进行人工按压腹股沟（最后的选择，因为出血是进入腹膜后间隙）。

• 使用"翻山"技术从对侧股动脉行顺行性通道，球囊填塞。

• 进一步血管内治疗（支架置入术、栓塞）。

• 外科手术（如果腔内治疗失败）。

【并发症的最终处理方案】

为了便于高位股总动脉穿刺并发鞘扭结的血管内治疗，穿刺左股动脉，并建立逆行性股动脉通路。将弯曲的诊断性导管和 0.035 英寸亲水性导丝的组合置入血管后，将 1 个 6F 45cm 长的血管鞘尖放置在髂外动脉。然后将导丝推进 SFA（图 4-45），随后移除扭结的血管鞘，最后用 7mm×40mm 标准球囊导管阻塞穿刺点 10min（图 4-46）。通过"翻山鞘"行血管造影未检测到进一步出血（图 4-47）。

【并发症分析】

高位右股总动脉（CFA）穿刺点，以及血管

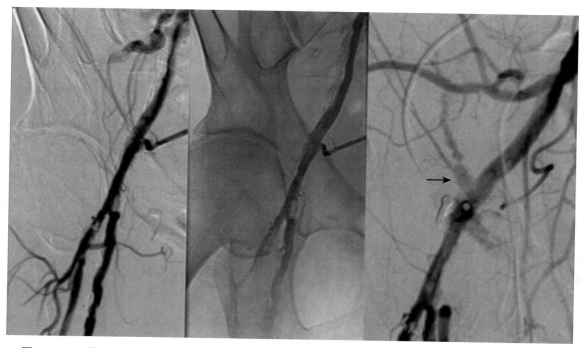

▲ 图 4-44　血管造影显示腹膜后对比剂外溢，其来源为扭结的血管鞘入口，其中血管鞘入口接近腹壁下动脉（黑箭）的起始处

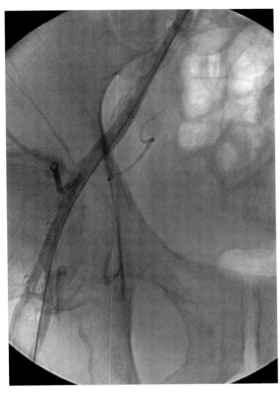

▲ 图 4-45　在拆除扭结的血管鞘之前，操作者将 1 根导丝推进股浅动脉中

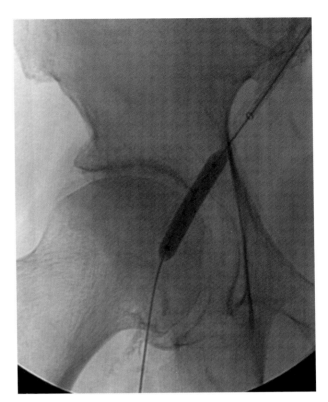

▲ 图 4-46　在穿刺点使用 7mm×40mm 球囊导管行球囊填塞

钙化共同导致血管鞘扭结。动脉血管操作未能充分封闭血管，导致了腹膜后出血。使用球囊压迫后，该患者不再出血，且不需要进一步介入治疗。

【预防策略与关键信息】

- 由于腹股沟解剖结构比较复杂，因此应运用超声引导来建立安全的进入股动脉的通道。
- 穿刺点应选择股骨头中部水平上方的股动脉。
- 穿刺时应距离腹壁下动脉起始部 ≥ 1cm，这样可以保证与腹股沟韧带的安全距离，防止腹膜后出血。
- 即使在穿刺部位没有肿胀或血肿形成，股动脉通路也可能会出现明显的危及生命的出血。

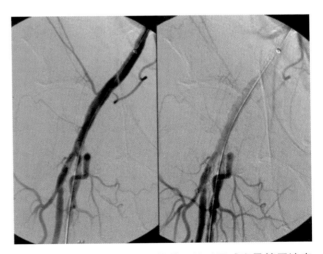

▲ 图 4-47　移除扭结的血管鞘，然后用球囊导管压迫穿刺点 10min 后行血管造影，未发现有持续出血的迹象

guidance facilitates femoral arterial access and reduces vascular complications: FAUST (Femoral Arterial Access With Ultrasound Trial). JACC Cardiovasc Interv 2010;3(7):751–758

[2] Vavuranakis M, Kalogeras K, Vrachatis D, et al. Inferior epigastric artery as a landmark for transfemoral TAVI. Optimizing vascular access? Catheter Cardiovasc Interv 2013;81(6):1061–1066

拓展阅读

[1] Seto AH, Abu-Fadel MS, Sparling JM, et al. Real-time ultrasound

10. 穿刺时伴发的腹壁下动脉损伤

【病史】

患者，43 岁，跛行，生活受限。行泛大西洋协作组（TASC）共识中关于左股浅动脉 B 型病变的腔内治疗。患者肥胖，并伴有高血压、吸烟、高胆固醇血症等外周血管疾病的典型危险因素。

【初始接受的治疗方案】

无。

【治疗过程中遇到的问题】

局部麻醉后，行左股总动脉（CFA）的顺行性穿刺。然而，操作者多次尝试仍未能成功穿刺股总动脉。在置入血管鞘的导丝插入血管前，患者诉左侧腹股沟疼痛，并迅速出现左侧腹股沟区压痛、肿胀。患者还出现失血的征象，包括低血压和心动过速。通过抬高腿部和补液后好转。通过穿刺针注入对比剂，发现对比剂外溢（图 4–48）。

【影像学检查】

先通过对侧 CFA 逆行性穿刺，利用"翻山"技术插管，最后将血管鞘置于左髂动脉以便定位可疑出血源。

【并发症】

腹壁下动脉撕裂出现活动性出血（图 4–49）。

【处理并发症的可行方案】

• 人工按压腹股沟。
• 球囊填塞。
• 选择性栓塞。
• 外科手术（如果腔内治疗失败）。

【并发症的最终处理方案】

腹壁下动脉插管和弹簧圈栓塞（图 4–50 和图 4–51）。

【并发症分析】

在肥胖患者中，顺行性穿刺的穿刺点通常选择腹股沟韧带上方，以便形成高位通道进入

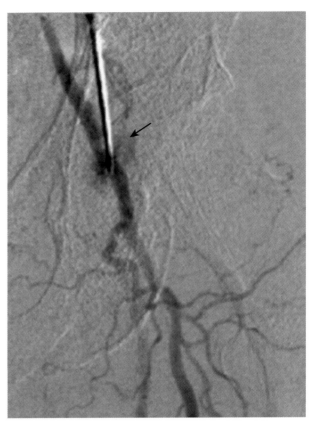

▲ 图 4–48　通过穿刺针造影显示对比剂外渗（黑箭）

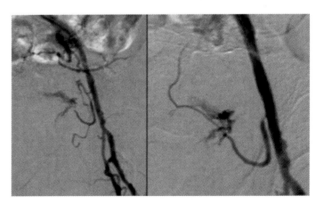

▲ 图 4–49　数字减影血管造影显示腹壁下动脉撕裂及活动性出血

CFA，这是 SFA 插管所必需的。在此患者中，多次穿刺左 CFA 失败，以及其中一个高位穿刺共同导致了腹壁下动脉撕裂。起初手动按压腹股沟，但并不能止血。运用"翻山"技术，通过亲水性导丝将 1 根诊断性导管轻松地插入出血血管内。1 个 3mm 的弹簧圈足以闭合撕裂的动脉达到止血

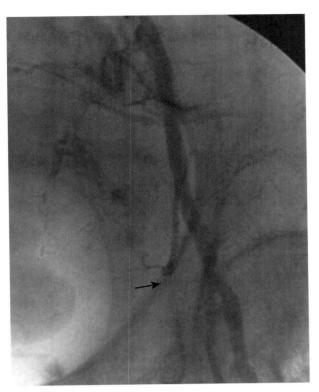

▲ 图 4-50　**X** 线片显示出血动脉内的诊断性导管（黑箭）

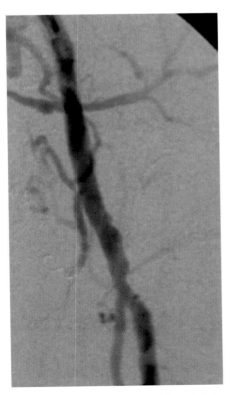

▲ 图 4-51　选择性血管造影显示成功将出血动脉栓塞，无持续出血迹象

的目的。

【预防策略与关键信息】

- 如果 CFA 解剖结构不确定的患者（如肥胖、动脉搏动弱的患者），应在多普勒探头或 B 型超声的帮助下获取 CFA 详细的解剖信息。
- 行顺行性股总动脉穿刺时，尽可能从远端开始，并瞄准股骨头上方的那段 CFA。
- 注意腹股沟穿刺部位是否肿胀及有无血肿形成。要毫不犹豫地寻找潜在的出血点，并准备好随时建立对侧通道。

拓展阅读

[1] Park SW, Ko SY, Yoon SY, et al. Transcatheter arterial embolization for hemoperitoneum: unusual manifestation of iatrogenic injury to abdominal muscular arteries. Abdom Imagng 2011;36(1):74–78

[2] Park YJ, Lee SY, Kim SH, Kim IH, Kim SW, Lee SO. Transcatheter coil embolization of the inferior epigastric artery in a huge abdominal wall hematoma caused by paracentesis in a patient with liver cirrhosis. Korean J Hepatol 2011;17(3):233–237

[3] Sanchez CE, Helmy T. Percutaneous management of inferior epigastric artery injury after cardiac catheterization. Catheter Cardiovasc Interv 2012;79(4):633–637

[4] Sobkin PR, Bloom AI, Wilson MW, et al. Massive abdominal wall hemorrhage from injury to the inferior epigastric artery: a retrospective review. J Vasc Interv Radiol 2008;19(3):327–332

[5] Yalamanchili S, Harvey SM, Friedman A, Shams JN, Silberzweig JE. Transarterial embolization for inferior epigastric artery injury. Vasc Endovasc Surg 2008;42(5):489–493

11. 腹股沟处逆行性动脉入路并发髂外动脉夹层（病例一）

【病史】

病例一：患者男性，65 岁，跛行，经彩色多普勒超声检查发现髂总动脉狭窄。此患者行介入治疗。除高血压外，该患者无其他心血管危险因素。

【初始接受的治疗方案】

无。

【治疗过程中遇到的问题】

左腹股沟局部麻醉后，行股总动脉逆行性穿刺。导丝插入过程中存在阻力，然而，导丝仍能向前推进。在导丝推进过程中，患者诉左侧骨盆/腹股沟区域中度疼痛。随后，将标准的 4F 血管鞘插入股总动脉。

【影像学检查】

血管造影。

【并发症】

髂外动脉（EIA）存在广泛的夹层并延伸至 CFA（图 4-52）。血管造影显示血管鞘位于血管内膜下（图 4-53）。患者股动脉搏动仍可触及且也没有任何急性肢体缺血的临床表现。

【处理并发症的可行方案】

• 真腔的交叉再通、血管成形术和连续性支架置入（不推荐，因为夹层延伸至 CFA）。

• 停止手术。移除血管鞘，然后手动压迫腹股沟。最后临床医生再评估患者状况。

• 外科手术（如果腔内治疗失败）。

【并发症的最终处理方案】

由于左腹股沟区可触及股动脉搏动，且患者无急性肢体缺血的临床征象，故操作者决定中止手术。先移除血管鞘，然后进行手动压迫达到止血的目的。对患者肝素化处理，2 天后经对侧腹股沟区动脉重新行血管造影。造影发现，EIA 管腔全部恢复，并不需要额外处理（图 4-54）。在此过程中，左 CIA 狭窄处成功置入支架。

【并发症分析】

尽管有阻力，但操作者仍可通过穿刺针将导丝向前推进。显然操作者将血管鞘沿导丝推送至血管内膜下间隙并向前继续推进，最终引起 EIA 夹层。髂动脉的顺行性血液流动足以将受损内膜推至血管壁。没有必要放置支架。

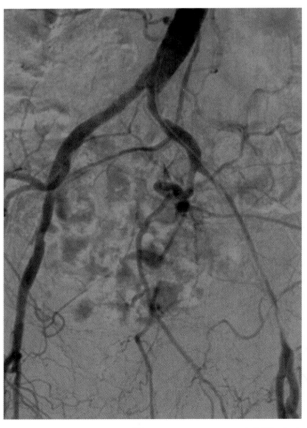

▲ 图 4-52 数字减影血管造影（DSA）显示左侧髂外动脉的广泛夹层

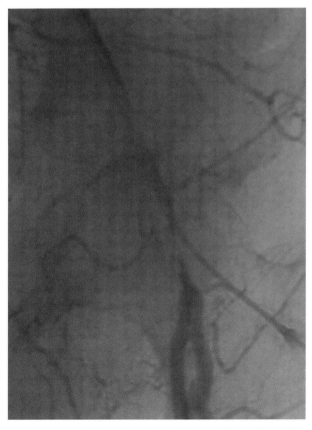

▲ 图 4-53 左侧腹股沟区经血管鞘动脉数字减影血管造影显示血管鞘位于内膜下

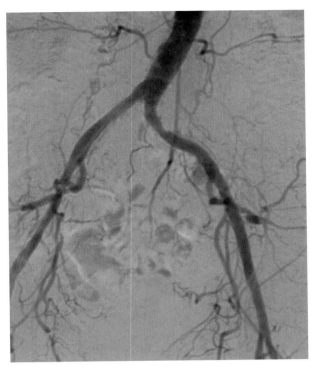

▲ 图 4-54 腹股沟区动脉入路失败及形成夹层 2 天后行数字减影血管造影显示髂外动脉管腔正常、内膜修复

【预防策略与关键信息】

• 操作者在插入导丝时要小心谨慎。如果在导丝推进过程中感觉到阻力，应调整穿刺针位置，直至看到顺畅回流的血流。导丝在血管内要能够顺利移动。

• 当操作者不能确定针尖位置时，应注射对比剂来排除针尖位于内膜下。

• 行股动脉入路遇到困难时，使用超声引导穿刺针。

拓展阅读

[1] Kalish J, Eslami M, Gillespie D, et al; Vascular Study Group of New England. Routine use of ultrasound guidance in femoral arterial access for peripheral vascular intervention decreases groin hematoma rates. J Vasc Surg 2015;61(5):1231–1238.

[2] Lo RC, Fokkema MT, Curran T, et al. Routine use of ultrasoundguided access reduces access site-related complications after lower extremity percutaneous revascularization. J Vasc Surg 2015;61(2):405–412

[3] Stone PA, Campbell JE. Complications related to femoral artery access for transcatheter procedures. Vasc Endovasc Surg 2012;46(8):617–623

[4] Tsetis D. Endovascular treatment of complications of femoral arterial access. Cardiovasc Interv Radiol 2010;33(3):457–468

12. 逆行性股动脉入路并发髂外动脉夹层（病例二）

【病史】

病例二：患者男性，72 岁，长期患有外周血管疾病，近期左腿跛行逐渐恶化。超声检查发现左股总动脉（CFA）重度狭窄。血管外科医生要求患者在血管重建手术前行诊断性血管造影（DA）。

【初始接受的治疗方案】

右侧股腘旁路移植后的状态。

【治疗过程中遇到的问题】

右侧腹股沟区局部麻醉后，逆行性穿刺CFA。插入导丝和放置 5F 血管鞘的过程顺利。然而，血管造影显示右侧髂外动脉（EIA）的广泛夹层。在手术过程中，患者的右腿出现了静息痛。

【影像学检查】

血管造影。

【并发症】

右侧 EIA 的广泛性夹层（图 4-55）。

【处理并发症的可行方案】

• 逆行性左腹股沟入路的真腔交叉再通，血管成形术继以支架置入（不推荐，由于左 CFA 的重度狭窄）。

• 经肱动脉入路的真腔再通，血管成形术继以支架置入。

• 中止手术。移除血管鞘，手部按压腹股沟（不推荐，因为患者有急性肢体缺血症状）。

• 外科手术（如果腔内治疗失败）。

【并发症的最终处理方案】

左肱动脉逆行性穿刺后，将 1 个 90cm 长的 6F 血管鞘定位到主动脉肾下段。使用诊断性导管和 0.035 英寸的导丝组合使右髂动脉再通。置入 2 个自膨式支架，并行后扩张。术后的血管造影

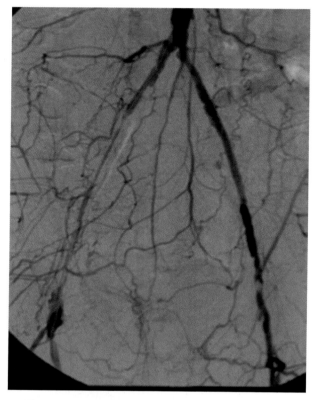

▲ 图 4-55　数字减影血管造影（DSA）显示右髂外动脉（EIA）存在广泛夹层

注意：重度狭窄的左侧 EIA 中存在钙化斑块

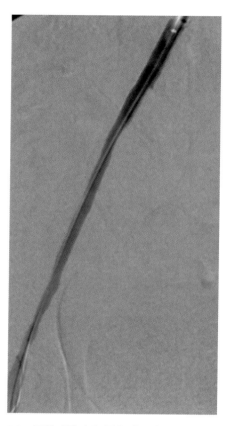

▲ 图 4-56　经肱动脉支架置入术后右股动脉数字减影血管造影（DSA）显示成功重建髂外动脉（EIA）管腔

显示 EIA 内无残存狭窄或夹层（图 4-56）。

【并发症分析】

尽管穿刺和插入血管鞘的过程是顺利的，但右侧髂动脉仍发生了医源性夹层。这种并发症在外周血管存在严重病变的患者中更常见。正如本例所示，夹层可以通过对侧股动脉通路或经肱动脉通路行血管内治疗。

【预防策略与关键信息】

• 经股动脉通路并发髂动脉夹层是罕见的，但对于患者肢体有着潜在的威胁。

• 推进血管鞘时需要操作者小心谨慎。如果在放置导丝过程中感觉到阻力，则应调整穿刺针的位置，直至导丝能够顺利前进。

• 经股动脉通路穿刺遇到困难时使用超声引导穿刺。

• 影响血流动力学的医源性夹层应及时治疗。

拓展阅读

[1] Kalish J, Eslami M, Gillespie D, et al; Vascular Study Group of New England. Routine use of ultrasound guidance in femoral arterial access for peripheral vascular intervention decreases groin hematoma rates. J Vasc Surg 2015;61(5):1231–1238

[2] Lo RC, Fokkema MT, Curran T, et al. Routine use of ultrasoundguided access reduces access site-related complications after lower extremity percutaneous revascularization. J Vasc Surg 2015;61(2):405–412

[3] Stone PA, Campbell JE. Complications related to femoral artery access for transcatheter procedures. Vasc Endovasc Surg 2012;46(8):617–623

[4] Tsetis D. Endovascular treatment of complications of femoral arterial access. Cardiovasc Interv Radiol 2010;33(3):457–468

13. 在建立动脉通路过程中股浅动脉导丝穿孔

【病史】

患者男性，55 岁，右腿跛行，接受了血管内治疗。非侵入性影像学检查显示股浅动脉（SFA）远端局部闭塞。

【初始接受的治疗方案】

运用顺行性穿刺技术的 SFA 介入治疗。

【治疗过程中遇到的问题】

由于未知的原因，操作者直接对 SFA 行远端穿刺。动脉血流通过穿刺针回流后，向前推送血管鞘导丝组合。尽管在导丝推进过程中有阻力，仍插入 6F 45cm 长的血管鞘。在血管鞘插入后，患者立即诉右侧腹股沟压痛和疼痛。

【影像学检查】

通过血管鞘血管造影。

【并发症】

血管造影显示 SFA 的直接穿刺点，以及距血管鞘入口处远端约 2cm 处的动脉急性破裂（图 4-57）。注意与股骨头相比位于极低位的血管鞘入口（白箭）（图 4-58）。血管鞘口的位置接近动脉破裂处（图 4-59）。

【处理并发症的可行方案】

• 移除血管鞘后手部按压腹股沟（不首选，因

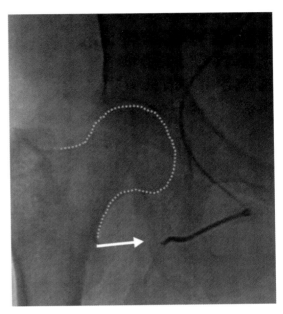

▲ 图 4-58 右侧腹股沟 X 线检查可见股骨头（虚线）与血管鞘（白箭）的远端入口点之间的比邻关系

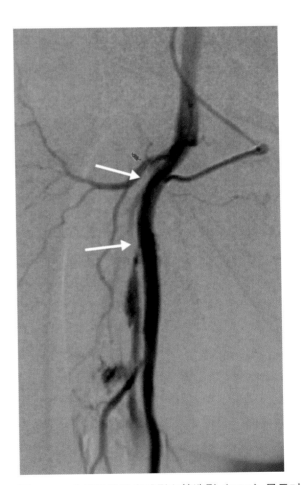

▲ 图 4-59 右股动脉数字减影血管造影（DSA）显示对比剂外渗情况和血管鞘入口（白箭）

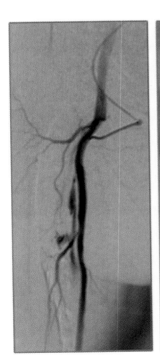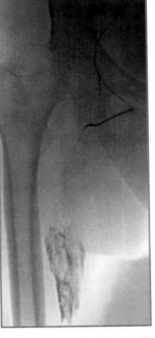

▲ 图 4-57 通过血管鞘的血管造影显示股浅动脉的破裂

为血管鞘入口位于远端并且存在活动性出血）。

- 从左对侧逆行性股动脉入路经顺行性通路进入右股总动脉（CFA）。
- 进一步的血管内治疗（支架置入术、栓塞）。
- 外科手术（如果腔内治疗失败）。

【并发症的最终处理方案】

经左侧逆行性股动脉途径行血管内治疗。将弯曲的诊断性导管和亲水性 0.035 英寸导丝的组合通过交叉技术推进血管后，将 1 个 45cm 长的 6F 血管鞘尖放置在髂外动脉。导丝向误穿的血管鞘远端推进。为了阻止出血，将 1 个 6mm×60mm 球囊导管充气以覆盖血管鞘入口和血管破裂处（图像上未显示）。然后，移除血管鞘。10min 后，仍然有血液从破裂的 SFA 处流出。因此，施行支架置入术。将 1 个 6mm×60mm 支架置入（Fluency, Bard PV）后成功地止血（图 4-60）。

【并发症分析】

在此病例中存在两个问题：①操作者直接穿刺右侧远端 SFA 已经是形成假性动脉瘤的危险因素。因为即便手部按压的帮助下，操作者仍不能很好把握此处的穿刺。②由于导丝不受控制地推进，近端 SFA 发生破裂并伴有活动性出血，而内部球囊填塞并不能阻止出血。放置 1 个能够同时覆盖动脉穿刺点和血管破口的支架，封闭损伤的血管，而且也不会给患者带来后遗症。

【预防策略与关键信息】

- 当操作者面对腹股沟复杂的解剖结构时，应该使用超声引导以确保安全地进入 CFA。
- 股动脉穿刺应瞄准股骨头的中间 1/3 处，要在腹壁下动脉起源下方 ≥ 1cm 处。因为即便在这一段出血，也可以通过压迫在股骨头达到止血的目的。
- 当 CFA 是穿刺的靶血管时，腹股沟折痕是一个不可靠的体表标记，尤其是在肥胖患者中。
- 应避免直接穿刺 SFA，因为此处不容易手部按压。
- 遇到阻力时应停止导丝的前进。
- 随时准备进入对侧股动脉通路，以便能够检查和治疗股动脉穿刺失败造成的血管损伤。

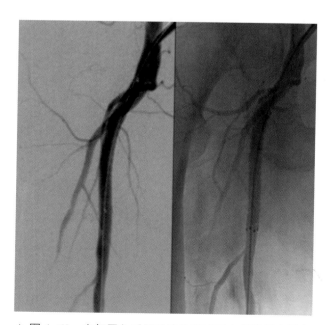

▲ 图 4-60　支架置入后股动脉数字减影血管造影和诊断性血管造影显示成功止血

拓展阅读

[1] Gutzeit A, Graf N Schoch E, Sautter T, Jenelten R, Binkert CA. Ultrasound guided antegrade femoral access: comparison between the common femoral artery and the superficial femoral artery. Eur Radiol 2011;21(6):1323–1328

[2] Kalish J, Eslami M, Gillespie D, et al; Vascular Study Group of New England. routine use of ultrasound guidance in femoral arterial access for peripheral vascular intervention decreases groin hematoma rates. J Vasc Surg 2015;61(5):1231–1238

[3] Lechner G, Jantsch H, Waneck R, Kretschmer G. The relationship between the common femoral artery, the inguinal crease, and the inguinal ligament: a guide to accurate angiographic puncture. Cardiovasc Interv Radiol 1988;11(3):165–169

[4] Lee MS, Applegate B, Rao SV, Kirtane AJ, Seto A, Stone GW. Minimizing femoral artery access complications during percutaneous coronary intervention: a comprehensive review. Catheter Cardiovasc Interv 2014;84(1):62–69

[5] Lo RC, Fokkema MT, Curran T, et al. Routine use of ultrasoundguided access reduces access site-related complications after lower extremity percutaneous revascularization. J Vasc Surg 2015;61(2):405–412

[6] Merriweather N, Sulzbach-Hoke LM. Managing risk of

complications at femoral vascular access sites in percutaneous coronary intervention. Crit Care Nurs 2012;32(5):16–29

[7] Stone PA, Campbell JE. Complications related to femoral artery access for transcatheter procedures. Vasc Endovasc Surg 2012;46(8):617–623

[8] Stone PA, Campbell JE, AbuRahma AF. Femoral pseudoaneurysms after percutaneous access. J Vasc Surg 2014;60(5):1359–1366

[9] Tsetis D. Endovascular treatment of complications of femoral arterial access. Cardiovasc Interv Radiol 2010;33(3):457–468

（二）通路闭合

1. 血管闭合中的支架拉长

【病史】

患者女性，62 周岁，于 6 周前行股总动脉补片成形术。就诊时，患者行走受限（步行距离 200m）。经诊断发现，该患者腹股沟韧带上方髂外动脉出现中度狭窄，但术中并未给予处理。患者计划接受血管内治疗，治疗方案为在补片位置逆行股总动脉穿刺，放置自膨式支架，同时使用血管闭合装置封闭穿刺部位。

【初始接受的治疗方案】

股总动脉补片成形术。在第 2 次血管内手术中，经 6F 血管鞘行经皮腔内血管成形术（7mm×60mm），直接放置自膨式支架（8mm×60mm）（图 4-61）。最后，使用 StarClose 血管闭合器（Abbott，America）封闭穿刺部位。

【治疗过程中遇到的问题】

打开镍钛合金锚钉后，撤出已释放的血管闭合器略微困难，但其后的手术过程较为顺利。血管闭合器最终顺利取出并成功实现止血。

【影像学检查】

对包括髂外动脉在内的右侧腹股沟行 X 线检查。

【并发症】

朝向血管鞘或血管闭合器入口位置的支架末端出现牵拉、拉长和错位（图 4-62）。

【处理并发症的可行方案】

• 通过对侧腹股沟入路进行血管内治疗，使用

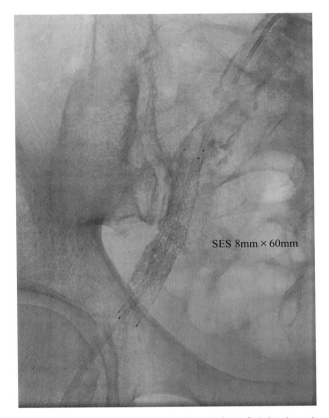

▲ 图 4-61 X 线检查显示初始使用的自膨式支架（SES）完整性良好。4F 诊断导管和 6F 血管鞘仍在原位。支架末端位于无名线 1cm 处，支架近端距离鞘管口仅几毫米

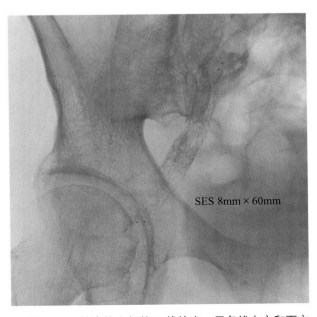

▲ 图 4-62 被牵拉支架的 X 线检查。无名线上方和下方的支撑单元被牵拉至股总动脉补片前壁的入口位置。支架远端标记物处于不同水平，提示支架远端支撑单元已完全崩解

"翻山"技术置入新支架。此方案仅在崩解的支架完全位于血管内部时可行。

- 如血管内治疗失败，尝试手术修复治疗。

【并发症的最终处理方案】

因不确定部分支架是否已通过血管穿刺点部分外露，所以需通过外科手术处理该并发症。术中，探查检查血管并置入新的自扩张支架，将破裂的支撑单元固定在血管壁上。根据以往经验，也可考虑使用"翻山"技术进行血管内治疗。

【并发症分析】

血管闭合装置的镍钛合金锚钉显然已经与支架的远端结合。支架的支撑单元可能被锚钉钩住，因此撤出血管闭合装置导致了支架的部分解体和错位（图 4-63）。

【预防策略与关键信息】

- 仔细评估血管通路水平，根据不同的血管穿刺类型，如无病变的股动脉穿刺、无严重钙化的股总动脉穿刺、非股深或非股浅动脉穿刺，应选择合适的血管闭合装置。

- 对于肥胖或脉搏弱患者，如难以确定其股总动脉穿刺位置，则应使用诊断性血管造影术以收集更详细的解剖学信息。

- 在 X 线下插入并激活血管闭合装置，以便排除其与支架（或支撑单元）之间的任何相互

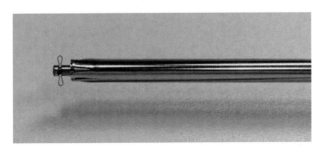

▲ 图 4-63　StarClose 血管闭合装置远端已启动的镍钛环锚。在血管壁外启动镍钛锚钉夹之前，应该利用锚钉将血管闭合装置固定在动脉血管前壁内侧的正确位置，将镍钛锚钉夹向下推至血管前壁，锚钉关闭（缩回至血管闭合装置内）

作用。

- 如果在穿刺点附近有已知的血管置入物，应确保血管闭合器插入正确位置，再激活装置。

- 如无法保证血管闭合装置使用的安全性时，可改用人工按压方式。

- 行靠近腹股沟韧带的髂外动脉病变，建议经对侧腹股沟或其他通路（如桡动脉或前臂动脉途径）。

拓展阅读

[1] Durack JC, Thor Johnson D, Fidelman N, Kerlan RK, LaBerge JM. Entrapment of the StarClose Vascular Closure System after attempted common femoral artery deployment. Cardiovasc Interv Radiol 2012;35(4):942–944
[2] Johnson DT, Durack JC, Fidelman N, Kerlan RK, LaBerge JM. Distribution of reported StarClose SE vascular closure device complications in the manufacturer and user facility device experience database. J Vasc Interv Radiol 2013;24(7):1051–1056
[3] Varghese R, Chess D, Lasorda D. Re-access complication with a Star-Close device. Catheter Cardiovasc Interv 2009;73(7):899–901

2. 顺行性股总动脉穿刺后使用 AngioSeal 血管闭合器出现的通路闭合不全

【病史】

患者男性，61 岁，行走受限（步行距离 100m），已顺利行血管成形术并在股浅动脉末端置入支架。该患者有并存疾病，包括重度吸烟、高血压和高脂血症。

【初始接受的治疗方案】

使用常规 6F 血管鞘在同侧股总动脉建立通路（图 4-64）。腹股沟穿刺及靶病变的治疗均无异常。使用 0.046cm（0.018 英寸）亲水涂层导丝通过严重狭窄段后，行血管成形术（5mm × 100mm）。由于形成限流性夹层且血管回缩严重，因此需要放置自膨式支架（5mm × 100mm）。AngioSeal 血管闭合器（Angio-Seal，St. Jude Medical）用于封闭穿刺部位。

【治疗过程中遇到的问题】

AngioSeal 血管闭合器的操作符合说明书要

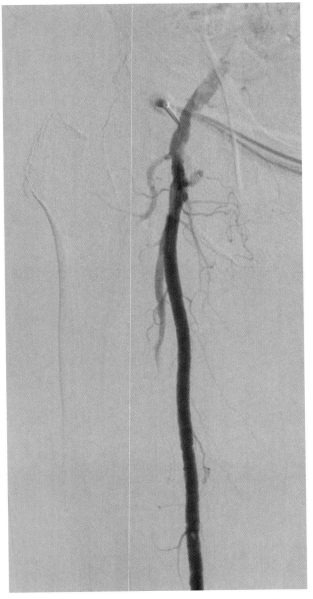

▲ 图 4-64　股浅动脉近端血管造影显示 6F 血管鞘入口位于股总动脉中间位置

4-65）。

【处理并发症的可行方案】

• 逆行穿刺对侧腹股沟。利用"翻山"技术将 6F 血管长鞘置入同侧股浅动脉。

• 使用小型圈套器或取栓支架装置（最初用于急性卒中治疗期的血栓栓塞清除）捕获错位的 AngioSeal 血管闭合器。

• 使用"翻山"技术在医源性狭窄中置入支架。

• 如血管内治疗失败，则手术移除脱位的 AngioSeal 血管闭合器。

【并发症的最终处理方案】

手术切开腹股沟区，利用 Fogarty 取栓球囊取出脱位装置。

【并发症分析】

使用具有腔内固定锚和胶原塞的血管闭合装置时，需要足够的拉力才能将锚固定在血管壁的前端。这种操作具有足够的稳定性，可以将胶原塞压在血管壁上。通常，此操作可以成功地封闭穿刺部位。但本患者中，AngioSeal 血管闭合器的缝线破裂，部分闭合装置进入股浅动脉并形成栓塞。此种情况多发在血管中钙化斑块较严重时，斑块可能过于锋利而损伤缝线，最终导致血管闭合装置被破坏。在这种情况下，固定锚可能被血管腔内的斑块捕获，最终导致胶原物质进入血管。

【预防策略与关键信息】

• 谨慎使用血管闭合装置。小心拉动缝线，但要用足够的力量将胶原塞向血管外壁前端下压，同时拉紧缝线，使其完全闭合。

• 使用血管闭合装置后，如止血效果不理想，采用人工按压方才止血时，需对患者进行临床观察以排除并发症。出院前，对患者穿刺部位行超声检查，以确定腹股沟是否有局部并发症。

求，但在拉动过程中，缝线撕裂。由于止血效果不佳，人工按压穿刺点 10min 方完成手术。次日，患者在休息时出现间歇性疼痛，步行距离＜ 10m。

【影像学检查】

使用彩色多普勒超声检查进一步评估。

【并发症】

AngioSeal 血管闭合器的固定锚和胶原塞错位，同时部分缝线进入股浅动脉的中间位置（图

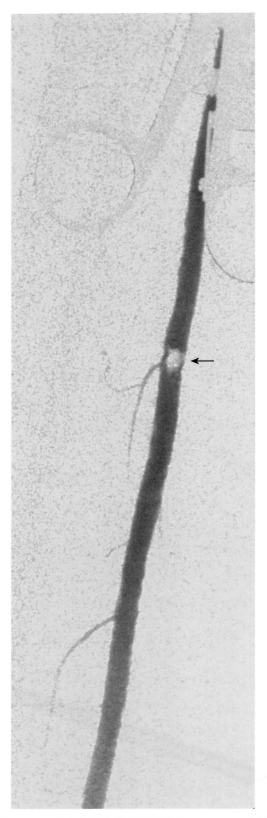

▲ 图 4-65　术中血管造影显示错位的 AngioSeal 血管闭合器的固定锚和胶原塞进入股浅动脉近端（黑箭），导致严重的症状性股浅动脉狭窄

拓展阅读

[1] Applegate RJ, Sacrinty M, Kutcher MA, et al. Vascular complications with newer generations of Angio-Seal vascular closure devices. J Interv Cardiol 2006;19(1):67–74

[2] Azmoon S, Pucillo AL, Aronow WS, et al. Vascular complications after percutaneous coronary intervention following hemostasis with the Mynx vascular closure device versus the Angio-Seal vascular closure device. J Invasive Cardiol 2010;22(4):175–178

[3] Carey D, Martin JR, Moore CA, Valentine MC, Nygaard TW. Complications of femoral artery closure devices. Catheter Cardiovasc Interv 2001;52(1):3–7

[4] Corley JA, Kasliwal MK, Tan LA, Lopes DK. Delayed vascular claudication following diagnostic cerebral angiography: a rare complication of the Angio-Seal arteriotomy closure device. J Cerebrovasc Endovasc Neurosurg 2014;16(3):275–280

[5] Eggebrecht H, Von Birgelen C, Naber C, et al. Impact of gender on femoral access complications secondary to application of a collagen-based vascular closure device. J Invasive Cardiol 2004;16(5):247–250

[6] Fargen KM, Velat GJ, Lawson MF, et al. Occurrence of angiographic femoral artery complications after vascular closure with Mynx and Angio-Seal. J Neurointerv Surg 2013;5(2):161–164

[7] Klocker J, Gratl A, Chemelli A, Moes N, Goebel G, Fraedrich G. Influence of use of a vascular closure device on incidence and surgical management of access site complications after percutaneous interventions. Eur J Vasc Endovasc Surg 2011;42(2):230–235

[8] Mukhopadhyay K, Puckett MA, Roobottom CA. Efficacy and complications of Angio-Seal in antegrade puncture. Eur J Radiol 2005;56(3):409–412

[9] Prabhudesai A, Khan MZ. An unusual cause of femoral embolism: angioseal. Ann R Coll Surg Engl 2000;82(5):355–356

[10] Suri S, Nagarsheth KH, Goraya S, Singh K. A novel technique to retrieve a maldeployed vascular closure device. J Endovasc Ther 2015;22(1):71–73

[11] Thalhammer C, Joerg GR, Roffi M, Husmann M, Pfammatter T, Amann-Vesti BR. Endovascular treatment of Angio-Sealrelated limb ischemia—primary results and long-term follow-up. Catheter Cardiovasc Interv 2010;75(6):823–827

[12] Wille J, Vos JA, Overtoom TT, Suttorp MJ, Van de Pavoordt ED, De Vries JP. Acute leg ischemia: the dark side of a percutaneous femoral artery closure device. Ann Vasc Surg 2006;20(2):278–281

3. 逆行性 AngioSeal 通路闭合后出现的步行能力受损

【病史】

患者女性，39 岁，接受经皮冠状动脉介入治疗。手术成功，无异常。使用血管闭合装置封堵血管通路。

【初始接受的治疗方案】

使用 6F 血管鞘，股总动脉水平逆行穿刺，行经皮腔内血管成形术。使用 AngioSeal 6F 经皮血管闭合器（St. Jude Medical，America）闭合右侧股动脉穿刺点。穿刺部位封闭成功，初步实现止血。

【治疗过程中遇到的问题】

AngioSeal 血管闭合器的操作符合说明书要求，术中无不良事件。出院前一天，患者自诉患侧（右侧下肢）运动能力受限，步行距离＜50m。

【影像学检查】

使用彩色多普勒超声检查进一步评估，以及进一步 CT 血管成像（CTA）检查。

【并发症】

股总动脉穿刺处显示严重的短节段狭窄（图 4-66 至图 4-68）。AngioSeal 血管闭合器固定锚（包括胶原塞及部分缝线）造成严重狭窄。

【处理并发症的可行方案】

• 血管内置入支架（缺点：容易打折弯曲，靠近股动脉分叉）。

• 腹股沟切开，手术摘除异物并重建股总动脉。

【并发症的最终处理方案】

手术切开同侧腹股沟，取出 AngioSeal 血管封闭器，最后行开放式补片修补术（图 4-69）。

【并发症分析】

使用具有腔内固定锚和胶原塞的血管闭合装置时，需足够的拉力才能将锚固定在血管壁的前端。这种操作具有足够的稳定性，可以将胶原塞压在血管壁上。在本患者中，血管管腔内发现固定锚和部分胶原塞。当固定锚被血管内的斑块物质捕获时，就可能发生此并发症，进而使胶原塞进入血管腔内。但该患者，未发现斑块或潜在的股总动脉狭窄。那么发生并发症的原因，可能是缝线的最初牵拉力量不足，胶原塞虽然被推送至固定锚，但锚仍位于血管内且未到达穿刺部位。

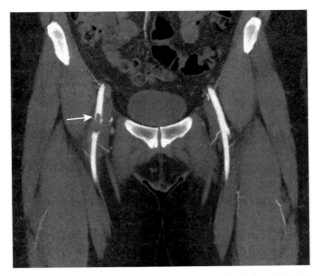

▲ 图 4-66　股总动脉水平的 CT 血管成像检查（冠状面重建）。右股总动脉对比剂充填不明显（白箭），而对侧可见（包括股深动脉的主要分支）

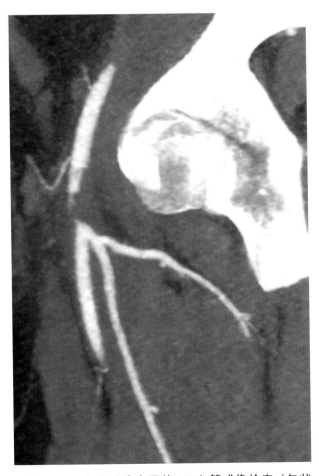

▲ 图 4-67　股总动脉水平的 CT 血管成像检查（矢状面重建）。右股总动脉对比剂充填不明显，且显示严重狭窄，而股深动脉主干和股浅动脉的起始处未受损伤

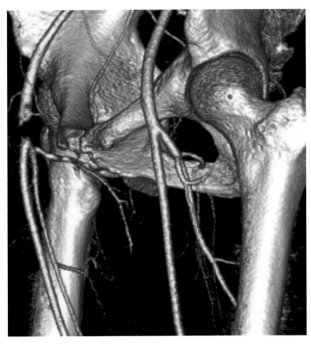

▲ 图 4-68　股总动脉水平的 CT 血管成像检查（容积再现技术）。右股总动脉对比剂充填不明显，而对侧未见损伤

【预防策略与关键信息】

- 谨慎使用血管闭合装置。小心拉动缝线，但要用足够的力量将胶原塞向血管外壁前端下压，同时拉紧缝线，使其完全闭合。

- 当使用血管闭合装置时，患者应在出院前进行临床评估和（或）彩色多普勒超声检查，以排除并发症。

拓展阅读

[1] Applegate RJ, Sacrinty M, Kutcher MA, et al. Vascular complications with newer generations of Angio-Seal vascular closure devices. J Interv Cardiol 2006;19(1):67–74

[2] Azmoon S, Pucillo AL, Aronow WS, et al. Vascular complications after percutaneous coronary intervention following hemostasis with the Mynx vascular closure device versus the Angio-Seal vascular closure device. J Invasive Cardiol 2010;22(4):175–178

[3] Carey D, Martin JR, Moore CA, Valentine MC, Nygaard TW. Complications of femoral artery closure devices. Catheter Cardiovasc Interv 2001;52(1):3–7

[4] Corley JA, Kasliwal MK, Tan LA, Lopes DK. Delayed vascular claudication following diagnostic cerebral angiography: a rare complication of the Angio-Seal arteriotomy closure device. J Cerebrovasc Endovasc Neurosurg 2014;16(3):275–280

[5] Eggebrecht H, Von Birgelen C, Naber C, et al. Impact of gender on femoral access complications secondary to application of a collagen-based vascular closure device. J Invasive Cardiol 2004;16(5):247–250

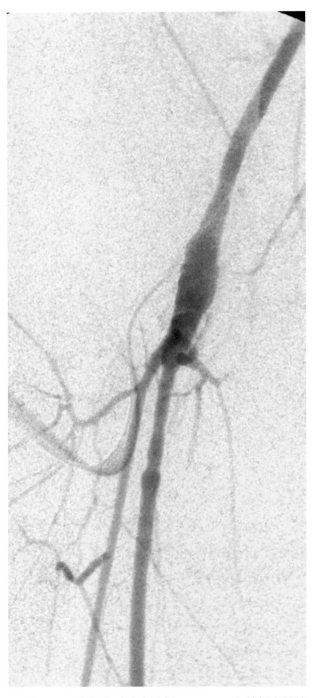

▲ 图 4-69　在股总动脉水平行 AngioSeal 血管闭合器摘除术和腹股沟补片成形术后的术中血管造影

[6] Fargen KM, Velat GJ, Lawson MF, et al. Occurrence of angiographic femoral artery complications after vascular closure with Mynx and Angio-Seal. J Neurointerv Surg 2013;5(2):161–164

[7] Klocker J, Gratl A, Chemelli A, Moes N, Goebel G, Fraedrich G. Influence of use of a vascular closure device on incidence and surgical management of access site complications after percutaneous interventions. Eur J Vasc Endovasc Surg

2011;42(2):230–235

[8] Mukhopadhyay K, Puckett MA, Roobottom CA. Efficacy and complications of Angio-Seal in antegrade puncture. Eur J Radiol 2005;56(3):409–412

[9] Prabhudesai A, Khan MZ. An unusual cause of femoral embolism: angioseal. Ann R Coll Surg Engl 2000;82(5):355–356

[10] Thalhammer C, Joerg GR, Roffi M, Husmann M, Pfammatter T, Amann-Vesti BR. Endovascular treatment of Angio-Sealrelated limb ischemia—primary results and long-term follow-up. Catheter Cardiovasc Interv 2010;75(6):823–827

[11] Wille J, Vos JA, Overtoom TT, Suttorp MJ, Van de Pavoordt ED, De Vries JP. Acute leg ischemia: the dark side of a percutaneous femoral artery closure device. Ann Vasc Surg 2006;20(2):278–281

4. 同侧髂外动脉支架成功置入与逆行性 AngioSeal 通路闭合后疗效不佳

【病史】

患者女性，78 岁，患有周围血管疾病，因中度钙化性狭窄而接受髂外动脉支架置入术。经股总动脉逆行入路进行干预。使用 AngioSeal 6F 血管闭合器（St. Jude Medical，America）封闭穿刺部位，并立即止血。

由于临床改善不明显，步行距离仍为 200m，患者计划于一期手术 2 周后，对同侧股浅动脉中段及远端中度串联狭窄行经皮腔内血管成形术。

【初始接受的治疗方案】

使用 6F 血管鞘在股总动脉水平位置穿刺治疗髂外动脉狭窄。使用 AngioSeal 6F 血管闭合器封闭穿刺位置。

【治疗过程中遇到的问题】

AngioSeal 血管闭合器的操作符合说明书要求，术中无不良事件，止血效果良好。

【影像学检查】

局部麻醉下行股总动脉顺行性穿刺，在股总动脉中段置入 6F 血管鞘。通过血管鞘手动注入对比剂，行数字减影血管造影检查。

【并发症】

逆行 AngioSeal 血管闭合器在血管内的置入位置引起股总动脉重度狭窄（图 4-70）。AngioSeal 血管闭合器固定锚及胶原塞和部分缝线，引起严

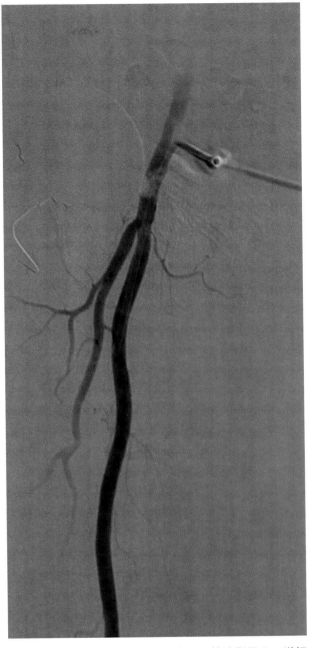

▲ 图 4-70　股总动脉和股浅动脉的血管造影显示，逆行的 **AngioSeal** 血管闭合器导致血管内重度狭窄

重的血管内狭窄，而由于血管鞘的阻塞，这种狭窄更为明显。

【处理并发症的可行方案】

• 采用"翻山"技术置入支架（缺点：容易打折弯曲，靠近股动脉分叉）。

• 外科手术行腹股沟区切开，取出异物并重建

股动脉。

【并发症的最终处理方案】

手术切开同侧腹股沟，取出 AngioSeal 血管闭合器。

【并发症分析】

使用具有腔内固定锚和胶原塞的血管闭合装置时，需足够的拉力才能将锚固定在血管壁的前端。这种操作具有足够的稳定性，可以将胶原塞压在血管壁上。在本患者中，血管管腔内发现固定锚和部分胶原塞。当固定锚被血管内的斑块物质捕获时，就可能发生上述并发症，进而使胶原塞进入血管腔内。该患者，未发现斑块或潜在的股总动脉狭窄。那么发生并发症的原因，可能是缝线的最初牵拉力量不足，胶原塞虽然被运输至固定锚，但锚仍位于血管内且未到达穿刺部位。

【预防策略与关键信息】

• 谨慎使用血管闭合装置。小心拉动缝线，但要用足够的力量将胶原塞向血管外壁前端下压，同时拉紧缝线，使其完全闭合。

• 当使用血管闭合装置时，患者应在出院前进行临床评估和（或）彩色多普勒超声检查，以排除并发症。

拓展阅读

[1] Applegate RJ, Sacrinty M, Kutcher MA, et al. Vascular complications with newer generations of Angio-Seal vascular closure devices. J Interv Cardiol 2006;19(1):67–74

[2] Azmoon S, Pucillo AL, Aronow WS, et al. Vascular complications after percutaneous coronary intervention following hemostasis with the Mynx vascular closure device versus the Angio-Seal vascular closure device. J Invasive Cardiol 2010;22(4):175–178

[3] Carey D, Martin JR, Moore CA, Valentine MC, Nygaard TW. Complications of femoral artery closure devices. Catheter Cardiovasc Interv 2001;52(1):3–7

[4] Corley JA, Kasliwal MK, Tan LA, Lopes DK. Delayed vascular claudication following diagnostic cerebral angiography: a rare complication of the Angio-Seal arteriotomy closure device. J Cerebrovasc Endovasc Neurosurg 2014;16(3):275–280

[5] Eggebrecht H, Von Birgelen C, Naber C, et al. Impact of gender on femoral access complications secondary to application of a collagen-based vascular closure device. J Invasive Cardiol 2004;16(5):247–250

[6] Fargen KM, Velat GJ, Lawson MF, et al. Occurrence of angiographic femoral artery complications after vascular closure with Mynx and Angio-Seal. J Neurointerv Surg 2013;5(2):161–164

[7] Klocker J, Gratl A, Chemelli A, Moes N, Goebel G, Fraedrich G. Influence of use of a vascular closure device on incidence and surgical management of access site complications after percutaneous interventions. Eur J Vasc Endovasc Surg 2011;42(2):230–235

[8] Mukhopadhyay K, Puckett MA, Roobottom CA. Efficacy and complications of Angio-Seal in antegrade puncture. Eur J Radiol 2005;56(3):409–412

[9] Prabhudesai A, Khan MZ. An unusual cause of femoral embolism: Angio-Seal. Ann R Coll Surg Engl 2000;82(5):355–356

[10] Thalhammer C, Joerg GR, Roffi M, Husmann M, Pfammatter T, Amann-Vesti BR. Endovascular treatment of Angio-Sealrelated limb ischemia—primary results and long-term follow-up. Catheter Cardiovasc Interv 2010;75(6):823–827

[11] Wille J, Vos JA, Overtoom TT, Suttorp MJ, Van de Pavoordt ED, De Vries JP. Acute leg ischemia: the dark side of a percutaneous femoral artery closure device. Ann Vasc Surg 2006;20(2):278–281

5. 顺行腹股沟闭合中 ExoSeal 插塞进入股总动脉形成栓塞

【病史】

患者女性，67 岁，接受了经股总动脉顺行通路的经皮腔内血管成形术和股浅动脉支架置入术。手术顺利完成后，使用血管闭合装置实现穿刺部位的即时止血。

【初始接受的治疗方案】

经皮腔内血管成形术和股浅动脉支架置入术顺利，无异常。使用 6F ExoSeal 血管封堵器（Cordis/Johnson & Johnson）封闭穿刺部位。

【治疗过程中遇到的问题】

按说明书要求操作血管封堵器。然而，随着标准 6F 血管鞘的逐渐移出，血管封堵器入路和 ExoSeal 插塞启动过程中出现了很大摩擦力，操作困难。插塞启动后，移出血管鞘及 ExoSeal 血管封堵器，即使人工按压 5min 后，依然未能止血。继续人工按压 10min 后，方才完全止血。

【影像学检查】

腹股沟彩色多普勒超声检查。

【并发症】

胶原塞进入股总动脉腔形成栓塞，引起严重

的血管内阻塞（图4-71）。

【处理并发症的可行方案】

• "翻山"置入支架（缺点：手术费用高，容易打折弯曲，靠近股动脉分叉）。

• 外科手术切开取出异物并重建股总动脉。

【并发症的最终处理方案】

此并发症最终通过手术探查血管和移除胶原塞得以顺利治疗。如考虑血管内治疗方案，可使用对侧"翻山"技术捕获胶原塞或支架，也有一定的可行性。但要承担远端栓塞或其他并发症的风险。因此，外科手术方法更适合解决此并发症。

【并发症分析】

血管鞘入口处股总动脉的严重狭窄（图4-72）可能是引发并发症的原因。由于在ExoSeal血管封堵器的放置和启动过程中产生了摩擦力，斑块发生移动并进入了血管腔中。

【处理并发症的可行方案】

• 仔细评估血管通路水平，根据不同的血管穿

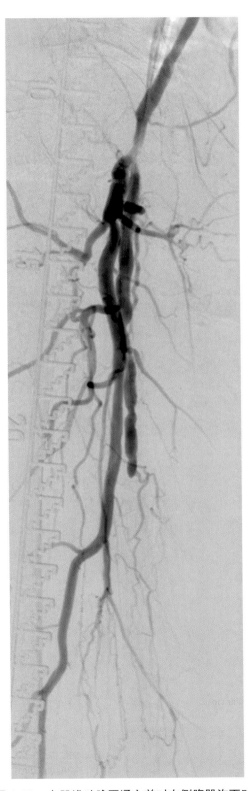

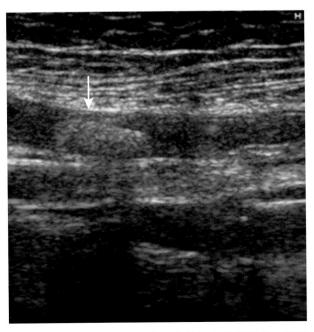

▲ 图4-71　B超显示胶原塞（白箭）在血管腔内，而不是在血管前壁外侧

▲ 图4-72　在股浅动脉再通之前对右侧腹股沟下动脉行血管造影检查，随后行经皮腔内血管成形术和支架置入，最后使用ExoSeal血管封堵器封闭穿刺点。注意顺行性放置的血管鞘的入口水平。血管鞘穿过股总动脉远端严重狭窄的区域

刺类型，如无病变的股动脉穿刺、无严重钙化的股总动脉穿刺、非股深或非股浅动脉穿刺，应选择合适的血管闭合装置。

- 当使用血管封闭装置时遇到意外的摩擦或其他异常时，应中止手术操作，改为人工按压方式。

拓展阅读

[1] Kara K, Mahabadi AA, Rothe H, et al. Safety and effectiveness of a novel vascular closure device: a prospective study of the ExoSeal compared to the Angio-Seal and ProGlide. J Endovasc Ther 2014;21(6):822–828

6. 心导管插入术后股浅动脉高度狭窄

【病史】

患者女性，75 岁，2 周前接受诊断性心导管检查术，此后右腿出现跛行症状。彩色多普勒超声检查显示右股浅动脉短段重度狭窄。患者的并发症包括高血压、冠状动脉性心脏病和糖尿病。

【初始接受的治疗方案】

经右腹股沟逆行 7F 入路行诊断性心导管检查术。使用 AngioSeal 6F 血管闭合器（St. Jude Medical，America）封闭穿刺部位。

【治疗过程中遇到的问题】

手术报告显示手术过程或穿刺部位封闭后无异常。使用血管闭合装置后，止血效果良好；腹股沟无出血并发症记录。

【影像学检查】

逆行穿刺对侧股总动脉并"翻山"，将 45cm 长 6F 血管鞘置入右侧髂外动脉。通过血管鞘注射对比剂，行数字减影血管造影检查。

【并发症】

术中出现夹层和股浅动脉重度狭窄，这很可能是由 2 周前使用的 AngioSeal 血管闭合器的残留部分堵塞血管所致（图 4-73）血管造影显示初始穿刺位置并不在股总动脉内，而是在股浅动脉中。

【处理并发症的可行方案】

- 血管内治疗：跨越分支单支架置入术重建血管。
- 血管内治疗：动脉腔内斑块旋切术。
- 腹股沟区切开，外科手术取出异物并重建股动脉。

【并发症的最终处理方案】

血管内治疗：动脉再通术和跨越分支单支架置入术（图 4-74 和图 4-75）。

【并发症分析】

经皮血管闭合装置附带的管腔内组件，可能

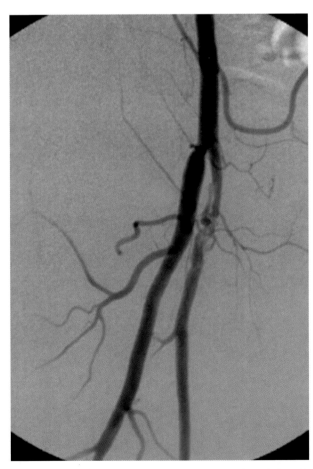

▲ 图 4-73 右股动脉血管造影显示股浅动脉近端出现夹层和重度狭窄，这很可能是由于 2 周前放置的 AngioSeal 血管闭合器所致

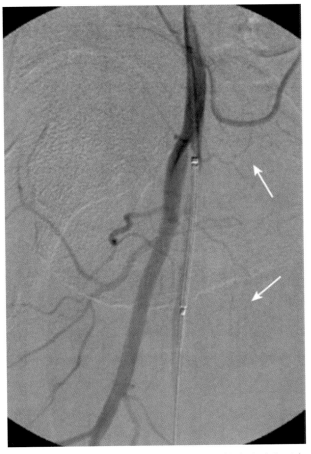

▲ 图 4-74　放置 6mm×40mm 自膨式镍钛合金支架（白箭）前的血管造影

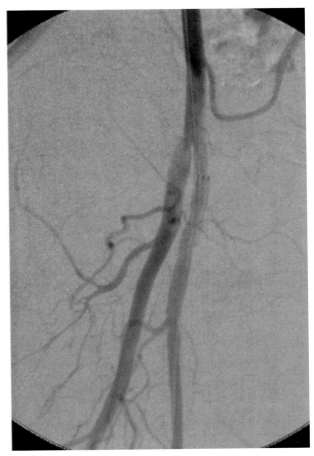

▲ 图 4-75　支架置入和轻度球囊成形术后未见管腔狭窄

导致医源性血管狭窄。正如本患者中的手术操作，直接刺穿股浅动脉会增加并发症发生的概率。由于股浅动脉血管腔相对较小，且皮肤平面与穿刺部位距离较远，因此在这种情况下，血管闭合装置出现故障并不少见。在本患者中，由于狭窄发生在血管远端位置，经皮血管内支架置入术可以解决该问题。

【预防策略与关键信息】

• 当使用血管闭合装置时，患者应在出院前进行临床评估和（或）彩色多普勒超声检查以排除并发症。

• 如腹股沟解剖有困难，应借助超声引导确保安全进入股总动脉。

• 应始终对准股骨头上方股总动脉的中段进行穿刺。

• 血管通路过窄者不建议使用血管闭合装置。

拓展阅读

[1] Applegate RJ, Sacrinty M, Kutcher MA, et al. Vascular complications with newer generations of Angio-Seal vascular closure devices. J Interv Cardiol 2006;19(1):67–74

[2] Azmoon S, Pucillo AL, Aronow WS, et al. Vascular complications after percutaneous coronary intervention following hemostasis with the Mynx vascular closure device versus the Angio-Seal vascular closure device. J Invasive Cardiol 2010;22(4):175–178

[3] Carey D, Martin JR, Moore CA, Valentine MC, Nygaard TW. Complications of femoral artery closure devices. Catheter Cardiovasc Interv 2001;52(1):3–7

[4] Corley JA, Kasliwal MK, Tan LA, Lopes DK. Delayed vascular claudication following diagnostic cerebral angiography: a rare complication of the Angio-Seal arteriotomy closure device. J Cerebrovasc Endovasc Neurosurg 2014;16(3):275–280

[5] Eggebrecht H, Von Birgelen C, Naber C, et al. Impact of gender

on femoral access complications secondary to application of a collagen-based vascular closure device. J Invasive Cardiol 2004;16(5):247–250

[6] Fargen KM, Velat GJ, Lawson MF, et al. Occurrence of angiographic femoral artery complications after vascular closure with Mynx and Angio-Seal. J Neurointerv Surg 2013;5(2):161–164

[7] Klocker J, Gratl A, Chemelli A, Moes N, Goebel G, Fraedrich G. Influence of use of a vascular closure device on incidence and surgical management of access site complications after percutaneous interventions. Eur J Vasc Endovasc Surg 2011;42(2):230–235

[8] Mukhopadhyay K, Puckett MA, Roobottom CA. Efficacy and complications of Angio-Seal in antegrade puncture. Eur J Radiol 2005;56(3):409–412

[9] Prabhudesai A, Khan MZ. An unusual cause of femoral embolism: Angio-Seal. Ann R Coll Surg Engl 2000;82(5):355–356

[10] Thalhammer C, Joerg GR, Roffi M, Husmann M, Pfammatter T, Amann-Vesti BR. Endovascular treatment of Angio-Sealrelated limb ischemia—primary results and long-term follow-up. Catheter Cardiovasc Interv 2010;75(6):823–827

[11] Wille J, Vos JA, Overtoom TT, Suttorp MJ, Van de Pavoordt ED, De Vries JP. Acute leg ischemia: the dark side of a percutaneous femoral artery closure device. Ann Vasc Surg 2006;20(2):278–281

7. 腹膜后血肿扩张后引发的盆腔弥漫性出血

【病史】

患者女性，74岁，于诊断性心导管检查术后转诊至血管外科并准备接受股总动脉假性动脉瘤的开放性修补术（图4-76）。在手术前几小时，患者出现了外周循环衰竭迹象，需行液体复苏。

【初始接受的治疗方案】

患者接受了诊断性心导管检查术。通过人工按压方式进行通路闭合。

【治疗过程中遇到的问题】

术后在右股动脉发现假性动脉瘤。

【影像学检查】

使用CTA评估腹股沟假性动脉瘤范围及评估有无活动性出血。

【并发症】

CTA检查确诊右腹股沟假性动脉瘤。然而，除此之外，盆腔内有1个巨大的腹膜后血肿，并伴有多个小的弥漫性活动性出血点（图4-77）。

【处理并发症的可行方案】

• 血管内治疗：使用弹簧圈、生物胶或吸收性明胶海绵行血管栓塞术。

• 内科治疗：输血和（或）输注凝血因子。

• 如血管腔内治疗失败，则考虑外科手术修复。

【并发症的最终处理方案】

患者被转至心血管介入手术室。穿刺左股总动脉，置入1个45cm长的6F血管鞘于右髂动脉内。将4F导管置于右髂内动脉。选择性血管造影显示髂内动脉远端侧支出现多个小出血点（图4-78和图4-79）。配制混合对比剂的吸收性明胶海绵，并将其注入髂内动脉，混合栓塞剂滞留时表明血管栓塞术完成（图4-80）。

【并发症分析】

本患者股总动脉假性动脉瘤发展为腹膜后血肿。由于未发现单一出血点，活动性出血可能是

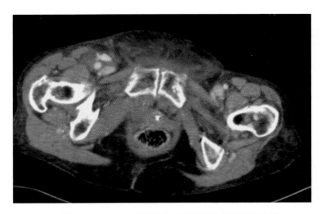

▲ 图4-76 心导管置入后腹股沟假性动脉瘤

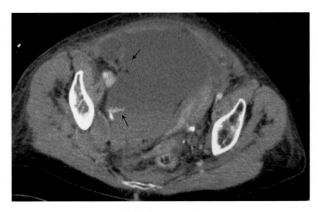

▲ 图4-77 盆腔内巨大的扩张性腹膜后血肿，并伴有多个小的活动性出血点

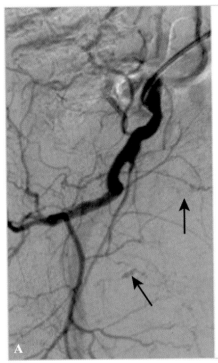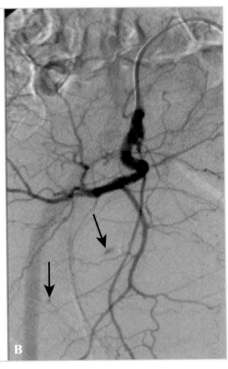

◀ 图 4-78　右髂内动脉选择性血管造影。除小侧支出血外（黑箭），未发现大出血点

由腹股沟血肿扩大，进而引发多发性小动脉连续破裂所致。持续出血时，发生弥散性血管内凝血，血肿压迫动脉。在这种情况下，用吸收性明胶海绵暂时非选择性栓塞髂内动脉，阻止了活动性出血和血流动力学恶化。成功栓塞和凝固参数巩固后 2 天，血肿被消除，假性动脉瘤被手术封闭，患者完全康复。

【预防策略与关键信息】

• 请注意腹股沟假性动脉瘤可导致腹膜后血肿，具有潜在致命威胁。

• 熟练操作血管内栓塞技术。

• 对于凝血功能差的患者，如出现弥漫性盆腔出血，应避免手术治疗。

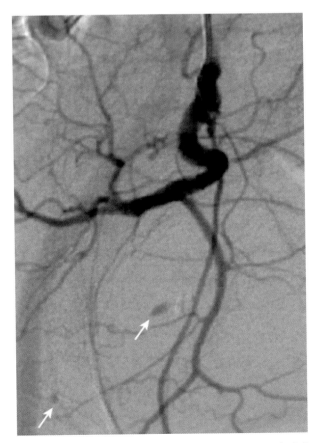

▲ 图 4-79　放大血管造影后显示周边多个小分支有渗出（白箭）

拓展阅读

[1] Cale L, Constantino R. Strategies for decreasing vascular complications in diagnostic cardiac catheterization patients. Dimens Crit Care Nurs 2012;31(1):13–17

[2] Görich J, Brambs HJ, Allmenröder C, et al. The role of embolization treatment of acute hemorrhage. Rofo 1993;159(4):379–387. [In German]

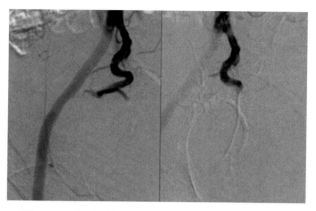

▲ 图 4-80　行非选择性吸收性明胶海绵血管栓塞术后，髂内动脉栓塞剂滞留

[3] Merriweather N, Sulzbach-Hoke LM. Managing risk of complications at femoral vascular access sites in percutaneous coronary intervention. Crit Care Nurs 2012;32(5):16–29

[4] Stone PA, Campbell JE. Complications related to femoral artery access for transcatheter procedures. Vasc Endovasc Surg 2012;46(8):617–623

[5] Stone PA, Campbell JE, AbuRahma AF. Femoral pseudoaneurysms after percutaneous access. J Vasc Surg 2014;60(5):1359–1366

[6] Tavris DR, Wang Y, Jacobs S, et al. Bleeding and vascular complications at the femoral access site following percutaneous coronary intervention (PCI): an evaluation of hemostasis strategies. J Invasive Cardiol 2012;24(7):328–334

[7] Velmahos GC, Chahwan S, Hanks SE, et al. Angiographic embolization of bilateral internal iliac arteries to control life-threatening hemorrhage after blunt trauma to the pelvis. Am Surg 2000;66(9):858–862

[8] Wiley JM, White CJ, Uretsky BF. Noncoronary complications of coronary intervention. Catheter Cardiovasc Interv 2002;57(2):257–265

[9] Xu JQ. Effectiveness of embolization of the internal iliac or uterine arteries in the treatment of massive obstetrical and gynecological hemorrhages. Eur Rev Med Pharmacol Sci 2015;19(3):372–374

8. AngioSeal 胶原塞在血管内治疗中的使用

【病史】

患者男性，68 岁，接受经右股总动脉逆行入路的冠状动脉造影术。使用血管闭合装置实现穿刺部位的止血。术后几天，患者因右腿出现跛行症状再次入院。临床检查无异常。

【初始接受的治疗方案】

使用 AngioSeal 6F 血管闭合装置（St. Jude Medical，America）顺利完成的冠状动脉造影。

【治疗过程中遇到的问题】

按说明书使用该血管封闭装置，立即止血。

【影像学检查】

腹股沟彩色多普勒超声检查，CT 血管成像（CTA）。

【并发症】

由于胶原塞和锚钉位于血管腔内，股总动脉出现重度狭窄（图 4-81）。

【处理并发症的可行方案】

• 血管内支架置入（缺点：费用较高，容易打折弯曲）。

• 腹股沟区切开，手术取出异物并行补片重建。

【并发症的最终处理方案】

上述并发症最终通过手术得以解决。术中血管造影（图 4-82）证实异物造成重度狭窄。手术显示血管内锚钉上的胶原塞已部分置于管腔内。异物被清除（图 4-83），并通过补片修补术重建血管。

【并发症分析】

尚不清楚上述并发症发生的原因。在置入 AngioSeal 血管闭合器的过程中，锚钉可能已附着在股总动脉的斑块上。当向下推送胶原塞时，导致该血管闭合装置进入了血管内部。

【处理并发症的可行方案】

• 仔细评估血管通路水平，根据不同的血管穿

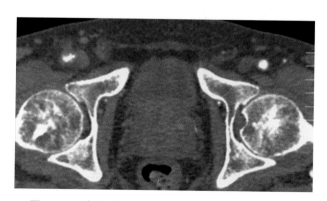

▲ 图 4-81　穿刺水平 CT 血管成像横断面图像，注意右股总动脉重度狭窄

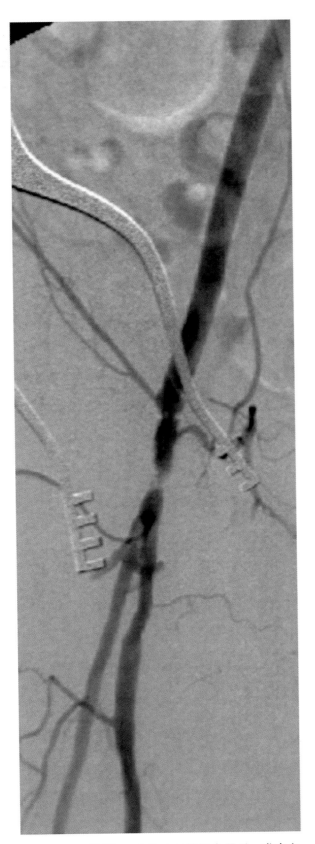

▲ 图 4-82 使用 **AngioSeal** 血管闭合器后，术中血管造影显示右股总动脉重度狭窄

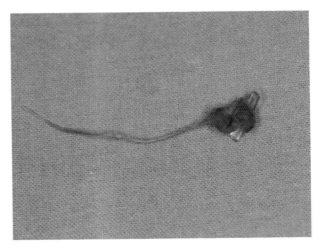

▲ 图 4-83 移除缝线、胶原塞和锚钉

刺类型（如无病变的股动脉穿刺、无严重钙化的股总动脉穿刺、非股深或非股浅动脉穿刺）选择合适的血管闭合装置。

- 当使用血管封闭装置遇到意外的摩擦或其他异常时，应中止手术操作，改为人工按压方式止血。
- 仔细按照说明书进行操作，如果有不清楚的地方，应及时询问同事。

拓展阅读

[1] Carey D, Martin JR, Moore CA, Valentine MC, Nygaard TW. Complications of femoral artery closure devices. Catheter Cardiovasc Interv 2001;52(1):3–7
[2] Corley JA, Kasliwal MK, Tan LA, Lopes DK. Delayed vascular claudication following diagnostic cerebral angiography: a rare complication of the Angio-Seal arteriotomy closure device. J Cerebrovasc Endovasc Neurosurg 2014;16(3):275–280
[3] Klocker J, Gratl A, Chemelli A, Moes N, Goebel G, Fraedrich G. Influence of use of a vascular closure device on incidence and surgical management of access site complications after percutaneous interventions. Eur J Vasc Endovasc Surg 2011;42(2):230–235
[4] Wille J, Vos JA, Overtoom TT, Suttorp MJ, Van de Pavoordt ED, De Vries JP. Acute leg ischemia: the dark side of a percutaneous femoral artery closure device. Ann Vasc Surg 2006;20(2):278–281

9. 顺行性腹股沟闭合中 ExoSeal 插塞进入股浅动脉远端形成栓塞

【病史】

患者女性，70 岁，经股总动脉逆行行冠状动脉造影术。手术过程顺利，使用血管闭合装置对穿刺部位进行即时止血。1 周后，患者因跛行（行走能力受限，20m）入院。冠状动脉造影前无跛行史。静止时临床检查显示患侧前足掌苍白（图4-84）。

【初始接受的治疗方案】

使用 ExoSeal 6F 血管封堵器（Johnson & Johnson，America）顺利完成的冠状动脉造影。

【治疗过程中遇到的问题】

严格按照说明书使用该封闭装置。然而，在启动装置后，移除血管鞘 / 血管封堵器并未实现止血。人工按压 5min 后，方才完全止血。

【影像学检查】

腹股沟和股腘动脉的彩色多普勒超声检查。

【并发症】

胶原塞进入股动脉远端，形成栓塞后导致血管严重阻塞（图 4-85）。

【处理并发症的可行方案】

• 血管内支架置入（缺点：费用较高，位于股骨和腘窝弯曲区，靠近膝关节）。

• 同侧顺行性穿刺，通过血管内抓捕或抽吸等方法捕获移位的胶原塞。

• 腹股沟区切开，手术取出异物并重建股总动脉。

【并发症的最终处理方案】

通过血管内支架置入解决了该并发症。抓捕器或抽吸的方法未成功。抓捕器仅能取出少量胶原材料（图 4-86 和图 4-87）。支架取栓装置（最初用于急性卒中治疗期的血栓栓塞清除）捕获失败。因此，最终使用自膨式支架（5mm×40mm）将胶原塞固定在血管壁上，最后进行球囊扩张成形术（4mm×30mm）（图 4-88 和图 4-89）。最后，膝下动脉起始处未见远端栓塞迹象（图 4-90），足部远端动脉通畅。主要供血血管为胫前动脉、胫后动脉（图 4-91）。

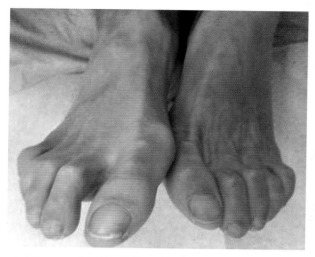

▲ 图 4-84　患侧前足掌苍白，与对侧前足掌颜色对比明显

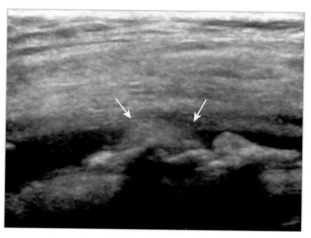

▲ 图 4-85　B 超显示胶原塞（白箭）在血管腔内，并附着在血管内斑块上

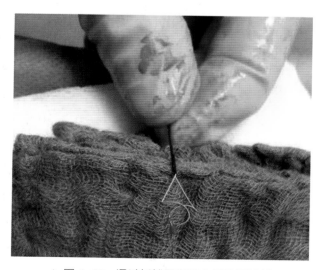

▲ 图 4-86　通过抓捕器取出少量胶原材料

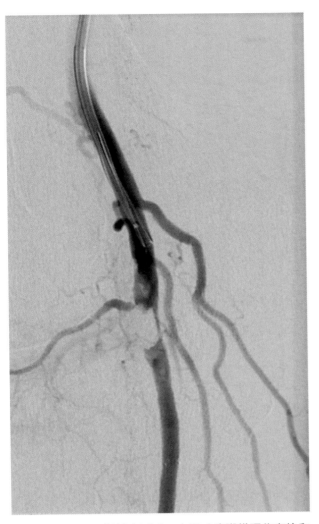

▲ 图 4-87 几次抓捕尝试后，由于动脉粥样硬化斑块和胶原脱出，血管造影术仍显示严重狭窄

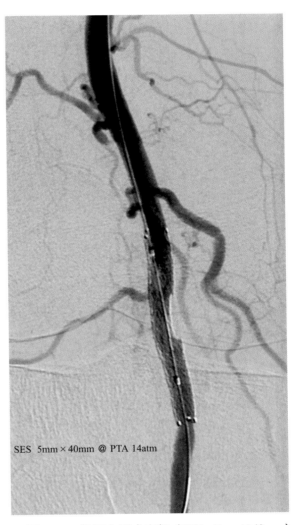

SES 5mm×40mm @ PTA 14atm

▲ 图 4-88 使用自膨式支架（**SES，5mm×40mm**）固定胶原塞和最终球囊扩张成形术（**4mm×30mm，14 个标准大气压**）后的血管造影。注意：由于胶原塞压缩而引起轻微狭窄

【并发症分析】

尚不清楚上述并发症发生的具体原因。在放置和启动 ExoSeal 血管封堵器过程中，封堵塞位置错位并进入血管腔内。

【处理并发症的可行方案】

• 仔细评估血管通路，根据不同的血管穿刺类型，如无病变的股动脉穿刺、无严重钙化的股总动脉穿刺、非股深或非股浅动脉穿刺，选择合适的血管闭合装置。

• 当使用血管封闭装置时遇到意外的摩擦或其他异常时，应中止手术操作，改为人工按压方式。

• 仔细按照说明书进行操作，如果有不清楚的地方，应及时询问同事。

拓展阅读

[1] Boersma D, Van Strijen MJ, Kloppenburg GT, Van den Heuvel DA, De Vries JP. Endovascular retrieval of a dislodged femoral arterial closure device with alligator forceps. J Vasc Surg 2012;55(4):1150–1152

[2] Cahill TJ, Choji K, Kardos A. Fluoroscopy-guided snare retrieval

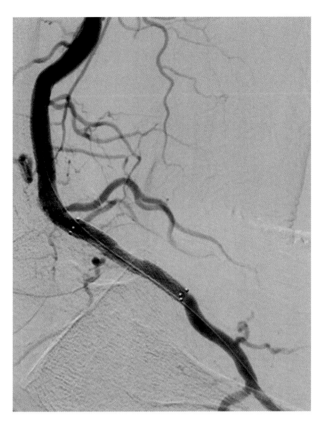

▲ 图 4-89　膝关节弯曲 90° 时，血管造影显示股腘动脉良好

of the celt ACD® metallic vascular closure device following failed deployment. Catheter Cardiovasc Interv 2014;83(4):556–559

[3] Cikirikcioglu M, Cherian S, Keil V, et al. Surgical treatment of complications associated with the Angio-Seal vascular closure device. Ann Vasc Surg 2011;25(4):557.e1–e4

[4] Kara K, Mahabadi AA, Rothe H, et al. Safety and eff ectiveness of a novel vascular closure device: a prospective study of the ExoSeal compared to the Angio-Seal and ProGlide. J Endovasc Ther 2014;21(6):822–828

[5] Maxien D, Behrends B, Eberhardt KM, et al. Endovascular treatment of acute limb ischemia caused by an intravascularly deployed bioabsorbable plug of a vascular closure device. Vasa 2013;42(2):144–148

[6] Schiele TM, Rademacher A, Meissner O, Klauss V, Hoff mann U. Acute limb ischemia after femoral arterial closure with a vascular sealing device: successful endovascular treatment. Vasa 2004;33(4):252–256

[7] Suri S, Nagarsheth KH, Goraya S, Singh K. A novel technique to retrieve a maldeployed vascular closure device. J Endovasc Ther 2015;22(1):71–73

（三）静脉穿刺通路

1. 完全置入式静脉输液港导管脱落至右心

【病史】

患者女性，73 岁，乳腺癌，4 周前行完全置

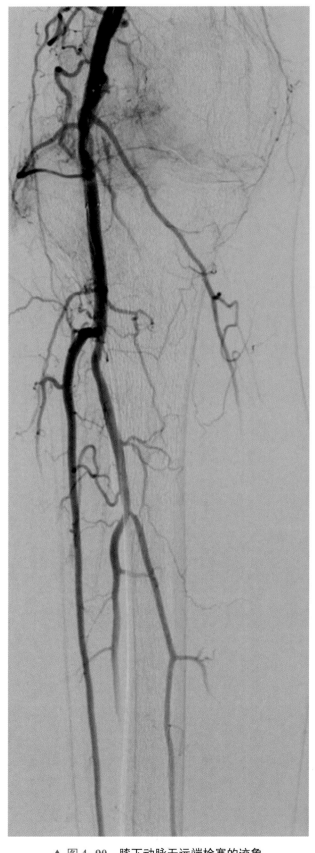

▲ 图 4-90　膝下动脉无远端栓塞的迹象

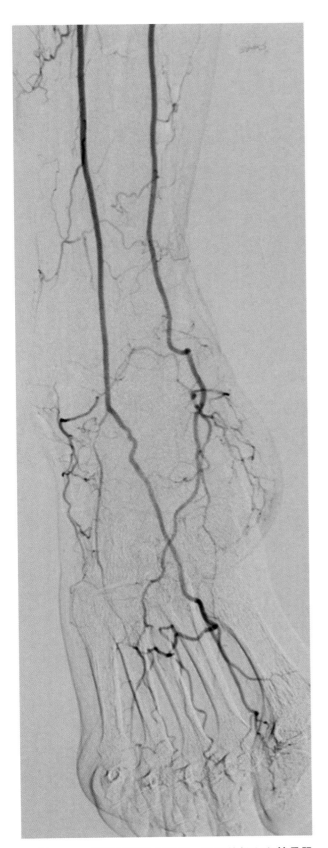

▲ 图 4-91　足部远端动脉畅通，主要的供血血管是胫后动脉和胫前动脉

入式静脉输液港置入术。常规胸部 X 线检查发现远段导管断裂脱落至右心房，部分突入右心室，但无任何不适的临床症状。

【初始接受的治疗方案】

4 周前经左锁骨下静脉（LSV）置入完全置入式静脉输液港。

【治疗过程中遇到的问题】

完全置入式静脉输液港港体和导管的置入过程顺利。在例行的胸部 X 线检查中，发现了完全置入式静脉输液港导管断裂脱位。

【影像学检查】

胸部 X 线检查。

【并发症】

完全置入式静脉输液港导管断裂，远段脱落至右心（图 4-92）。

【处理并发症的可行方案】

经腹股沟股总静脉入路置入 12F 血管鞘，X线下取出异物。由于血管鞘直径较大，避免经上臂或颈静脉入路。

【并发症的最终处理方案】

局部麻醉下穿刺右股总静脉（CFV）并置入 12F 鞘。送入抓捕器抓捕断裂导管。本患者中，在成功实施断裂导管抓捕操作之前，使用 5F Simmons 导管将断裂导管拉回至下腔静脉（IVC）（图 4-93）。在较小的下腔静脉成功抓捕，抓捕器和脱位导管均可经鞘取出（图 4-94 至图 4-96）。拔除鞘后，手工按压完成手术。胸部 X 线检查显示完全置入式静脉输液港港体及导管断裂的静脉外部分在原位（图 4-97）。

【并发症分析】

左锁骨下静脉（LSV）入路的完全置入式静脉输液港导管断裂。导管材质的抗疲劳性降低导致导管断裂并脱落进入右心。

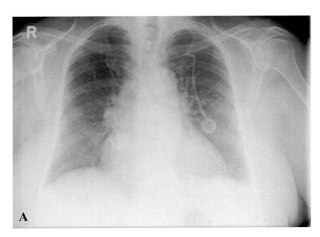

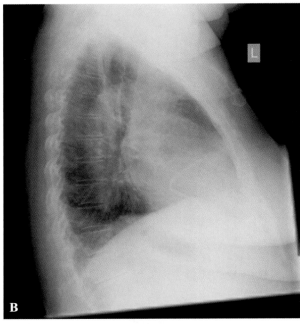

▲ 图 4-92　胸部 X 线片显示完全置入式静脉输液港导管的整个静脉部分脱落至右心（心房和部分心室）。完全置入式静脉输液港的港体和血管外部分仍在原位。正位片（A）和侧位片（B）

【预防策略与关键信息】

- 在置入完全置入式静脉输液港前检查导管是否有任何劳损。
- 避免完全置入式静脉输液港导管的打折或锐器损伤。
- 避免导管血管入口处受压狭窄。
- 当心任何影响完全置入式静脉输液港导管的缝合操作。

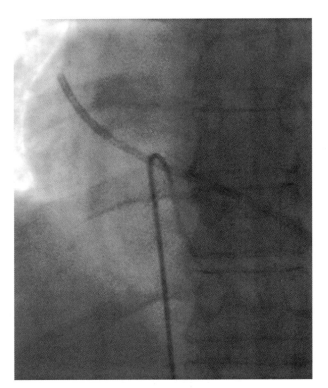

▲ 图 4-93　完全置入式静脉输液港导管 X 线检查，该断裂导管被 Simmons 导管勾住，准备将其向下拉入下腔静脉

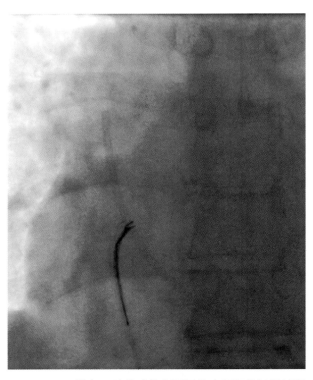

▲ 图 4-94　进入下腔静脉的断裂导管中间部分被抓捕器抓住并锁紧

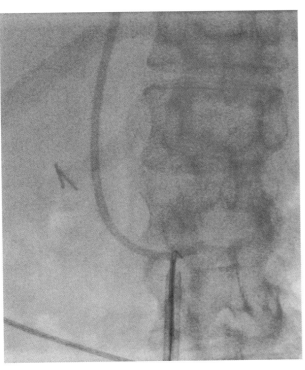

▲ 图 4-95 在取出操作中，抓捕器小心地移动到断裂导管的末端位置，以避免抓捕器拉动导管进入大鞘后打折

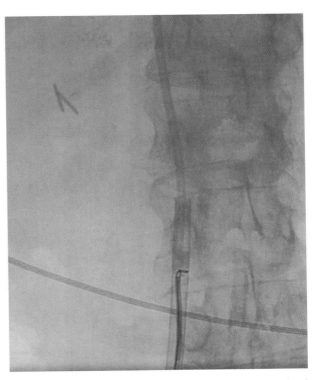

▲ 图 4-96 在整个异物取出过程中，锁紧抓捕器与断裂导管末端

拓展阅读

[1] Bostan M, Durakoğlugil ME, Satiroğlu O, Erdivanli B, Tufan G. Retrieval of embolized tip of port catheter from branch of right pulmonary artery using a macro snare catheter. Interv Med Appl Sci 2014;6(2):93–95

[2] Choksy P, Zaidi SS, Kapoor D. Removal of intracardiac fractured port-A catheter utilizing an existing forearm peripheral intravenous access site in the cath lab. J Invasive Cardiol 2014;26(2):75–76

[3] Chuang MT, Wu DK, Chang CA, et al. Concurrent use of pigtail and loop snare catheters for percutaneous retrieval of dislodged central venous port catheter. Kaohsiung J Med Sci 2011;27(11): 514–519

[4] Colón-Casasnovas NE, Lugo-Vicente H. Distal fragmented port catheter: case report and review of literature. Bol Asoc Med P R 2008;100(1):70–75

[5] Elkhoury MI, Boeckx WD, Chahine EG, Feghali MA. Retrieval of port-A catheter fragment from the main and ight pulmonary arteries 3 years after dislodgement. J Vasc Access 2008;9(4): 296–298

[6] Hara M, Takayama S, Imafuji H, Sato M, Funahashi H, Takeyama H. Single-port retrieval of peritoneal foreign body using SILS port: report of a case. Surg Laparosc Endosc Percutan Tech 2011;21(3):e126–e129

[7] Kawata M, Ozawa K, Matsuura T, et al. Percutaneous interventional techniques to remove embolized silicone port catheters from heart and great vessels. Cardiovasc Interv Ther 2012;27(3):196–200

[8] Motta Leal Filho JM, Carnevale FC, Nasser F, et al. Endovascular

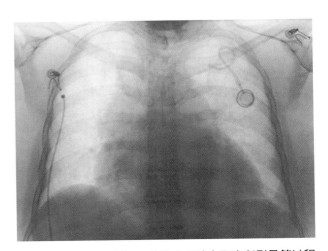

▲ 图 4-97 最后进行 X 线检查以防在取出断裂导管过程中有残留。完全置入式静脉输液港港体及导管的血管外部分仍在原位

techniques and procedures, methods for removal of intravascular foreign bodies. Rev Bras Cir Cardiovasc 2010;25(2):202–208

[9] Sowinski H, Kobayashi D, Turner DR. Transcutaneous removal of an intravenous catheter fragment using a spider FX™ Embolic Protection device. Catheter Cardiovasc Interv 2015;86(3): 467–471

[10] Wang PC, Liang HL, Wu TH, et al. Percutaneous retrieval of dislodged central venous port catheter: experience of 25 patients

in a single institute. Acta Radiol 2009;50(1):15–20

[11] Wang SC, Tsai CH, Hou CP, et al. Dislodgement of port-A catheters in pediatric oncology patients: 11 years of experience. World J Surg Oncol 2013;11:191

2. 完全置入式静脉输液港导管脱落至右肺动脉

【病史】

患者女性，74 岁，恶性淋巴瘤，为行静脉化疗准备行完全置入式静脉输液港置入术。在手术过程中，完全置入式静脉输液港的港体和导管脱落分离。起初尝试取出脱落导管，但未能成功。胸部 X 线检查提示导管脱落至右肺动脉。

【初始接受的治疗方案】

通过左锁骨下静脉置入完全置入式静脉输液港。

【治疗过程中遇到的问题】

在手术室行完全置入式静脉输液港置入术期间，整个导管脱落。术后胸部 X 线检查提示导管脱落至右肺动脉。

【影像学检查】

胸部 X 线检查。

【并发症】

完全置入式静脉输液港导管脱落至右肺动脉（图 4-98）。

【处理并发症的可行方案】

X 线下行异物取出术。经腹股沟股静脉入路置入 12F 血管鞘，经鞘行异物抓捕。由于血管鞘直径较大，应避免通过上臂或颈静脉入路。

【并发症的最终处理方案】

局部麻醉下经右侧股总静脉置入 12F 血管鞘，将 5F 猪尾导管置入右肺动脉主干后，尝试采用旋转手法抓捕脱落导管，未能成功。随后换用 1 个 7F 90cm 的长鞘（Terumo）送至右下肺动脉，将 1 根 0.035 英寸的特氟龙涂层导丝成襻制成 1 个圈套，并通过 7F 长鞘进入抓捕。使用导丝远端形成的圈套抓住脱落的导管并固定至长鞘远端。在导

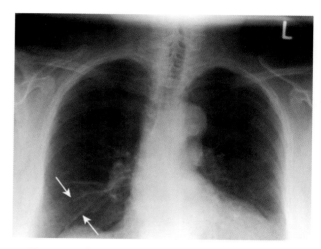

▲ 图 4-98　胸部 X 线片显示导管脱落至右下肺动脉（白箭）

管取出右肺动脉进入肺主动脉主干的过程中，断裂导管差点再次脱落。然后用 1 个 0.035 英寸的常规圈套器从 7F 长鞘进入远端，用圈套器锁定住脱落导管，最终经右心将其牵拉至下腔静脉（图 4-99 和图 4-100）。由于无法通过腹股沟处股静脉穿刺通道拉出缠绕的断裂导管，因此将抓捕的断裂导管和 12F 鞘用钳夹固定后（图 4-101），采用静脉切开取出。胸部 X 线检查未见残留导管。

【并发症分析】

通过左锁骨下静脉完全置入式静脉输液港置入过程中，港体与整个导管脱离。异物抓捕可以通过腔内手段完成，但最后须通过开放手术取出。

【预防策略与关键信息】

• 行完全置入式静脉输液港置入术时，时刻注意导管位置。

• 置入过程中，固定牢完全置入式静脉输液港的港体和导管。

拓展阅读

[1] Bostan M, Durakoğlugil ME, Satiroğlu O, Erdivanli B, Tufan G. Retrieval of embolized tip of port catheter from branch of right pulmonary artery using a macro snare catheter. Interv Med Appl Sci 2014;6(2):93–95

[2] Choksy P, Zaidi SS, Kapoor D. Removal of intracardiac

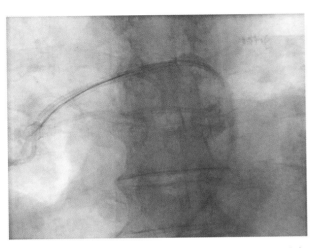

▲ 图 4-99 X 线片显示脱落导管已被抓捕器固定并准备拖至下腔静脉

fractured port-A catheter utilizing an existing forearm peripheral intravenous access site in the cath lab. J Invasive Cardiol 2014;26(2):75–76

[3] Chuang MT, Wu DK, Chang CA, et al. Concurrent use of pigtail and loop snare catheters for percutaneous retrieval of dislodged central venous port catheter. Kaohsiung J Med Sci 2011;27(11):514–519

[4] Colón-Casasnovas NE, Lugo-Vicente H. Distal fragmented port catheter: case report and review of literature. Bol Asoc Med P R 2008;100(1):70–75

[5] Elkhoury MI, Boeckx WD, Chahine EG, Feghali MA. Retrieval of port-A catheter fragment from the main and right pulmonary arteries 3 years after dislodgement. J Vasc Access 2008;9(4):296–298

[6] Hara M, Takayama S, Imafuji H, Sato M, Funahashi H, Takeyama H. Single-port retrieval of peritoneal foreign body using SILS port: report of a case. Surg Laparosc Endosc Percutan Tech 2011;21(3):e126–3129.

[7] Kawata M, Ozawa K, Matsuura T, et al. Percutaneous interventional techniques to remove embolized silicone port catheters from heart and great vessels. Cardiovasc Interv Ther 2012;27(3):196–200

[8] Motta Leal Filho JM, Carnevale FC, Nasser F, et al. Endovascular techniques and procedures, methods for removal of intravascular foreign bodies. Rev Bras Cir Cardiovasc 2010;25(2):202–208

[9] Sowinski H, Kobayashi D, Turner DR. Transcutaneous removal of an intravenous catheter fragment using a spider FX™ Embolic Protection device. Catheter Cardiovasc Interv 2015;86(3):467–471

[10] Wang PC, Liang HL, Wu TH, et al. Percutaneous retrieval of dislodged central venous port catheter: experience of 25 patients in a single institute. Acta Radiol 2009;50(1):15–20

[11] Wang SC, Tsai CH, Hou CP, et al. Dislodgement of port-A catheters in pediatric oncology patients: 11 years of experience. World J Surg Oncol 2013;11:191

3. 血小板减少患者行锁骨下静脉穿刺置管术后咯血

【病史】

患者女性，49 岁，因急性淋巴细胞白血病复

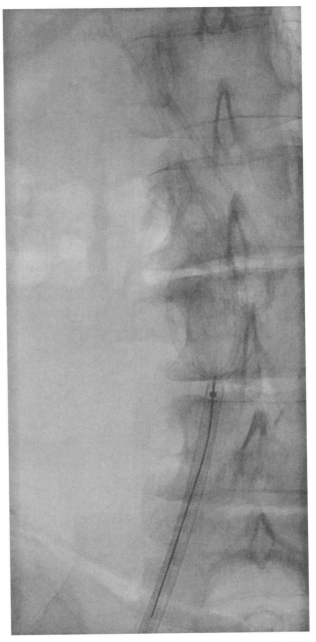

▲ 图 4-100 缠绕的断裂导管到达 12F 鞘远端，但通过鞘移除断裂导管失败

发行中心静脉置管术。血小板计数 < 15000，凝血功能正常。

【初始接受的治疗方案】

采用标准上臂静脉入路将 6F 的双腔外周中心静脉导管（PICC）置入，由于局部静脉血栓性闭塞，经反复多次尝试，微导丝无法进入上臂

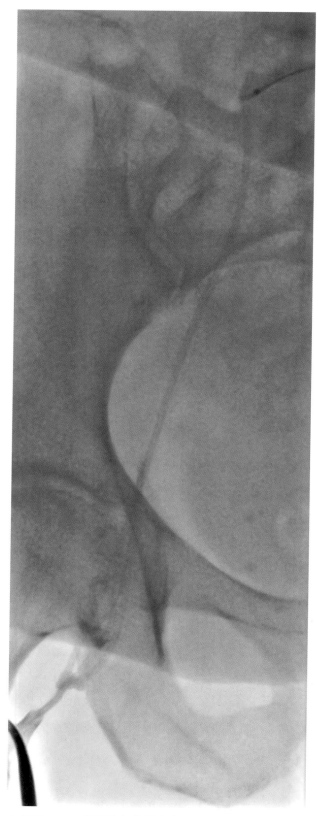

▲ 图 4-101　为了避免在暴力牵拉时出现脱落的导管和鞘断裂，决定行静脉切开术以安全、完整地取出脱落的导管

静脉理想位置，随后改经右锁骨下静脉（SCV）入路。

【治疗过程中遇到的问题】

超声引导下经平面外入路（横断面）穿刺右锁骨下静脉。第 1 次尝试穿刺时，针头穿通静脉，退针后，导丝导管均顺利进入右锁骨下静脉。穿刺后患者即刻出现阵发性咳嗽和大量咯血。由于在病房持续咯血，虽给予输注血小板，效果仍不佳。

【影像学检查】

急诊胸部 CT 检查可见致命性大量咯血（图 4-102）。右锁骨下静脉穿刺点处下方，右肺上叶局部胸膜聚集伴对比剂外渗（图 4-103）。肺窗可见右肺上叶弥散分布大片密度增高影、双侧中下肺野可见多个局灶性密度增高影，这些征象符合肺出血的 CT 表现（图 4-104）。由于持续咯血，患者出现呼吸急促、困难，氧饱和度下降至 60%，并行气管插管。基于 CT 检查发现对比剂外渗，拟急诊行支气管动脉造影和栓塞介入治

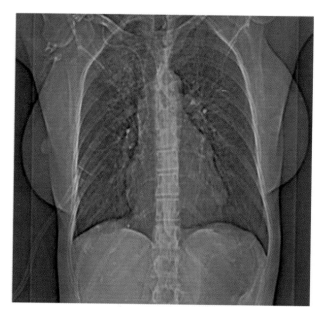

▲ 图 4-102　CT 定位片显示中心静脉导管进入右锁骨下静脉，由于平面外超声引导导致入路角度陡峭，在紧邻穿刺点位置下方的右肺上叶密度增高

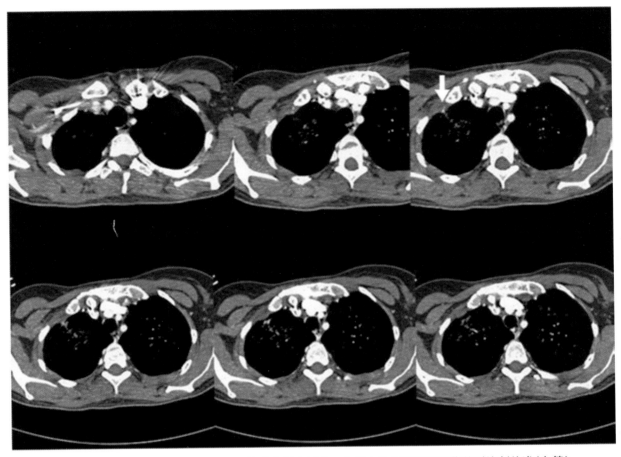

▲ 图4-103　胸部CT显示右锁骨下静脉穿刺点下方、右肺上叶局部胸膜聚集伴对比剂外渗（白箭）

疗。术中行右侧锁骨下动脉、甲状颈干、右支气管动脉造影未见明显出血点（图4-105），术后住重症监护病房（ICU），48h后转入血液科病房，几天后患者康复出院。

【并发症】

穿刺过程中不经意穿通锁骨下静脉（SCV）引起胸膜、肺局部损伤，致阵发性咳嗽反应，又因患者血小板过低，导致肺内大出血。

【处理并发症的可行方案】

超声引导下经平面外入路（横切面）穿刺SCV，可增加不经意间损伤穿刺点下方胸膜或肺的风险，从而导致肺出血或气胸。超声引导下的平面内入路（锁骨上或锁骨下）安全性更高，操作过程中可实时观察针头的行径。用传统的线性

探头在平面内（锁骨上或锁骨下）入路要求操作者从血管侧方进针，靠近腋静脉 – 锁骨下静脉交界处，这将大大减少肺损伤的风险。

右颈内静脉（IJV）入路尽管会增加患者的不便，以及感染的风险，却是一个较为安全的途径。

【并发症的最终处理方案】

患者行气管插管、输注血小板及ICU支持治疗。胸部CT显示胸膜下少量对比剂外渗，动脉造影未见出血征象，并未行栓塞治疗。

【并发症分析】

患者血小板低下，经右锁骨下静脉置管术中意外损伤胸膜或肺，引起阵发性咳嗽和大量咯血。

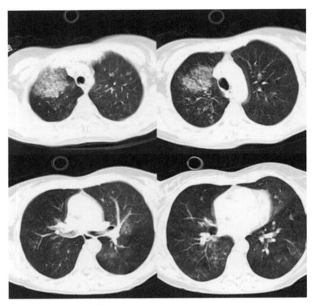

▲ 图 4-104　肺窗可见右肺上叶弥散分布大片密度增高影，双侧中下肺野可见多个局灶性密度增高影，这些征象符合肺出血的 CT 表现

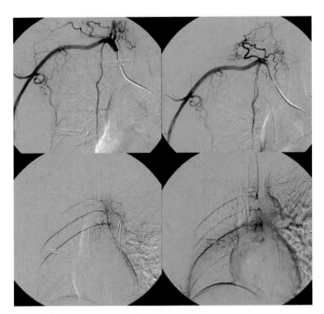

▲ 图 4-105　行数字减影血管造影，右甲状颈干、右锁骨下动脉和支气管动脉未见对比剂外渗

【预防策略与关键信息】

• 凝血功能障碍患者最好采用外周静脉置管，如 PICC，但其容易出血的特点，应避免反复多次穿刺。丰富的经验必不可少。

• 超声引导下平面内入路是锁骨上或锁骨下静脉穿刺较安全的选择。

• 尽管会给患者带来不便，并且可能增加感染率，颈静脉入路仍是一种合理的方法。

• 阵发性咳嗽可导致严重凝血障碍的患者发生严重并发症。

拓展阅读

[1] Lennon M, Zaw NN, Pöpping DM, Wenk M. Procedural complications of central venous catheter insertion. Minerva Anestesiol 2012;78(11):1234–1240
[2] Ruesch S, Walder B, Tramèr MR. Complications of central venous catheters: internal jugular versus subclavian access—a systematic review. Crit Care Med 2002; 30(2):454–460

4. 股总静脉穿刺并发阴部外动脉损伤

【病史】

患者女性，46 岁，由于手臂血液透析瘘管血栓形成，需临时行左股总静脉（CFV）置管透析。

【初始接受的治疗方案】

采用传统的"盲穿"法经皮将临时透析导管插入左股总静脉。

【治疗过程中遇到的问题】

术中经皮穿刺进入左股总静脉时，患者左侧大腿上段和会阴部迅速肿胀形成血肿（图 4-106），血流动力学很快变得不稳定。

【影像学检查】

经皮逆行穿刺右股总动脉插管行左股动脉 DSA 造影。

【并发症】

左侧阴部外浅动脉可见活动性出血（图 4-107 和图 4-108）。

【处理并发症的可行方案】

• 导管超选至出血动脉并用弹簧圈栓塞。

• 可选择的栓塞材料：医用胶、栓塞微球、吸收性明胶海绵。

• 导管超选左侧阴部外浅动脉失败时可行股总动脉覆膜支架置入。

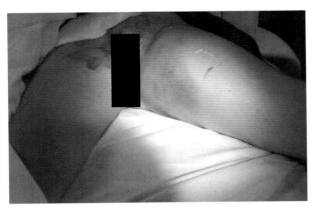

▲ 图 4-106　左股总静脉穿刺并发左大腿上段及会阴部血肿

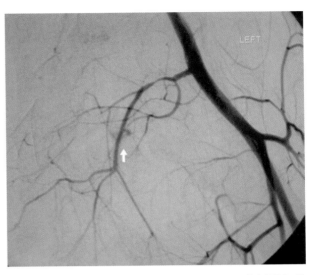

▲ 图 4-108　左股总动脉造影局部放大显示左侧阴部外浅动脉小分支对比剂外渗（白箭）

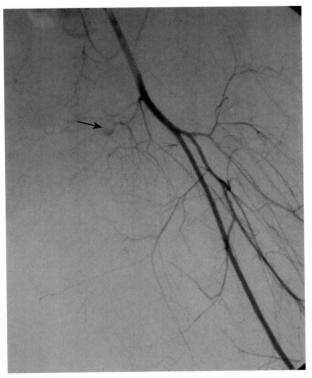

▲ 图 4-107　经右股总动脉入路造影显示左侧阴部外浅动脉对比剂外渗（黑箭）

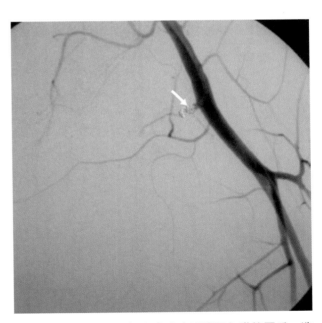

▲ 图 4-109　左侧阴部外浅动脉近端置入弹簧圈后，造影未见对比剂外溢（白箭）

• 如腔内治疗失败可行外科手术。

【并发症的最终处理方案】

该患者采用了经对侧逆行股总动脉通路进行腔内治疗，采用 4F Cobra 导管超选择性置管，并成功地在其近端用 4mm 弹簧圈栓塞（图 4-109）。由于患者的血流动力学不稳定，未尝试更远端超选择性栓塞。

【并发症分析】

采用传统的"盲穿"法行股总静脉穿刺并发阴部外浅动脉损伤出血比较少见。该并发症可行血管腔内治疗。

【预防策略与关键信息】

- 建议采用超声引导下进行经皮股静脉穿刺，而不是"盲穿"法。
- 超声引导下股静脉穿刺可降低股动脉误穿率和出血风险，缩短静脉置管时间、提高一次性穿刺成功率。
- 经皮股静脉穿刺过程中意外损伤动脉可能危及生命，需要立即进行血管腔内治疗。
- 介入放射科医师在实施股总静脉穿刺时，应熟悉阴部外浅、深动脉的解剖结构，并意识到这些动脉在穿刺过程中可能会受到损伤。

拓展阅读

[1] Baum PA, Matsumoto AH, Teitelbaum GP, Zuurbier RA, Barth KH. Anatomical relationship between the common femoral artery and vein: CT evaluation and clinical significance. Radiology 1989;173(3):775–777

5. 完全置入式静脉输液港取出术中并发导管断裂

【病史】

患者女性，77 岁，化学药物治疗结束后行完全置入式静脉输液港（TIVAP）取出术。

【初始接受的治疗方案】

外科医生经原切口切开皮肤将完全置入式静脉输液港港体显露后，发现完全置入式静脉输液港导管断裂分离，切开胸部局部皮肤在皮下隧道寻找导管，最终发现导管已脱落至静脉系统内。

【治疗过程中遇到的问题】

患者转入介入放射科，经皮静脉内取出断裂脱落的完全置入式静脉输液港导管。

【影像学检查】

胸部 X 线片可见完整的导管（图 4–110），尖端位于右心室，末端位于右颈内静脉。

【并发症】

完全置入式静脉输液港导管可能是在港体暴露时被外科医生无意中切断的，在试图抓取它的过程中，反而将导管进一步推入皮下组织，然后进入静脉系统。

【处理并发症的可行方案】

- 使用大鞘从颈静脉或股静脉入路，在取出困难时可考虑双入路。
- 使用圈套器、导引导管或长鞘和成襻的导丝制作成临时圈套器。
- 将患者交给血管外科医生，经右侧颈内静脉暴露导管的末端。

【并发症的最终处理方案】

局部麻醉下经右侧股总静脉置入 10F 短鞘，圈套器抓取导管末端，将导管拉入 10F 的静脉鞘内（图 4–111），同鞘一起取出，并进行压迫止血。

用预防剂量的低分子肝素抗凝，以防止脱落导管致血栓形成和发生肺栓塞。术后患者诉胸部切口周围肿胀、疼痛，考虑为局部皮下血肿，急诊胸部 CT 证实，表现为静脉侧支的急性对比剂外渗（图 4–112）。血管外科医生通过手术排出血肿。

【并发症分析】

完全置入式静脉输液港取出时意外切断导管

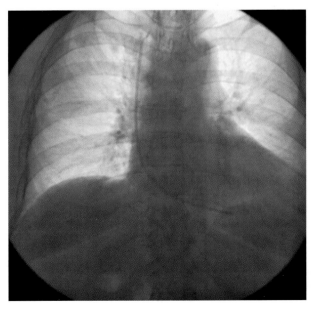

▲ 图 4–110　胸部 X 线片显示脱落导管的位置

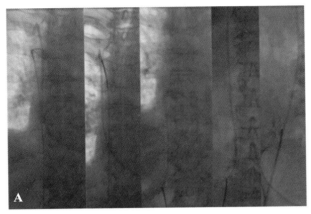

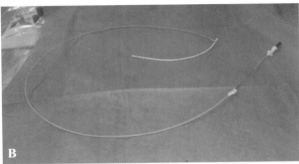

▲ 图 4-111　A. 圈套器逐步抓捕断裂脱落导管，并通过右侧股总静脉血管鞘取出；B. 抓取出的断裂导管

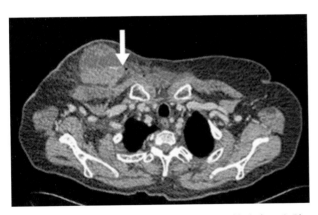

▲ 图 4-112　手术探查试图找到断裂的导管致皮下血肿。胸部增强 CT 扫描显示右胸部皮下血肿形成，伴有对比剂外渗（白箭）

是常见的并发症。另外一种并发症是导管夹闭综合征，即导管经第一肋骨和锁骨之间的间隙进入锁骨下静脉时，受第一肋骨和锁骨挤压而产生狭窄或夹闭影响输液，严重时可造成导管损伤或断裂。由于颈内静脉在中心静脉通路的广泛使用，

现在夹闭综合征比较罕见。

【预防策略与关键信息】

• 部分外科医生因担心完全置入式静脉输液港导管意外切断，选择避开原切口从下面暴露和取出完全置入式静脉输液港，这会给患者留下一条多余的瘢痕。如果遵循一些完全置入式静脉输液港取出原则，这些是可以避免的。

• 熟悉需要取出的 TIVAP 类型非常重要，还应掌握患者的病史资料，如果找不到任何信息，需行术前胸部 X 线检查，大多数置入装置在 X 线下都有独特的外观。

• 胸部 X 线片可明确显示脱落导管的位置，并且显示脱落导管是否仍为一整段，从而协助制订取出计划。

• 因导管术中易切断，显露 TIVAP 建议用剪刀或蚊式钳做钝性分离。此外，一些装置带有 1 个小的塑料固定器连接港体与导管，如果暴力牵拉易脱落。

• 置入 TIVAP 优先选择超声引导下的颈内静脉穿刺入路，除了可避免出现夹闭综合征，还有其他优势。此外，在装置取出过程中发生导管意外脱落时，导管常在皮下组织中丢失，每一次试图抓住它的尝试都会把导管推得更深，而经颈内静脉穿刺的导管则很容易暴露并中取出。

拓展阅读

[1] Bostan M, Durakoğlugil ME, Satiroğlu O, Erdivanli B, Tufan G. Retrieval of embolized tip of port catheter from branch of right pulmonary artery using a macro snare catheter. Interv Med Appl Sci 2014;6(2):93-95

[2] Choksy P, Zaidi SS, Kapoor D. Removal of intracardiac fractured port-A catheter utilizing an existing forearm peripheral intravenous access site in the cath lab. J Invasive Cardiol 2014;26(2):75-76

[3] Chuang MT, Wu DK, Chang CA, et al. Concurrent use of pigtail and loop snare catheters for percutaneous retrieval of dislodged central venous port catheter. Kaohsiung J Med Sci 2011;27(11):514-519

[4] Colón-Casasnovas NE, Lugo-Vicente H. Distal fragmented port catheter: case report and review of literature. Bol Asoc Med P R

2008;100(1):70–75

[5] Elkhoury MI, Boeckx WD, Chahine EG, Feghali MA. Retrieval of port-A catheter fragment from the main and right pulmonary arteries 3 years after dislodgement. J Vasc Access 2008;9(4):296–298

[6] Hara M, Takayama S, Imafuji H, Sato M, Funahashi H, Takeyama H. Single-port retrieval of peritoneal foreign body using SILS port: report of a case. Surg Laparosc Endosc Percutan Tech 2011;21(3):e126–e129

[7] Kawata M, Ozawa K, Matsuura T, et al. Percutaneous interventional techniques to remove embolized silicone port catheters from heart and great vessels. Cardiovasc Interv Ther 2012;27(3):196–200

[8] Motta Leal Filho JM, Carnevale FC, Nasser F, et al. Endovascular techniques and procedures, methods for removal of intravascular foreign bodies. Rev Bras Cir Cardiovasc 2010;25(2):202–208

[9] Sowinski H, Kobayashi D, Turner DR. Transcutaneous removal of an intravenous catheter fragment using a spider FX™ Embolic Protection device. Catheter Cardiovasc Interv 2015;86(3):467–471

[10] Wang PC, Liang HL, Wu TH, et al. Percutaneous retrieval of dislodged central venous port catheter: experience of 25 patients in a single institute. Acta Radiol 2009;50(1):15–20

[11] Wang SC, Tsai CH, Hou CP, et al. Dislodgement of port-A catheters in pediatric oncology patients: 11 years of experience. World J Surg Oncol 2013;11:191

6. 锁骨下静脉置管误入锁骨下动脉

【病史】

患者女性，78 岁，外科术后转入重症监护病房，为行血液透析需置入中心静脉导管。

【初始接受的治疗方案】

患者经右锁骨下静脉留置 10F 的中心静脉导管。

【治疗过程中遇到的问题】

置管后发现出现搏动性动脉血回流，提示误将导管置入锁骨下动脉。

【影像学检查】

血管造影确定导管在动脉内的位置，并明确动脉穿刺部位。

【并发症】

误穿锁骨下动脉，并置入大管径导管（图 4-113 和图 4-114）。

【处理并发症的可行方案】

• 插入 0.035 英寸的导丝引导，用 8F 血管闭合器（如 St. Jude Medical）闭合血管。

• 插入 0.035 英寸的导丝引导，用 1～2 把缝合器进行缝合（如 Abbott 6F ProGlide 或 10F

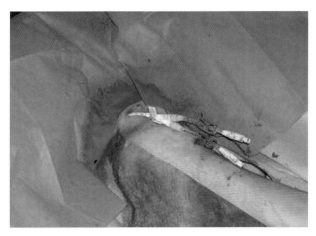

▲ 图 4-113　右侧锁骨下血管穿刺部位

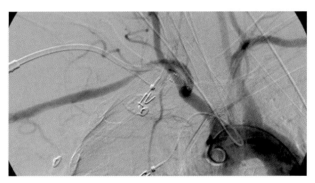

▲ 图 4-114　4F 猪尾导管置于主动脉弓处造影。左侧中心静脉导管位于上腔静脉内

Prostar）。

• 经动脉球囊阻断。

• 取出导管后置入覆膜支架。

• 人工压迫锁骨下动脉穿刺部位（成功率不高）。

• 外科手术（如果腔内治疗失败）。

【并发症的最终处理方案】

在右侧腹股沟区股动脉置入 7F 动脉鞘，先行主动脉弓造影，将导管送至右锁骨下动脉，在右锁骨下动脉预置 8mm×40mm 球囊，退出中心静脉导管后行右锁骨下动脉暂时球囊阻断。

经中心静脉导管引入 0.035 英寸的导丝，拔出中心静脉导管，采用 8F 血管闭合器进行血管闭合（图 4-115 和图 4-116），造影仍见右锁骨下

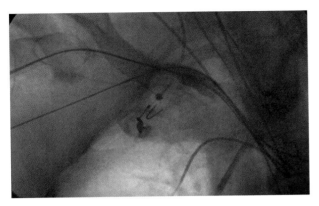

▲ 图 4-115 插管至右锁骨下动脉，并预置 1 个 **8mm×40mm** 球囊，在中心静脉导管拔出后进行暂时右锁骨下动脉血流阻断，穿刺点血管闭合器闭合

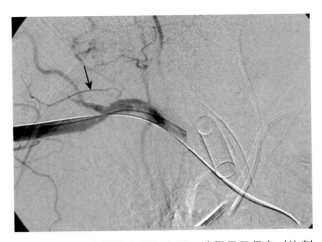

▲ 图 4-117 血管闭合器闭合后，造影显示仍有对比剂外渗（黑箭）

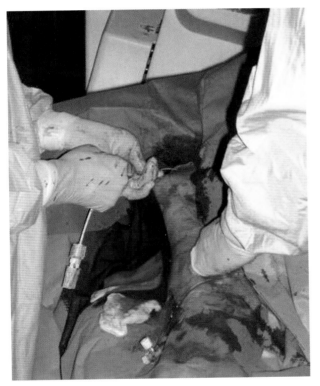

▲ 图 4-116 在 8F 血管闭合器交换和定位时，为防止出血，球囊导管给予暂时的右锁骨下动脉血流阻断

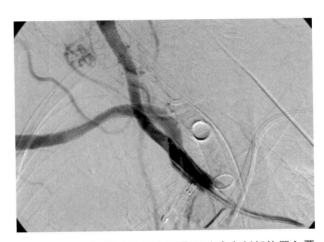

▲ 图 4-118 经股动脉于右锁骨下动脉穿刺部位置入覆膜支架后，再次造影未见对比剂外渗

动脉穿刺部位有对比剂外渗（图 4-117），随后经股动脉置入覆膜支架（Viabahn 8mm×50mm）行腔内隔绝，再次造影，可见锁骨下动脉破口被成功封闭（图 4-118）。

【并发症分析】

未经超声引导行锁骨下静脉穿刺误入锁骨下

动脉并置入大管径导管。

【预防策略与关键信息】

• 当经锁骨下静脉留置中心导管困难时，B 超可有效显示局部血管的解剖结构。

• 穿到锁骨下血管后，在引入大管径导管前务必确认为静脉血管。

• 若穿刺发现动脉血回流，应拔出穿刺针，并局部压迫止血，避免置入大管径导管。

• 尽管每次血管穿刺看似很简单，但仍应当非常认真、谨慎。

• 尽可能使用 B 超引导下血管穿刺。

拓展阅读

[1] Chan CC, Lee V, Chu W, Tam YH, Li CK, Shing MM. Carotid jugular arteriovenous fistula: an unusual complication of internal jugular vein catheterization in children. Pediatr Blood Cancer 2012;59(7):1302–1304

[2] Lennon M, Zaw NN, Pöpping DM, Wenk M. Procedural complications of central venous catheter insertion. Minerva Anestesiol 2012;78(11):1234–1240

[3] Ruesch S, Walder B, Tramèr MR. Complications of central venous catheters: internal jugular versus subclavian access—a systematic review. Crit Care Med 2002;30(2):454–460

[4] Schütz N, Doll S, Bonvini RF. Erroneous placement of central venous catheter in the subclavian artery: retrieval and successful hemostasis with a femoral closure device. Catheter Cardiovasc Interv 2011;77(1):154–157

7. 完全置入式静脉输液港导管脱落

【病史】

患者女性，54 岁，乳腺癌，到肿瘤科门诊接受化学药物治疗随访，因完全置入式静脉输液港无法输注，行胸部 X 线检查。

【初始接受的治疗方案】

患者 4 年前确诊为乳腺癌，为行化学药物治疗置入完全置入式静脉输液港。

【治疗过程中遇到的问题】

完全置入式静脉输液港置入过程顺利，4 年来的手术记录和术后影像均正常。

【影像学检查】

胸部 X 线片可以明确显示导管的位置，无须做其他的影像学检查。如果尚未进行胸部 X 线检查，应行检查以便明确导管准确位置。

【并发症】

胸部 X 线片显示完全置入式静脉输液港导管脱落移位（图 4–119）。

【处理并发症的可行方案】

• 经右颈内静脉入路抓捕脱落导管。

• 经右侧股总静脉入路抓捕脱落导管。

【并发症的最终处理方案】

经右股总静脉（CFV）置入 8F 血管鞘，在直径 0.035 英寸、长度 145cm 的 Rosen 导丝和

80cm 长的 5F MPA 导管配合下经下腔静脉进入上腔静脉，通过 MPA 导管造影显示脱落导管近端位于右头臂静脉，远端位于右心室（图 4–120）。由于近端嵌在静脉壁内，而远端位于三尖瓣附近，因此不能直接用环圈套器抓取。使用反曲的 VS-1 导管钩住移位导管中间部分，勾住脱落导管并牵拉至肾静脉水平上方下腔静脉内，再用圈套器抓紧脱落导管中间部分（图 4–121），最后将脱落导管经右股总静脉通路置入的 8F 鞘中取出（图 4–122）。

胸腹部 X 线检查，体内未见任何残留导管（图 4–123）。局部麻醉下行钝性分离，从右前胸部皮下取出港体装置。

【并发症分析】

中心静脉通路装置导管的断裂和移位并不少见。取出血管内异物是介入放射科医师的一项重要技能。本患者移位导管的近端和远端均不能被圈套器抓捕，使用反曲导管"钩住"脱落导管，把脱落导管牵拉至下腔静脉并游离出端口，以便于在"低风险区域"行抓捕操作。

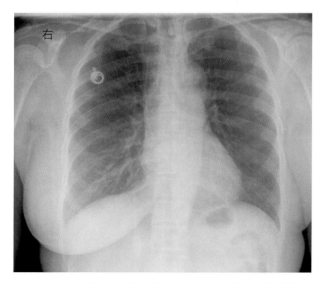

▲ 图 4–119　胸部 X 线片显示完全置入式静脉输液港港体与导管分离

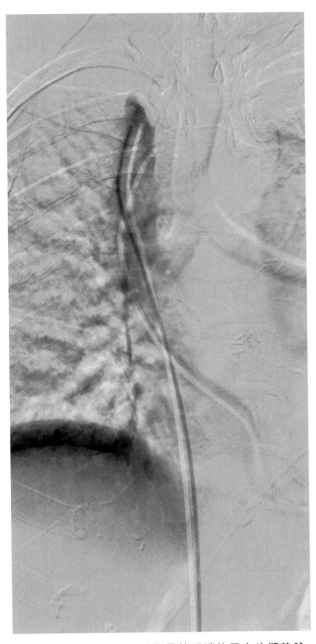

▲ 图 4-120　造影显示脱落导管近端位于右头臂静脉，远端位于右心室

【预防策略与关键信息】

- 血管内异物是常见的，掌握多种异物取出技术和入路至关重要。

- 进行任何干预之前，造影明确血管解剖结构至关重要。

- 如果现有入路和器材未能成功取出血管内异物，应有后备方案。

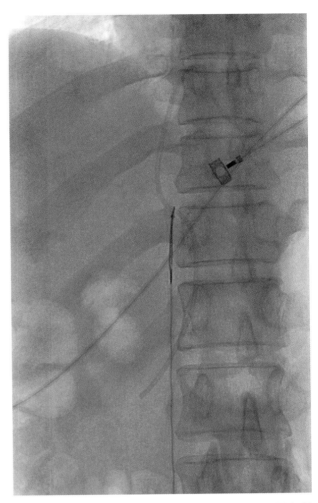

▲ 图 4-121　脱落导管被拉至下腔静脉内，再用圈套器抓紧其中间部分

拓展阅读

[1] Bostan M, Durakoğlugil ME, Satiroğlu O, Erdivanli B, Tufan G. Retrieval of embolized tip of port catheter from branch of right pulmonary artery using a macro snare catheter. Interv Med Appl Sci 2014;6(2):93–95

[2] Choksy P, Zaidi SS, Kapoor D. Removal of intracardiac fractured port-A catheter utilizing an existing forearm peripheral intravenous access site in the cath lab. J Invasive Cardiol 2014;26(2):75–76

[3] Chuang MT, Wu DK, Chang CA, et al. Concurrent use of pigtail and loop snare catheters for percutaneous retrieval of dislodged central venous port catheter. Kaohsiung J Med Sci 2011;27(11):514–519

[4] Colón-Casasnovas NE, Lugo-Vicente H. Distal fragmented port catheter: case report and review of literature. Bol Asoc Med P R 2008;100(1):70–75

[5] Elkhoury MI, Boeckx WD, Chahine EG, Feghali MA. Retrieval of port-A catheter fragment from the main and right pulmonary arteries 3 years after dislodgement. J Vasc Access 2008;9(4):296–298

[6] Hara M, Takayama S, Imafuji H, Sato M, Funahashi H,

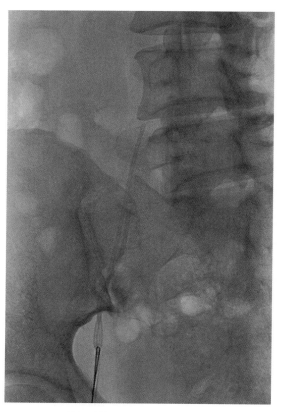

▲ 图 4-122　脱落导管从经右股总静脉通路置入的 8F 鞘中取出

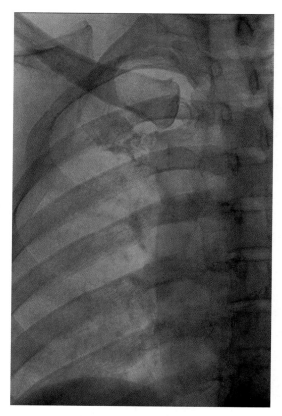

▲ 图 4-123　胸腹部 X 线检查体内未见任何残留导管

Takeyama H. Single-port retrieval of peritoneal foreign body using SILS port: report of a case. Surg Laparosc Endosc Percutan Tech 2011;21(3):e126–e129

[7] Kawata M, Ozawa K, Matsuura T, et al. Percutaneous interventional techniques to remove embolized silicone port catheters from heart and great vessels. Cardiovasc Interv Ther 2012;27(3):196–200

[8] Motta Leal Filho JM, Carnevale FC, Nasser F, et al. Endovascular techniques and procedures, methods for removal of intravascular foreign bodies. Rev Bras Cir Cardiovasc 2010;25(2):202–208

[9] Sowinski H, Kobayashi D, Turner DR. Transcutaneous removal of an intravenous catheter fragment using a spider FX™ Embolic Protection device. Catheter Cardiovasc Interv 2015;86(3):467–471

[10] Wang PC, Liang HL, Wu TH, et al. Percutaneous retrieval of dislodged central venous port catheter: experience of 25 patients in a single institute. Acta Radiol 2009;50(1):15–20

[11] Wang SC, Tsai CH, Hou CP, et al. Dislodgement of port-A catheters in pediatric oncology patients: 11 years of experience. World J Surg Oncol 2013;11:191

8. 静脉通路并发症：纤维蛋白鞘并发血栓——如何避免栓塞并发症

【病史】

患者女性，肥胖，Permacath 导管出现异常，透析经导管注入通畅，但回抽困难，怀疑其中 1

个导管管腔内血栓形成。

【初始接受的治疗方案】

一位制订透析实践标准的专家推荐向每个管腔内注入 1.9ml（每个管腔体积）含 10mg 重组组织型纤溶酶原激活药（rt-PA）的生理盐水，这就避免了全身性溶栓。由于效果不佳，患者随后给予血管造影，造影显示在 Permacath 导管的远端形成纤维蛋白鞘及大块血栓，并延伸至右心房（图 4-124）。给予低分子肝素（依诺肝素）抗凝。

【治疗过程中遇到的问题】

经 Permacath 导管行血管造影时，局部外渗，原先位于皮下隧道内的纤维蛋白鞘成分随外渗液溢出表皮。

【影像学检查】

计算机体层成像（CT）静脉成像和进一步的血管造影术。

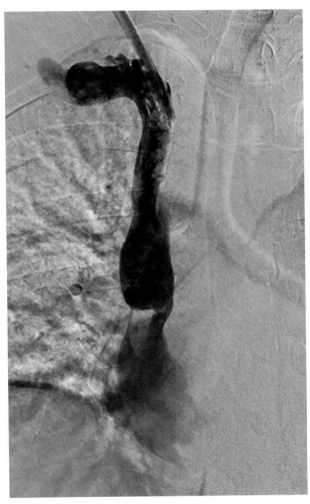

▲ 图 4-124　造影显示在 Permacath 导管的远端形成纤维蛋白鞘及大块血栓，并延伸至右心房

【并发症】

影像检查显示在 Permacath 导管的远端形成纤维蛋白鞘及大块血栓，导管外移至锁骨下静脉和颈内静脉的交界处，并有部分的上腔静脉阻塞。患者因此已经停止透析 3 天。

【处理并发症的可行方案】

• 更换静脉通路：患者拒绝了，因为她之前两次通过左颈内静脉置管均失败；由于肥胖和感染的因素，股静脉通路风险较高。

• 拔除导管，希望血栓不会从导管上脱落。

• 从右侧颈内静脉上部或锁骨下静脉的插入 1 个新的 Permacath 导管。

• 开胸血栓取出术。

• 预防肺栓塞同时更换 Permacath 导管。

【并发症的最终处理方案】

超声引导股静脉穿刺，置入 12F 长鞘至下腔静脉肝段，将直径 24mm 的自膨式金属支架的一部分放置在右心房血栓下方，以便抓捕松动的血栓（图 4-125）。将 5F Kumpe 导管插入右颈内静脉，导丝通过血栓时由于血栓阻挡使导丝弯曲进入右心房或进入部分释放出的支架内（图 4-126），收回支架释放部分并把导丝牵拉至下腔静脉内（图 4-127 和图 4-128）。然后将支架重新部分释放在血栓下方，拔除 Permacath 导管，更换 1 个新的长 Permacath 导管，将导管远端置入下腔静脉，稀肝素水冲洗并封管（图 4-129）。如果发现血栓不能松动，支架就会被收回、移除，并继续给予抗凝，期望血栓能完全消除。

【并发症分析】

导管冲洗不充分和未能及早识别纤维蛋白鞘导致了潜在威胁生命的血栓形成。

【预防策略与关键信息】

• 肥胖患者的 Permacath 导管应及时拔除，尤其是当胸部隧道较长时。

• 早期处理纤维蛋白鞘是首选。

• 跳出思维定式寻找解决方案。

• 了解支架收回的最大释放长度。

拓展阅读

[1] Gabriel J. Preventing and managing complications of CVADs. Nurs Times 2013;109(40):20–23

[2] Gaddh M, Antun A, Yamada K, et al. Venous access catheterrelated thrombosis in patients with cancer. Leuk Lymphoma 2014;55(3):501–508

[3] Latham GJ, Thompson DR. Thrombotic complications in children from short-term percutaneous central venous catheters: what can we do? Paediatr Anaesth 2014;24(9):902–911

[4] Mino JS, Gutnick JR, Monteiro R, Anzlovar N, Siperstein AE. Line-associated thrombosis as the major cause of hospitalacquired deep vein thromboses: an analysis from National Surgical Quality Improvement Program data and a call to reassess prophylaxis strategies. Am J Surg 2014;208(1):45–49

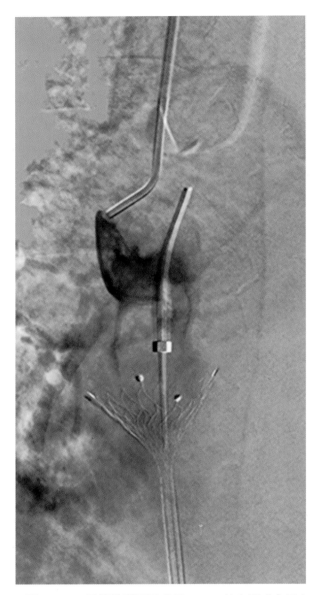

▲ 图 4-125　导管造影显示直径 **24mm** 的自膨式金属支架部分释放在右心房血栓下方，以便抓捕松动的血栓

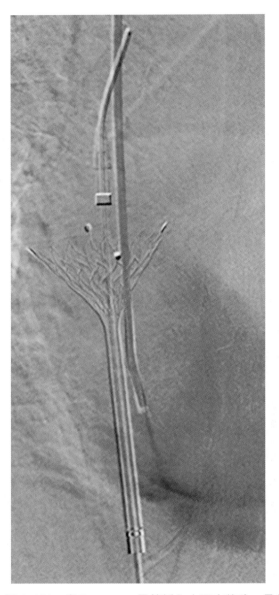

▲ 图 4-126　将 **5F Kumpe** 导管插入右颈内静脉，导丝通过血栓时由于血栓阻挡使导丝弯曲进入右心房或进入部分释放出的支架内

[5] Nayeemuddin M, Pherwani AD, Asquith JR. Imaging and management of complications of central venous catheters. Clin Radiol 2013;68(5):529–544

[6] Zochios V, Umar I, Simpson N, Jones N. Peripherally inserted central catheter (PICC)-related thrombosis in critically ill patients. J Vasc Access 2014;15(5):329–337

三、病变治疗相关并发症

（一）导管引导和导航

1. 导丝前进

(1) 0.035 英寸超滑导丝未在监视下前进。

【病史】

　　患者，69 岁，经右股总动脉（CFA）逆行行冠状动脉造影，术后数小时出现急性腹痛和右侧腹痛。除冠状动脉性心脏病外，患者没有其他并发症。在冠状动脉造影中，成功地使用了血管闭合装置，穿刺点即刻止血。现在该患者出现血容量不足的临床体征，但可通过补液纠正。查看右侧腹股沟区未见明显血肿或活动性出血。

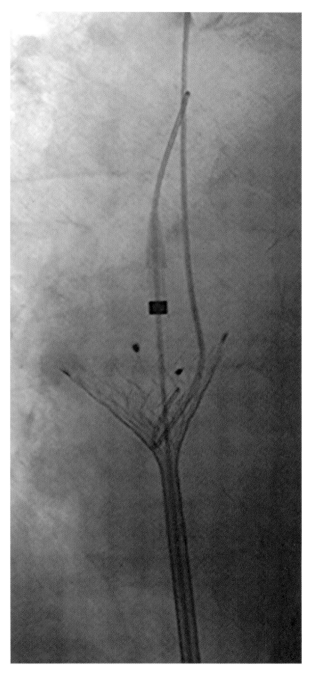

▲ 图 4-127　收回支架释放部分并把导丝牵拉至下腔静脉

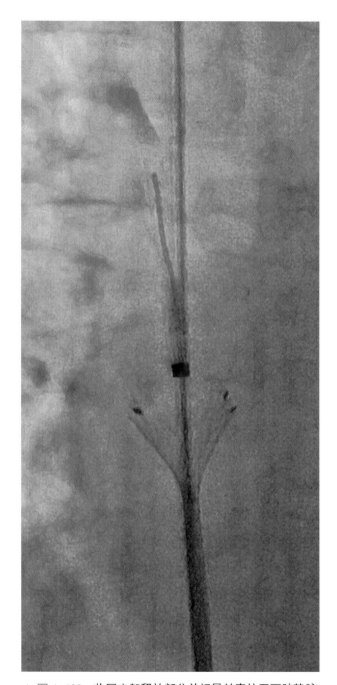

▲ 图 4-128　收回支架释放部分并把导丝牵拉至下腔静脉

【初始接受的治疗方案】

诊断性冠状动脉造影。

【治疗过程中遇到的问题】

手术无特殊，无并发症出现。

【影像检查计划】

CT 血管成像（CTA）。

【并发症】

CTA 证实了腹膜后活动性出血导致的巨大腹膜后血肿（图 4-130 和图 4-131）。

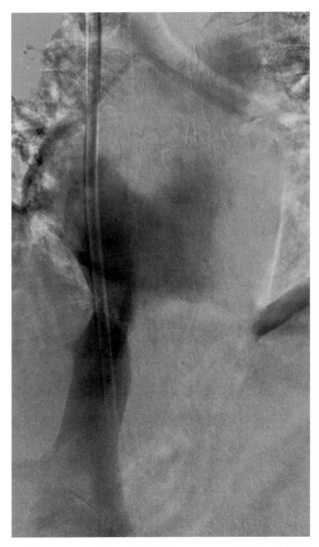

▲ 图 4-129　更换 1 个新的长 Permacath 导管，将导管远端置入下腔静脉，稀肝素水冲洗并封管

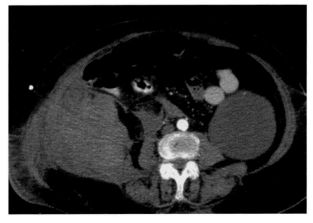

▲ 图 4-130　轴位增强 CT 显示巨大腹膜后血肿

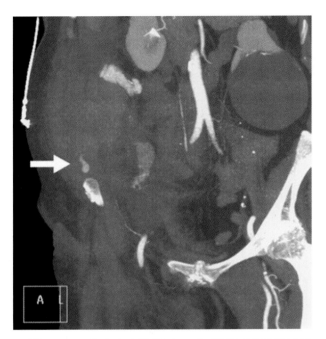

▲ 图 4-131　最大密度投影（MIP）冠状面重建显示了供血血管（旋髂深动脉）和活动性出血部位（白箭）

【处理并发症的可行方案】

• 经同侧或对侧逆行进入 CFA 行血管内治疗。

• 插管至供血血管（如使用微导管）并使用弹簧圈行选择性栓塞。

• 其他栓塞材料：胶、大颗粒微球、明胶海绵。

• 外科手术（若血管内治疗失败）。

【并发症的最终处理方案】

经同侧逆行进入 CFA（4F 血管鞘）行血管腔内治疗。将微导管（2.7F）插管至供血血管后使用微弹簧圈选择性栓塞（图 4-132 和图 4-133）。

【并发症分析】

疑为在手术刚开始时未在监视下前进超滑导丝（在询问心脏科手术医师后），导致穿破侧支血管。

【预防策略与关键信息】

• 必须在持续 X 线引导下前进导丝，特别是在使用有亲水涂层的导丝时。

• 无 X 线引导的情况下，出现阻力时不能硬推导丝。

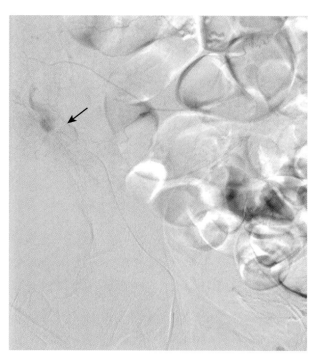

▲ 图 4-132 经逆行入路进入股总动脉（**4F 血管鞘**），将 **2.7F** 微导管置于靶病变处。注射对比剂（黑箭）证实出血来源

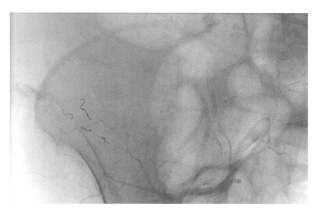

▲ 图 4-133 **5 枚铂金微弹簧圈（2mm×5mm）**被置于出血处

拓展阅读

[1] Axelrod DJ, Freeman H, Pukin L, Guller J, Mitty HA. Guidewire perforation leading to fatal perirenal hemorrhage from transcortical collaterals after renal artery stent placement. J Vasc Interv Radiol 2004;15(9):985–987

[2] Blake PG, Uldall R. Cardiac perforation by a guidewire during subclavian catheter insertion. Int J Artif Organs 1989;12(2):111–113

[3] Durão C, Barros A, Guerreiro R, Pedrosa F. "Death by a thread"—peritonitis due to visceral perforation by a guidewire,

during proximal femur osteosynthesis with DHS: a fatal case and legal implications. Forensic Sci Int 2015;249:e12–e14

[4] Hiroshima Y, Tajima K, Shiono Y, et al. Soft J-tipped guidewire-induced cardiac perforation in a patient with right ventricular lipomatosis and wall thinning. Intern Med 2012;51(18):2609–2612

[5] Hong YM, Lee SR. A case of guidewire fracture with remnant filaments in the left anterior descending coronary artery and aorta. Korean Circ J 2010;40(9):475–477

[6] Lee SY, Kim SM, Bae JW, et al. Renal artery perforation related with hydrophilic guidewire during coronary intervention: successful treatment with polyvinyl alcohol injection. Can J Cardiol 2012;28(5):612.e5–e7

[7] Tanaka S, Nishigaki K, Ojio S, et al. Transcatheter embolization by autologous blood clot is useful management for small side-branch perforation due to percutaneous coronary intervention guidewire. J Cardiol 2008;52(3):285–289

[8] Störger H, Ruef J. Closure of guidewire-induced coronary artery perforation with a two-component fibrin glue. Catheter Cardiovasc Interv 2007;70(2):237–240

（2）超滑导丝与穿破侧支（病例一）。

【病史】

病例一：患者男性，61 岁，患有外周动脉闭塞性疾病（PAOD），经磁共振血管成像（MRA）发现股浅动脉（SFA）闭塞 10cm。该患者拟行 SFA 再通术。经腹股沟区顺行穿刺成功后，经静脉给予肝素 5000U 和阿司匹林 1000mg，病变血管使用 0.018 英寸超滑导丝成功开通。在置入自膨式支架后结束手术。

术中患者自诉同侧小腿出现短暂的自限性剧痛。术者立即后撤导丝 4～5cm，使导丝头端离开了治疗后的病变远端。行血管造影对照评估血流时，发现腓骨下内侧动脉近端及远端可见对比剂外溢。

【初始接受的治疗方案】

SFA 再通术经顺行通道进入，行普通球囊血管成形术（POBA）及支架置入术（自膨式支架，SES）。

【治疗过程中遇到的问题】

对于患者自诉在 POBA 和支架置入过程中出现的短暂小腿剧烈疼痛，仅进行了常规干预。然而，在进行对比造影时提示膝下侧支动脉出血（图 4-134）。

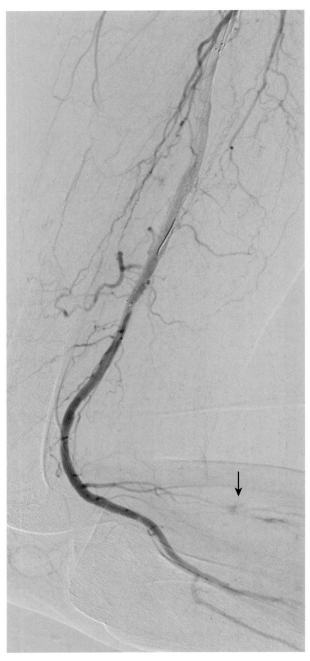

▲ 图 4-134　在股浅动脉中部置入支架后行膝关节 90°弯曲侧位数字减影血管造影（DSA）。提示腓骨下内侧动脉水平少量对比剂外溢（黑箭）

【影像学检查】

　　行选择及超选择血管造影旨在发现准确的出血部位（图 4-135）。

【并发症】

　　侧支血管破裂。

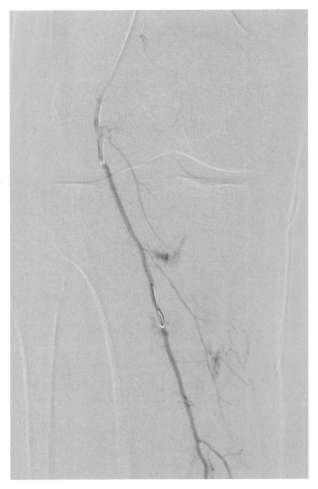

▲ 图 4-135　经头端带角度的 4F 造影导管和 0.018 英寸导丝到位后行血管造影。可在腓骨下内侧动脉近端及远端部分发现对比剂外溢

【处理并发症的可行方案】

• 徒手压迫小腿发现出血的部位 3min。重复压迫止血直至出血停止。

• 放置加压带，加压和舒张间隔时间 3min；压迫处的动脉搏动必须清晰；如有必要，再重复 3min；充气至收缩压 20mmHg 维持 1～3min，可能有助于特殊情况下抵抗轻度压迫 [改编自止血加压器（St.Jude Medical）的使用说明]。

• 对出血血管使用微导管行选择性插管并栓塞（弹簧圈、胶、吸收性明胶海绵）。

【并发症的最终处理方案】

在发现出血的位置徒手压迫小腿 3min。重复压迫过程直至出血停止。最终止血效果经对比血管造影证实（图 4-136）。

临床随访包括小腿视诊及超声多普勒检查以排除筋膜室综合征的发生。

【并发症分析】

未在监视下前进超滑导丝导致小腿血管侧支穿破。

【预防策略与关键信息】

• 要时刻注意超滑导丝尖端位置所在。

• 在交换导管或装置时需小心固定导丝（前进或退出）。

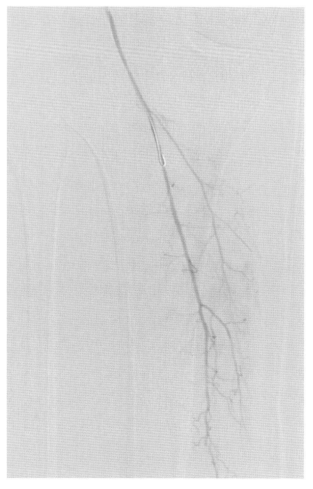

▲ 图 4-136　在徒手压迫 20min 后行最后的对比造影。未观察到出血征象

• 只要有可能随时保持导丝的亲水头端在视野内。

• 在介入手术中认真对待患者的反馈，一旦出现新症状立即检查可能的病因。

拓展阅读

[1] Axelrod DJ, Freeman H, Pukin L, Guller J, Mitty HA. Guidewire perforation leading to fatal perirenal hemorrhage from transcortical collaterals after renal artery stent placement. J Vasc Interv Radiol 2004;15(9):985–987

[2] Blake PG, Uldall R. Cardiac perforation by a guidewire during subclavian catheter insertion. Int J Artif Organs 1989;12(2):111–113

[3] Durão C, Barros A, Guerreiro R, Pedrosa F. "Death by a thread"— peritonitis due to visceral perforation by a guidewire, during proximal femur osteosynthesis with DHS: a fatal case and legal implications. Forensic Sci Int 2015;249:e12–e14

[4] Hiroshima Y, Tajima K, Shiono Y, et al. Soft J-tipped guidewire-induced cardiac perforation in a patient with right ventricular lipomatosis and wall thinning. Intern Med 2012;51(18):2609–2612

[5] Hong YM, Lee SR. A case of guidewire fracture with remnant filaments in the left anterior descending coronary artery and aorta. Korean Circ J 2010;40(9):475–477

[6] Lee SY, Kim SM, Bae JW, et al. Renal artery perforation related with hydrophilic guidewire during coronary intervention: successful treatment with polyvinyl alcohol injection. Can J Cardiol 2012;28(5):612.e5–e7

[7] Störger H, Ruef J. Closure of guidewire-induced coronary artery perforation with a two-component fibrin glue. Catheter Cardiovasc Interv 2007;70(2):237–240

[8] Tanaka S, Nishigaki K, Ojio S, et al. Transcatheter embolization by autologous blood clot is useful management for small sidebranch perforation due to percutaneous coronary intervention guidewire. J Cardiol 2008;52(3):285–289

(3) 超滑导丝与侧支穿破（病例二）。

【病史】

病例二：患者男性，68 岁，患有外周动脉闭塞性疾病（PAOD），经 MRA 诊断为股浅动脉多发重度狭窄。患者拟进行 SFA 经皮腔内血管成形术（PTA）并置入支架。腹股沟区顺行穿刺进入，经静脉给予肝素 5000U 及阿司匹林 1000mg，使用 0.018 英寸超滑导丝顺利通过病变段。患者最终置入多枚自膨式支架，以解决普通球囊血管成形术（POBA）后的弹性回缩和影响血流的血管夹层。多种装置（PTA 导管、支架释放导管）反复进出、交换；在手术全程均保留一根 0.018 英寸导丝在管腔内。

在术中（可能在装置进出过程中），患者自诉同侧小腿出现一次短暂的自限性剧痛。立即后撤导丝几厘米至腘动脉（P Ⅲ），导丝头端仍然位于病变段较远位置。经对照血管造影发现髌下的 2 处不同侧支均可见对比剂外溢（图 4-137）。

【初始接受的治疗方案】

SFA 多段病变行顺行 POBA 并置入支架（SES）治疗。

【治疗过程中遇到的问题】

患者自述在 POBA 及支架置入过程中出现自限性的剧烈锐痛，但未及时介入处理。然而，在对照血管造影中发现髌下侧支出血。

【影像学检查】

行选择性血管造影以发现确切的出血部位。

【并发症】

侧支穿破。

【处理并发症的可行方案】

• 徒手压迫小腿发现出血的部位 3min。重复压迫止血直至出血停止。

• 放置加压带，加压和舒张间隔时间 3min；压迫处的动脉搏动必须清晰；如有必要，再重复 3min；充气至收缩压 20mmHg 维持 1~3min，可能有助于特殊情况下抵抗轻度压迫 [改编自止血加压器（St.Jude Medical）的使用说明]。

• 对出血血管使用微导管行选择性插管并栓塞（弹簧圈、胶、吸收性明胶海绵）。

【并发症的最终处理方案】

使用压力带在发现膝下出血的平面以舒张压压迫 3min。重复压迫过程，小心加压直至经血管造影证实出血停止（图 4-138）。出血停止需经血管造影证实。临床随访包括小腿视诊及彩色多普勒超声检查以排除筋膜室综合征的发生。

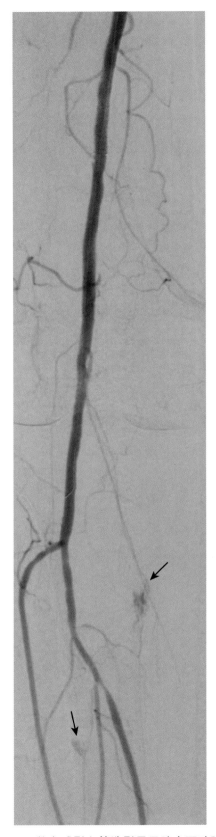

▲ 图 4-137　数字减影血管造影显示膝内下动脉水平及腘动脉远端侧支可见中量对比剂外溢（黑箭）

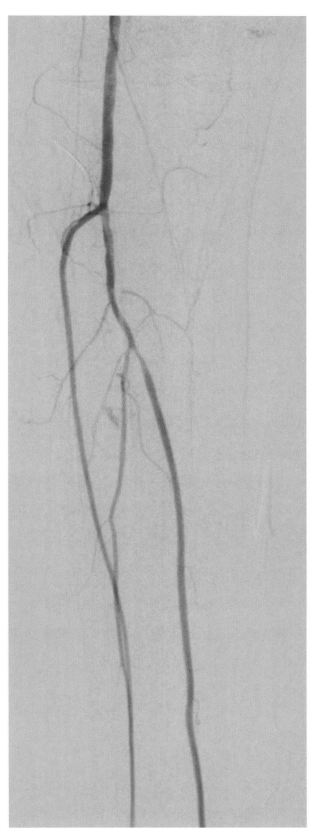

▲ 图 4-138　经头端带角度的 **4F** 造影导管和 **0.018** 英寸导丝到位后行血管造影。未再见明显的对比剂外溢

【并发症分析】

　　未在监视下前进超滑导丝导致小腿血管侧支穿破。

【预防策略与关键信息】

- 要时刻注意超滑导丝尖端位置所在。
- 在交换导管或装置时需小心固定导丝（前进或退出）。
- 只要有可能随时保持导丝的亲水头端在视野内。
- 在介入手术中认真对待患者的反馈，一旦出现新症状立即检查可能的病因。

拓展阅读

[1] Axelrod DJ, Freeman H, Pukin L, Guller J, Mitty HA. Guidewire perforation leading to fatal perirenal hemorrhage from transcortical collaterals after renal artery stent placement. J Vasc Interv Radiol 2004;15(9):985–987
[2] Blake PG, Uldall R. Cardiac perforation by a guidewire during subclavian catheter insertion. Int J Artif Organs 1989;12(2):111–113
[3] Durão C, Barros A, Guerreiro R, Pedrosa F. "Death by a thread"— peritonitis due to visceral perforation by a guidewire, during proximal femur osteosynthesis with DHS: a fatal case and legal implications. Forensic Sci Int 2015;249:e12–e14
[4] Hiroshima Y, Tajima K, Shiono Y, et al. Soft J-tipped guidewire-induced cardiac perforation in a patient with right ventricular lipomatosis and wall thinning. Intern Med 2012;51(18):2609–2612
[5] Hong YM, Lee SR. A case of guidewire fracture with remnant filaments in the left anterior descending coronary artery and aorta. Korean Circ J 2010;40(9):475–477
[6] Lee MS, Applegate B, Rao SV, Kirtane AJ, Seto A, Stone GW. Minimizing femoral artery access complications during percutaneous coronary intervention: a comprehensive review. Catheter Cardiovasc Interv 2014;84(1):62–69
[7] Störger H, Ruef J. Closure of guidewire-induced coronary artery perforation with a two-component fibrin glue. Catheter Cardiovasc Interv 2007;70(2):237–240
[8] Tanaka S, Nishigaki K, Ojio S, et al. Transcatheter embolization by autologous blood clot is useful management for small side-branch perforation due to percutaneous coronary intervention guidewire. J Cardiol 2008;52(3):285–289

　　(4) 行经皮冠状动脉介入治疗穿刺肱动脉失败后出现影响血流的腋动脉夹层。

【病史】

　　患者，62 岁，经桡动脉入路行经皮冠状动脉介入治疗 [PCI、左前降支（LAD）药物洗脱支架（drug eluting stent，DES）]，4 周后出现右侧肱动脉无搏动。并发症为高血压，有 10 年吸烟史。在 PCI 术后患者接受阿司匹林、他汀类药物及抗高血压三联治疗。PCI 后 2 周，患者报告上肢压痛伴运动无力。基于临床症状和彩色多普勒超声检查，怀疑患者为症状性锁骨下动脉或腋动脉狭窄。

【初始接受的治疗方案】

PCI 计划使用右桡动脉入路，不知具体直径（6F 或 7F）的导引导管未能插管至左冠状动脉 5。使用导丝更换导管的尝试也失败。在经股动脉途径 PCI 完成后，经股使用圈套器顺利移除导管。最后的头臂干及锁骨下动脉造影在导管扭结处（不能动脉造影）未发现血管损伤。患者出院未诉异常。

PCI 后 3 日行多普勒超声，右上肢全段外周动脉（腋动脉、肱动脉、桡动脉、尺动脉）均为三相血流信号。

2 周后，患者出现上述症状。

【治疗过程中遇到的问题】

拟经桡动脉途径行 PCI，但导引导管插管失败。操控导引导管使导管扭结。经桡动脉退出导管失败。为避免血管损伤，经股动脉途径使用圈套器成功抓捕扭结的导管头端并移除（未留存图像）。为解决这个问题使用了超滑导丝，最后导致涂层剥脱。

【影像学检查】

经股动脉行右上肢血管造影。

【并发症】

右腋动脉短段夹层外翻影响血流(图 4-139)。

【处理并发症的可行方案】

• 血管内治疗经逆行穿刺股总动脉（CFA）或同侧肱 / 桡动脉逆行入路进行。

• 跨过病变段后行经皮腔内血管成形术（PTA），若 PTA 扩张不足则行切割球囊血管成形术

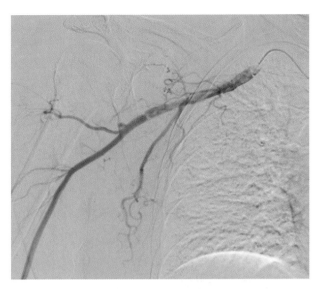

▲ 图 4-139　右锁骨下动脉选择性血管造影显示右腋动脉短段夹层外翻影响血流

（CBA）。

• 外科手术（若血管腔内治疗失败）。

【并发症的最终处理方案】

经右 CFA 逆行插管行血管腔内治疗（6F 血管鞘，长 90cm）。血管鞘到达锁骨下动脉。4F JB 导管（125cm）头到达病变前段。导丝（0.018 英寸 Terumo）跨越病变段失败（图 4-140）。0.018 英寸导丝可逆向穿过夹层内膜片。经导管证实已成功穿过病变，逆穿导丝的柔软头端已跨越病变段，使用 7mm×40mm 球囊行 PTA（图 4-141）。

右手平举位（图 4-142）及高举位（图 4-143）血管造影显示对比剂迅速流走，远端脉搏可扪及。

【并发症分析】

经桡动脉途径行 PCI，因操作导引导管导致导管在腋动脉扭结，导致出现影响血流的夹层。

【预防策略与关键信息】

• 小心操控血管内器材。

• 如果在导丝、（导引）导管到位或操控过程中感到阻力明显和操作困难，接下来的所有操作都需加倍小心。

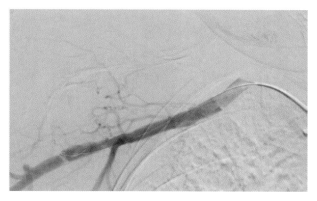

▲ 图 4-140 **Terumo** 导丝（**0.018** 英寸）通过失败

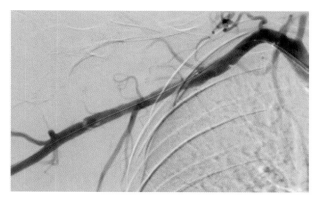

▲ 图 4-142 右手平举位血管造影可见对比剂迅速流走

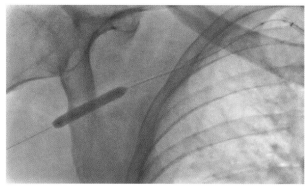

▲ 图 4-141 成功穿过病变段（使用 **Terumo** 导丝逆行）后用 **7mm×40mm** 球囊行经皮腔内血管成形术

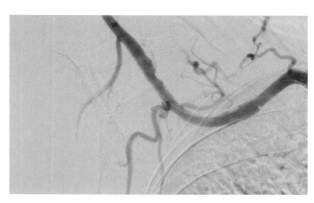

▲ 图 4-143 右手高举位血管造影可见对比剂迅速流走

• 所有的导丝和导管必须在 X 线引导下前进。

拓展阅读

[1] Axelrod DJ, Freeman H, Pukin L, Guller J, Mitty HA. Guidewire perforation leading to fatal perirenal hemorrhage from transcortical collaterals after renal artery stent placement. J Vasc Interv Radiol 2004;15(9):985–987

[2] Blake PG, Uldall R. Cardiac perforation by a guidewire during subclavian catheter insertion. Int J Artif Organs 1989;12(2):111–113

[3] Durão C, Barros A, Guerreiro R, Pedrosa F. "Death by a thread"—peritonitis due to visceral perforation by a guidewire, during proximal femur osteosynthesis with DHS: a fatal case and legal implications. Forensic Sci Int 2015;249:e12–e14

[4] Hiroshima Y, Tajima K, Shiono Y, et al. Soft J-tipped guidewire-induced cardiac perforation in a patient with right ventricular lipomatosis and wall thinning. Intern Med 2012;51(18):2609–2612

[5] Hong YM, Lee SR. A case of guidewire fracture with remnant fi laments in the left anterior descending coronary artery and aorta. Korean Circ J 2010;40(9):475–477

[6] Lee SY, Kim SM, Bae JW, et al. Renal artery perforation related with hydrophilic guidewire during coronary intervention: successful treatment with polyvinyl alcohol injection. Can J Cardiol 2012;28(5):612.e5–e7

[7] Störger H, Ruef J. Closure of guidewire-induced coronary artery perforation with a two-component fibrin glue. Catheter Cardiovasc Interv 2007;70(2):237–240

[8] Tanaka S, Nishigaki K, Ojio S, et al. Transcatheter embolization by autologous blood clot is useful management for small side-branch perforation due to percutaneous coronary intervention guidewire. J Cardiol 2008;52(3):285–289

（5）上腔静脉血管成形术在维持永久透析通路应用中的潜在致命并发症。

【病史】

患者女性，55 岁，长期透析，因上腔静脉（SVC）堵塞导致颈内静脉（IJV）导管失功，随后为行透析治疗置入股静脉临时透析管。她曾行 SVC 血管成形术以经右颈内静脉置入永久透析管。

【初始接受的治疗方案】

在超声引导下，经右侧颈内静脉置入 6F 血管鞘。初始血管造影，发现上腔静脉在奇静脉汇入上腔静脉水平完全闭塞，导致奇静脉明显扩张且血液逆流，成了汇入下腔静脉（IVC）的主要侧支（图 4-144）。

【治疗过程中遇到的问题】

在尝试使用导管通过狭窄段时，直头硬超滑导丝曾通过了狭窄段（图 4-145），但引入导管后，手推减影证实导管头端在心包腔内。退出导管后经血管鞘再行造影，证实 SVC 夹层，对比剂从 SVC 外溢进入心包腔（图 4-146）。患者开始出现呼吸困难和胸痛，并有血压下降，脉搏无法触及。她也出现了颈静脉怒张。低血压及颈静脉怒张是心脏压塞贝克三体征的前两种征象（第三种是心音遥远）。

【影像学检查】

行上腹部超声检查证实了大量的心包腔内积血，深度约为 4cm，考虑为心包积血。采用剑突下经肝入路穿刺，使用 1 枚 15cm 18G 针穿刺进入心包腔。与此同时，一组急诊麻醉医师开始对患者进行复苏。因使用 18G 针头和 20ml 注射器

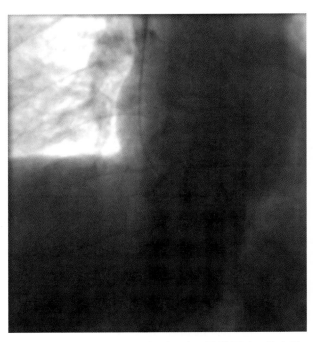

▲ 图 4-145 在 X 线下观察到直头硬导丝通过了狭窄段

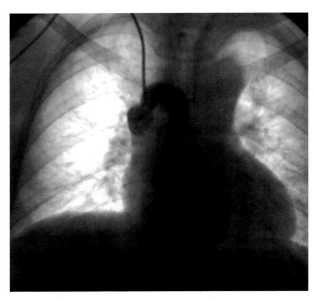

▲ 图 4-144 上腔静脉"杯口样"完全闭塞，奇静脉开口处可见奇静脉侧支回流

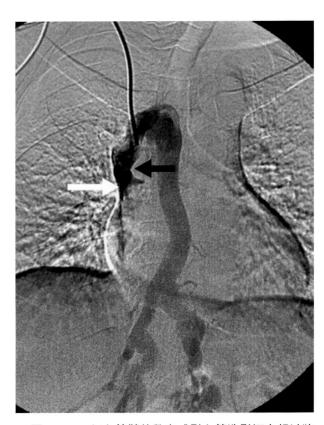

▲ 图 4-146 经血管鞘的数字减影血管造影证实超过狭窄段（黑箭）的上腔静脉血管壁夹层，此处血管壁破裂并伴有对比剂外溢进入心包腔（白箭）

行负压吸引积血效率低下，所以使用标准的 J 形特氟龙涂层导丝（图 4-147）导入一根 5F 猪尾导管。在抽出约 200ml 血后，同样引流效果差，经导丝将 5F 猪尾导管退出，扩张穿刺道后换为 1 根标准的 8F 心包穿刺引流管。从心包腔中总共引流出约 500ml 血液，患者状态得到了显著改善。最后经引流管行血管造影未发现对比剂外溢（图 4-148）。引流管放置 24h 后没有更多的引流物，后拔除。最后置入 1 枚腹膜透析管，拔出股静脉管，患者出院。

【并发症】

导管使 SVC 出现夹层及活动性出血，并穿孔入心包腔，最终导致急性心脏压塞。

【处理并发症的可行方案】

导丝尝试通过闭塞段时，使用一枚充盈的 16mm 球囊使我们的导丝前进方向始终保持在闭塞段血管的中心，可避免 SVC 夹层和穿孔。球囊也能作为一种保护手段，在 SVC 发生穿孔时可充盈球囊。当术者试图心包穿刺时，助手在 SVC 内充盈球囊可能会有所帮助，但是麻醉复苏小组的存在使患者的 IJV 周围无菌工作的空间很小。

【并发症的最终处理方案】

经皮超声引导下在心包腔内置入 1 枚 8F 引流管。

【并发症分析】

导丝及导管导致的夹层跨过了 SVC 闭塞段，并穿透 SVC 进入心包腔。导致急性心包出血，最终引起急性心脏压塞。

【预防策略与关键信息】

• 随时准备一枚大小合适的球囊充盈后跨越穿孔处。

• 透析患者通常处于容量不足状态，使他们更容易因心包积血导致发展为严重的心脏压塞。静脉输液扩容及应急小组需立即介入。

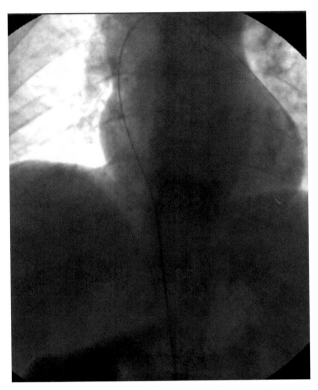

▲ 图 4-147 超声引导下细针穿刺心包后导丝进入了心包腔

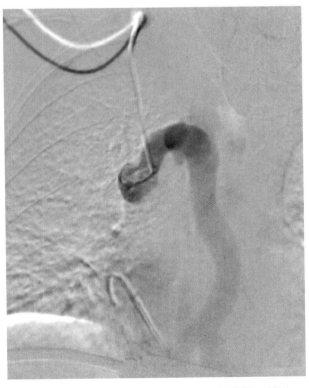

▲ 图 4-148 血管造影显示了没有对比剂外溢，以及 8F 引流管的最终位置

- 在急性心脏压塞时使用普通针进行负压吸引不安全，因为可能会导致针尖移位、心肌缺血或冠状动脉损伤，而且速度慢、麻烦。要尽快更换引流管。

拓展阅读

[1] O'Horo SK, Soares GM, Dubel GJ. Acute pericardial effusion during endovascular intervention for superior vena cava syndrome: case series and review. Semin Interv Radiol 2007;24(1):82–86

[2] Oshima K, Takahashi T, Ishikawa S, Nagashima T, Hirai K, Morishita Y. Superior vena cava rupture caused during balloon dilatation for treatment of SVC syndrome due to repetitive catheter ablation—a case report. Angiology 2006;57(2):247–249

[3] Tempelhof M, Campbell J, Ilkhanoff L. Sinus arrest following angioplasty and stenting for superior vena cava syndrome. J Invasive Cardiol 2014;26(2):E21–E23

(6) 开通闭塞的腋 – 股旁路转流通路失败后锁骨上区肿胀。

【病史】

患者，68 岁，严重双下肢缺血。3 年前该患者曾行外科主动脉 – 双股动脉旁路手术，之后在 4 周前又行外科手术修复了远端吻合口假性动脉瘤。患者出现右下肢急性严重缺血症状。多普勒超声发现主动脉 – 双股动脉旁路手术的右支出现了闭塞。患者急诊进行了右腋动脉至右股总动脉（CFA）的搭桥手术。3 周后患者因严重右下肢缺血及右腋动脉 –CFA 旁路闭塞再次返院。

【初始接受的治疗方案】

患者进行了经皮经血管腔内腋动脉 –CFA 通路再通的尝试，但未成功。

【治疗过程中遇到的问题】

手术记录显示，从右锁骨下动脉通路无法将导管从腋动脉插管至股动脉（图 4–149）。患者随后在右侧锁骨上区出现了肿胀，并在 48h 后转入急诊室。

【影像学检查】

CT 血管成像（CTA）。

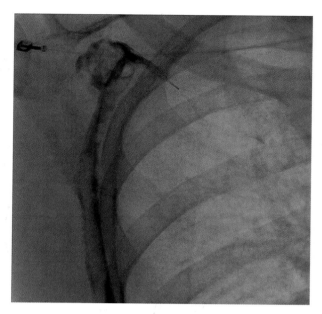

▲ 图 4–149　X 线检查见对比剂外溢进入周围组织，1 根导丝及导管就在原位

【并发症】

右侧锁骨下动脉发出 1 个巨大的假性动脉瘤（图 4–150 和图 4–151）。

【处理并发症的可行方案】

- 血管腔内治疗，经同侧或对侧逆行进入 CFA，插管至供血动脉并置入覆膜支架。
- 栓塞假性动脉瘤。
- 在假性动脉瘤中注射凝血酶。
- 外科手术（如果血管腔内治疗失败）。

【并发症的最终处理方案】

经右侧逆行进入 CFA 行血管腔内治疗，置入 90cm 长的 7F 血管鞘。使用 5F 90° 导管选择性插管至右头臂动脉。诊断性血管造影证实于右锁骨下动脉中部发出一个巨大的假性动脉瘤（图 4–152）。使用 0.035 英寸、260cm 的特氟龙涂层导丝和带角度导管配合通过锁骨下动脉。置入 1 枚 7mm×40mm 覆膜支架完全隔绝了假性动脉瘤。没有发现内漏的证据（图 4–153）。通过预缝合技术，使用 2 把血管缝合器关闭了腹股沟穿刺点。

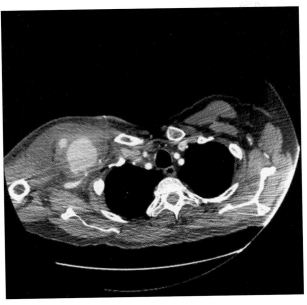

▲ 图 4-150　增强 CT 显示从右锁骨下动脉发出 1 个巨大的假性动脉瘤

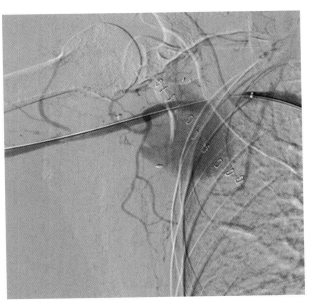

▲ 图 4-152　经腹股沟逆行入路行诊断性血管造影，明确右锁骨下动脉中部发出的 1 个巨大假性动脉瘤

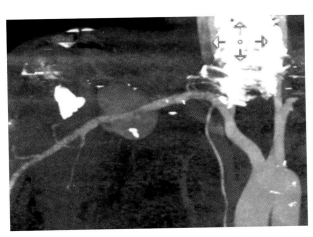

▲ 图 4-151　冠状位最大密度投影（MIP）重建，显示了从右锁骨下动脉中部发出的巨大假性动脉瘤，位于预计的血管吻合处

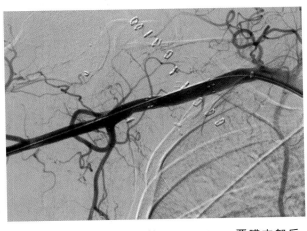

▲ 图 4-153　成功置入 1 枚 7mm×40mm 覆膜支架后，未发现内漏证据

【并发症分析】

怀疑在最初手术中，亲水涂层超滑导丝未经监控前进时导致了右侧锁骨下动脉穿孔。

【预防策略与关键信息】

• 导丝前进必须在 X 线引导下，特别是使用超滑导丝时。

• 在无 X 线引导的情况下，出现阻力时不能硬推导丝。

• 如果可能，当尝试开通或穿过血管时尽量使用非超滑导丝。

拓展阅读

[1] Thompson CS, Rodriguez JA, Ramaiah VG, Olsen D, Diethrich EB. Pseudoaneurysm of the aortic arch after aortosubclavian bypass treated with endoluminal stent grafting—a case report. Vasc Endovasc Surg 2003;37(5):375–379

(7) 未监视情况下前进亲水涂层 0.018 英寸导丝。

【病史】

患者女性，87 岁，有外周血管疾病，表现为右下肢静息痛。医生本计划为她开通股浅动脉（SFA）远端、腘动脉闭塞段（图 4–154）。

【初始接受的治疗方案】

经顺行通路进入右股总动脉（CFA）并置入 6F 血管鞘，病变段使用造影导管及直头 0.018 英寸超滑导丝 V18（Boston Scientific）再通成功。经血管腔内通过病变段，并用球囊行血管成形术（图 4–155）。

【治疗过程中遇到的问题】

在开通病变段的过程中，导丝滑入一个小分支，患者立即感觉到在她大腿远端 / 膝盖区域有锐痛。

【影像学检查】

血管造影。

【并发症】

膝旁小分支被导丝穿通，在未监视情况下导丝前进太远进入血管（图 4–156）。

【处理并发症的可行方案】

• 等待并观察。

• 在发现出血的水平进行压迫止血。

• 使用加压带。

• 对出血血管使用微导管行选择性插管并栓塞（弹簧圈、胶、吸收性明胶海绵）。

【并发症的最终处理方案】

用微导管（2.7F）插管至出血血管行血管腔内治疗，随后使用微弹簧圈选择性栓塞（图 4–157 和图 4–158）。

【并发症分析】

疑为未经监视的超滑导丝前进，导致了侧支破裂。因为血管破裂的位置特殊，故不可能采用压迫止血或使用加压带。

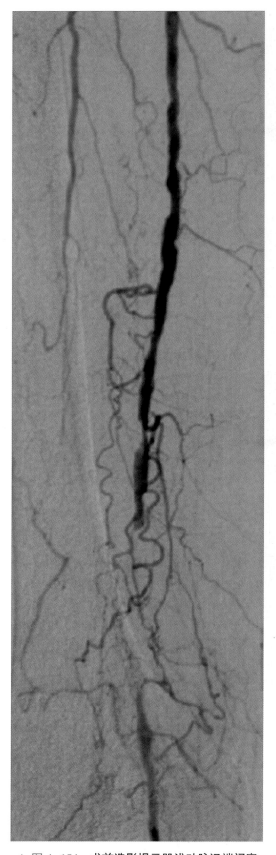

▲ 图 4–154　术前造影提示股浅动脉远端闭塞

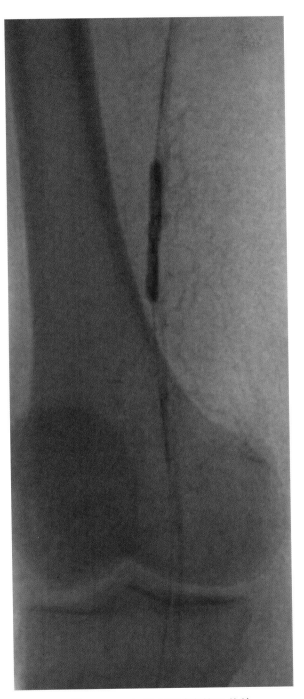

▲ 图 4-155　血管成形球囊的 X 线片

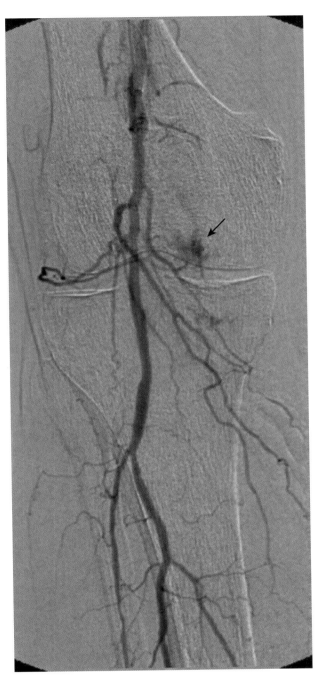

▲ 图 4-156　数字减影血管造影显示膝旁小分支破裂，并可见对比剂染色（黑箭）

【预防策略与关键信息】

• 必须在持续 X 线检查引导下前进导丝，特别是在使用有亲水涂层的导丝时。

• 无 X 线检查引导时，出现阻力时不能硬推导丝。

拓展阅读

[1] Axelrod DJ, Freeman H, Pukin L, Guller J, Mitty HA. Guidewire perforation leading to fatal perirenal hemorrhage from transcortical collaterals after renal artery stent placement. J Vasc Interv Radiol 2004;15(9):985–987

[2] Hiroshima Y, Tajima K, Shiono Y, et al. Soft J-tipped guidewire-induced cardiac perforation in a patient with right ventricular

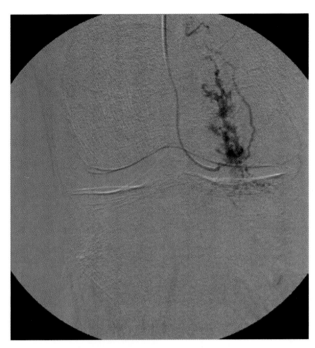

▲ 图 4-157　经微导管注射对比剂显示侧支破裂并有活动性出血

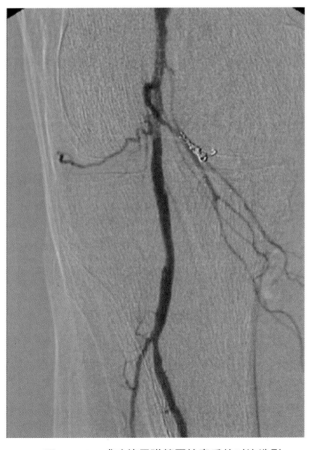

▲ 图 4-158　成功使用弹簧圈栓塞后的对比造影

lipomatosis and wall thinning. Intern Med 2012;51(18):2609–2612

[3] Störger H, Ruef J. Closure of guidewire-induced coronary artery perforation with a two-component fi brin glue. Catheter Cardiovasc Interv 2007;70(2):237–240

[4] Tanaka S, Nishigaki K, Ojio S, et al. Transcatheter embolization by autologous blood clot is useful management for small sidebranch perforation due to percutaneous coronary intervention guidewire. J Cardiol 2008;52(3):285–289

[5] Tarar MN, Christakopoulos GE, Brilakis ES. Successful management of a distal vessel perforation through a single 8-F guide catheter: combining balloon inflation for bleeding control with coil embolization. Catheter Cardiovasc Interv 2015

2. 导管放置

(1) 左胸廓内动脉穿孔。

【病史】

患者男性，2 岁，室间隔完整的肺动脉闭锁，已行 Glenn 手术（腔肺吻合术）。在 Fontan 手术（肺动脉下心室旷置术）术前行肺外侧支栓塞术。

【初始接受的治疗方案】

从右股动脉入路行肺外侧支动脉包括左胸廓内动脉弹簧圈栓塞（图 4-159）。

【治疗过程中遇到的问题】

当把 4F Judkins 右冠状动脉导管插入左胸廓内动脉，试验性对比剂注射显示对比剂外渗，表明血管起始部穿孔（图 4-160）。为了避免活动性出血，未拔出穿孔处导管。

【影像学检查】

应用超声检查出血和血肿。

左股动脉入路插入新的导管行左锁骨下动脉造影术。

【并发症】

生命体征稳定。超声检查未见血肿。左锁骨下动脉造影未见对比剂外渗。

【处理并发症的可行方案】

• 移除穿孔处导管后进行手动加压（不可预知的结果）。

• 胸廓内动脉栓塞。

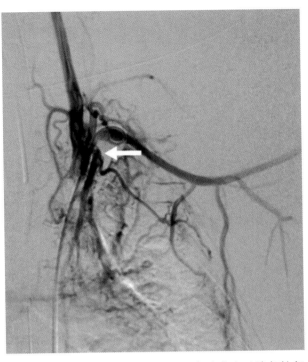

▲ 图 4-159　左锁骨下动脉造影示左胸廓内动脉起始部成角（白箭）

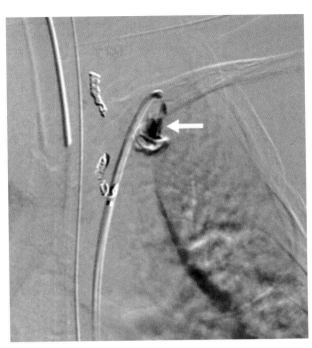

▲ 图 4-160　在对甲状腺颈动脉干的分支进行弹簧圈栓塞后，4F Judkins 右冠状动脉导管插入左胸廓内动脉。试验性对比注射显示对比剂外渗（白箭）

- 左锁骨下动脉（LSA）覆膜支架（缺点：距离椎动脉太近—儿童的血管细小而弯曲）。
- 手术修复（如果血管内入路失败）。

【并发症的最终处理方案】

通过重新插入的导引导管，在 LSA 球囊保护下对左胸廓内动脉进行弹簧圈栓塞术。以可拆式 0.010 英寸微弹簧圈栓塞左胸廓内动脉的起始部（图 4-161 和图 4-162）。最后移除穿孔处导管。

【并发症分析】

由于儿童血管细小且成角，在胸廓内动脉的起始部意外导致血管穿孔。

【预防策略与关键信息】

- 应在成角的小血管中轻柔地操作血管造影导管。
- 切勿立即移除穿孔处导管。
- 在损伤血管的弹簧圈栓塞术中，球囊保护技术有助于减少进一步出血，并防止弹簧圈突入起源动脉。

拓展阅读

[1] Agid R, Simons M, Casaubon LK, Sniderman K. Salvage of the carotid artery with covered stent after perforation with dialysis sheath. A case report. Interv Neuroradiol 2012;18(4):386–390
[2] Farooqi F, Alexander J, Sarma A. Rare vascular perforation complicating radial approach to percutaneous coronary angioplasty. BMJ Case Rep 2013;bcr2012007732
[3] Gilchrist IC. Seal it to heal it: potential option for distal wire perforation. Catheter Cardiovasc Interv 2009;73(6):795–796
[4] Maluenda G, Mitulescu L, Ben-Dor I, et al. Transcatheter "thrombin-blood patch" injection: a novel and effective approach to treat catheterization-related arterial perforation. Catheter Cardiovasc Interv 2012;80(6):1025–1032
[5] Masson JB, Al Bugami S, Webb JG. Endovascular balloon occlusion for catheter-induced large artery perforation in the catheterization laboratory. Catheter Cardiovasc Interv 2009;73(4):514–518
[6] Ohira S, Matsushita T, Masuda S, Ishise T. Right ventricular perforation caused by pulmonary artery catheter three days after insertion in a patient with acute pulmonary embolism. Heart Lung Circ 2013;22(12):1040–1042
[7] Roubelakis A, Karangelis D, Kaarne M. Innominate artery perforation during placement of hemodialysis catheter. J Vasc Access 2013;14(4):402
[8] Ziakas A, Economou F, Feloukidis C, Kiratlidis K, Stiliadis I. Left anterior descending artery perforation treated with graft stenting combining dual catheter and side-branch graft stenting techniques. Herz 2012;37(8):913–916

(2) 诊断性脑血管造影术中头臂干夹层。

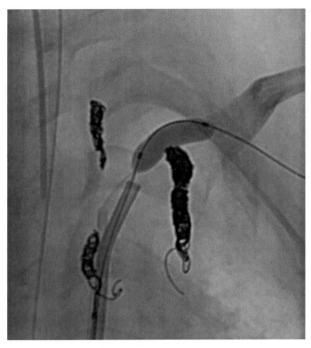

▲ 图 4-161　在左锁骨下动脉的小球囊保护下使用 0.010 英寸可拆式微弹簧圈对左胸廓内动脉进行栓塞

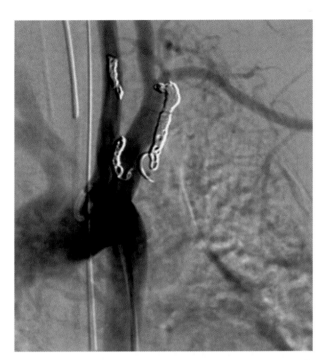

▲ 图 4-162　弹簧圈栓塞术后行主动脉造影术，显示胸廓内动脉完全闭塞，其起始部无对比剂外渗

【病史】

患者女性，65 岁，脑血管造影以评估颅内动脉瘤。

【初始接受的治疗方案】

从右肱动脉入路行脑血管造影术。

【治疗过程中遇到的问题】

在升主动脉中对 4F Simmons 导管行反向弯曲塑形成襻。然而仅通过回撤或旋转导管难以将塑型的导管从扭曲的头臂动脉推进到颈总动脉。亲水导丝辅助后，试验性对比剂注射显示对比剂沿右颈总动脉停滞，表明动脉夹层（图 4-163）。

【影像学检查】

头臂动脉造影评估假腔的范围。

【并发症】

血管造影显示从头臂动脉到近端颈总动脉有动脉夹层（图 4-164）。患者无脑缺血症状。

【处理并发症的可行方案】

• 使用球囊导管进行低压压迫。

• 支架置入术。

• 手术修复（如果血管内入路失败）。

【并发症的最终处理方案】

由于颈总动脉进行性狭窄，因此进行了颈动脉支架置入术。从右股动脉入路，依次放置 2 个自膨式颈动脉支架（10cm×4cm 和 10cm×3cm）（图 4-165）。

【并发症分析】

亲水导丝意外导致右侧颈总动脉夹层。

【预防策略与关键信息】

• 在反向弯曲塑形成襻的导管进行导丝操作可能减弱对导丝尖端的控制力从而导致血管损伤。

• 对于扭曲的头臂动脉，应使用不同的反向弯曲导管。

• 当通过肱动脉或桡动脉插管困难时，应考虑改用股动脉入路。

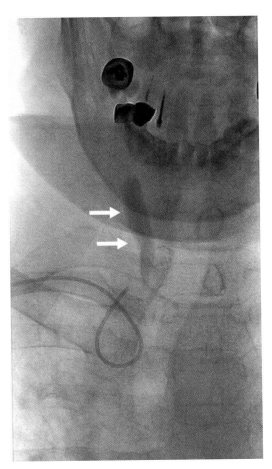

▲ 图 4-163 X 线片显示对比剂沿右颈总动脉停滞（白箭）

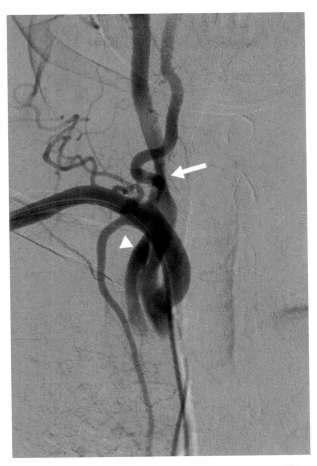

▲ 图 4-164 右颈总动脉的假腔（箭头）和狭窄（白箭）

拓展阅读

[1] Cloft HJ, Jensen ME, Kallmes DF, Dion JE. Arterial dissections complicating cerebral angiography and cerebrovascular interventions. AJNR Am J Neuroradiol 2000;21(3):541–545

[2] Fifi JT, Meyers PM, Lavine SD, Cox V, Silverberg L, Mangla S, Pile-Spellman J. Complications of modern diagnostic cerebral angiography in an academic medical center. J Vasc Interv Radiol 2009;20(4):442–447

[3] Vitek J. In Re: "Arterial dissection complicating cerebral angiography and cerebrovascular interventions." AJNR Am J Neuroradiol 2002;23(4):740–741

（3）造影导管致腓动脉穿孔。

【病史】

患者 68 岁，糖尿病，右腿严重肢体缺血，接受选择性血管造影和可能的介入治疗。

【初始接受的治疗方案】

右股总动脉（CFA）顺行穿刺后置入 4F 鞘。血管造影显示胫后动脉和胫前动脉慢性闭塞。腓动脉是唯一到达踝关节的血管。在该动脉的近端有 1 个偏心的短段重度狭窄（图 4-166）。计划对病变行经皮腔内血管成形术（PTA）。

【治疗过程中遇到的问题】

经 0.018 英寸导丝将 4F 多功能导管送入腓动脉。导丝可以很容易地定位在靶血管中，但是，造影导管不能跟随以验证腔内导管 / 导丝的位置。尽管如此，在遇到阻力后仍尝试进一步送入导管。当此操作失败后，将导管回撤，并计划进行初步的血管成形术。但是，血管造影显示病变部位血管破裂（图 4-167）。

【影像学检查】

选择性血管造影。

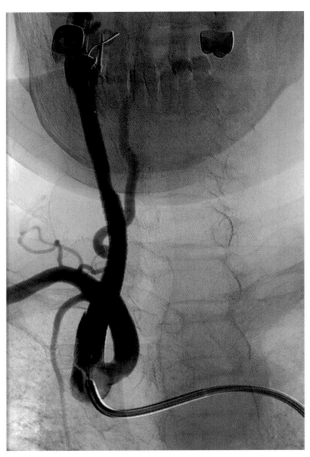

▲ 图 4-165　2 个颈动脉支架（10cm×4cm 和 10cm×3cm）依次放置以修复动脉夹层

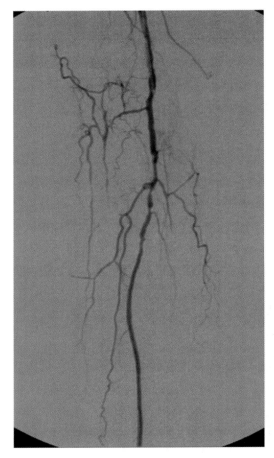

▲ 图 4-166　腓动脉重度狭窄的术前血管造影

【并发症】

严重的单支膝下动脉的医源性穿孔。

【处理并发症的可行方案】

• 在检测到的出血源处手动压迫小腿（由于靶血管的解剖位置而无法压迫）。

• 放置压力袖带并充气至收缩压水平直至止血。

• 选择性导管插入术和栓塞术（由于这是唯一供应脚部的血管而无法进行）。

• 支架置入术。

【并发症的最终处理方案】

经 0.018 英寸导丝将 1 个小直径的血管成形球囊（3mm×20mm）通过狭窄和破裂部位，经过长时间的血管成形术后仍然有高度残留的狭

窄。且对比剂外渗量增加，表明治疗的靶动脉有很大的缺损（图 4-168）。置入了直径 3mm 的球囊扩张支架（Graftmaster，Abbott Vascular）。此后狭窄消失且破裂处完全密封（图 4-169）。

【并发症分析】

该患者有严重的肢体缺血和严重的单支供应足部的血管狭窄，提示需要行血管再通。由于钙化斑块的高负荷使得病变部位通过困难。为了血管再通，在 0.018 英寸的导丝上引导 0.035 英寸内腔的造影导管。由于导管的设计与导丝在导管尖端处不匹配，无法将导管插入靶血管。强行抵抗阻力会导致血管穿孔。单纯血管成形术既不能治疗狭窄也不能治疗血管破裂，因此进行了支架置入术。

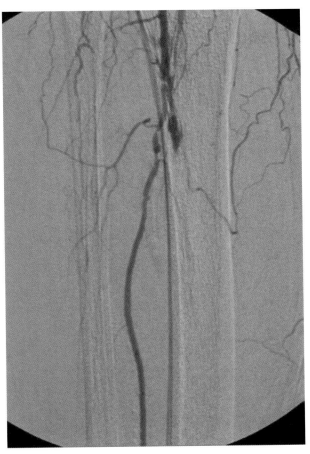

▲ 图 4-167　用 4F 导管试图强行穿过病变后靶血管破裂

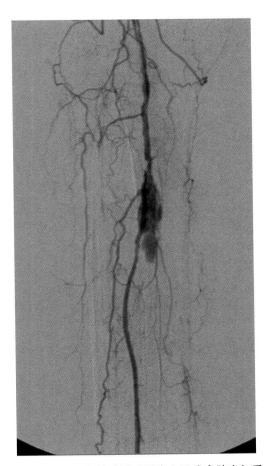

▲ 图 4-168　血管成形术后出血及残余狭窄加重

【预防策略与关键信息】

- 如果严重的狭窄难以再通，请使用带有合适导丝的专用小直径导管。
- 切勿在感到阻力时做任何推拉操作。
- 有为小管径动脉配备的小直径支架。

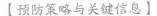

[1] Abdool MA, Morrison S, Sullivan H. Iatrogenic perforation of subclavian artery as a complication of coronary angiography from the radial route, endovascularly repaired with a covered stent graft. BMJ Case Rep 2013;bcr2012007602
[2] Ekici B, Erkan AF, Kütük U, Töre HF. Successful management of coronary artery rupture with stent graft: a case report. Case Rep Med 2014;391843
[3] Meguro K, Ohira H, Nishikido T, et al. Outcome of prolonged balloon inflation for the management of coronary perforation. J Cardiol 2013;61(3):206–209
[4] Narayan RL, Vaishnava P, Kim M. Radial artery perforation during transradial catheterization managed with a coronary polytetrafluoroethylene-covered stent graft. J Invasive Cardiol 2012;24(4):185–187
[5] Yeo KK, Rogers JH, Laird JR. Use of stent grafts and coils in vessel rupture and perforation. J Interv Cardiol 2008;21(1):86–99

（二）穿越病变

1. 支架对吻术中意外发生的支架移位

【病史】

患者 70 岁，有外周动脉疾病，影响生活质量。其根本原因是髂总动脉（CIA）中度狭窄，累及主动脉分叉。计划从双侧腹股沟入路行对吻支架手术。

【初始接受的治疗方案】

局部麻醉下，在每侧插入 1 个 6F 鞘逆行进入左右股总动脉（CFA）。2 条 0.035 英寸导线穿过病灶，每侧 1 根。计划从左侧放置 1 个

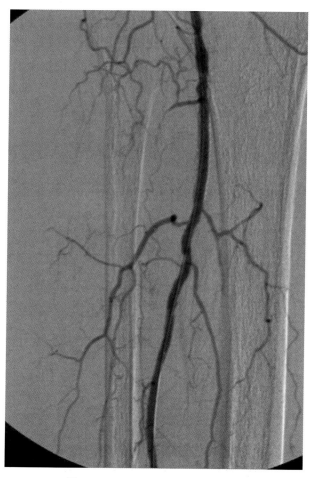

▲ 图 4-169 支架置入术后的最终结果

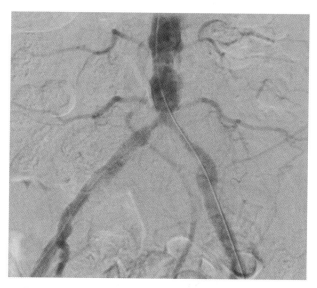

▲ 图 4-170 右腹股沟入路血管造影显示左右髂总动脉中度狭窄，病变均累及主动脉分叉。0.035 英寸导丝已从左腹股沟置入腹主动脉

CFA 通路保留导丝以在髂外动脉（EIA）中对支架进行球囊扩张。

- 血管内治疗采用同侧逆行入路，对靶病变处支架进行球囊扩张以完成对吻支架手术。

- 血管内治疗，在将鞘增大为 ≥ 9F 后，用圈套将支架取出。

- 手术（如果血管内入路失败）。

【并发症的最终处理方案】

血管内治疗采用同侧逆行入路，通过现有的 CFA 通路，将导丝留在原位，以便在目标病变处进行球囊扩张以完成对吻支架手术。要完成此程序，必须执行以下步骤。

可将 4mm×80mm 的球囊插入未扩张的支架。轻微的球囊扩张使其携带支架能够向靶病变处移动（图 4-172 和图 4-173）。支架到达预定的位置后，将支架用 4mm 球囊扩张，直至达到额定破裂压力，从而使支架直径达到 4.5mm。该直径足以将支架固定在对侧已经放置了支架的主动脉分叉处（图 4-174）。交换 8mm×40mm 的球囊，该球囊与对侧的 8mm×60mm 的球囊同时进行扩

8mm×59mm 支架，从右侧放置 1 个 9mm×29mm 支架，支架对吻以治疗左右 CIA 狭窄（图 4-170）。

【治疗过程中遇到的问题】

左髂总动脉的支架向靶病变推进顺利，右侧支架输送过程中与球囊分离，但仍保留在导丝上。取出球囊后支架套于鞘口（图 4-171）。

【影像学检查】

X 线检查可以确定支架的确切位置和潜在的支架损伤，即支架的变形。

【并发症】

支架移位和轻度变形。

【处理并发症的可行方案】

- 血管内治疗采用同侧逆行入路，通过现有

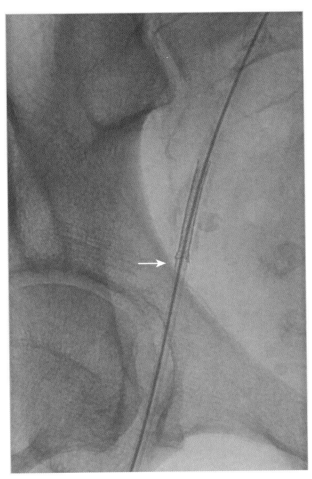

▲ 图 4-171　右腹股沟区 X 线检查，仍穿在导丝上的已移位支架套在鞘上。支架近端呈郁金香状套在鞘的远端（白箭）

张完成手术（图 4-175）。

【并发症分析】

疑为推送球囊扩张支架的失控导致支架移位。

【预防策略与关键信息】

- 支架推进应在 X 线下进行，尤其是在使用球囊扩张支架时。
- 如果支架无法穿过病变，则需要进行小心的预扩张！
- 如果在靶病变处初次放置失败的情况下必须撤回未释放的支架，请小心回撤，尤其是在鞘管的入口和止血阀处！
- 遇到阻力时，切勿以不受控制的方式推拉支

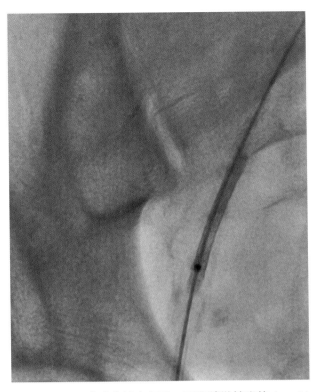

▲ 图 4-172　成功穿过支架后，已经稍微扩张的 **4mm×80mm** 球囊

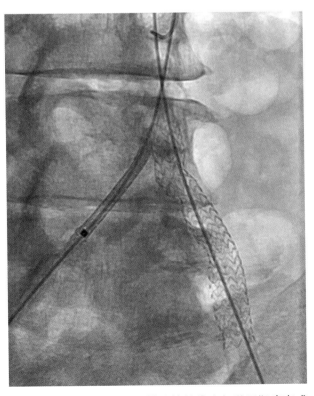

▲ 图 4-173　轻度的球囊扩张使其将支架送至靶病变成为可能。对侧支架已经扩张

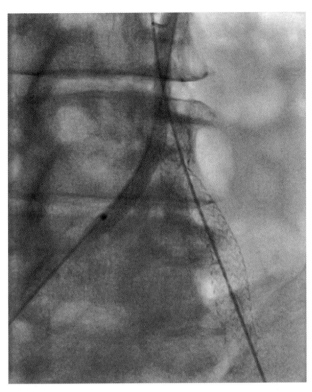

▲ 图 4-174　在额定破裂压力下扩张球囊，以便将支架固定在靶病变处

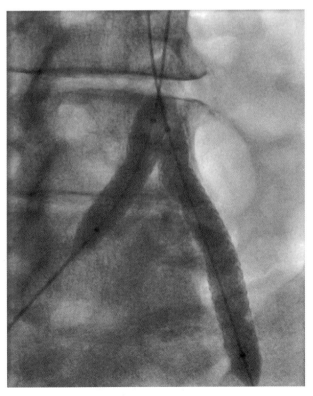

▲ 图 4-175　同时进行球囊扩张（对吻球囊，左侧 8mm×60mm，右侧 8mm×40mm），以确保适当的支架位置

架输送导管。

拓展阅读

[1] Broadbent LP, Moran CJ, Cross DT III, Derdeyn CP. Management of neuroform stent dislodgement and misplacement. AJNR Am J Neuroradiol 2003;24(9):1819–1822

[2] Meadows J, Teitel D, Moore P. Anatomical and technical predictors of stent malposition during implantation for vascular obstruction in patients with congenital and acquired heart disease. JACC Cardiovasc Interv 2010;3(10):1080–1086

[3] Taherioun M, Namazi MH, Safi M, et al. Stent underexpansion in angiographic guided percutaneous coronary intervention, despite adjunctive balloon post-dilatation, in drug eluting stent era. ARYA Atheroscler 2014;10(1):13–17

2. 椎动脉支架置入术中支架移位

【病史】

患者 69 岁，患有严重的椎 - 基底动脉功能不全，使用最佳的药物治疗方案也难以见效。在多学科会诊后，决定治疗根本病因——接近基底动脉的椎动脉重度狭窄。对侧椎动脉闭塞。该患者被安排在全麻下从右侧腹股沟入路行球囊扩张式药物洗脱支架置入。

【初始接受的治疗方案】

在全麻下，在右股总动脉（CFA）内放置 1 个 90cm 的 6F 长鞘。用望远镜技术将鞘向左锁骨下动脉（LSA）推进，然后用 0.014 英寸导丝引导 2.7F 微导管超选择插管左椎动脉起始部，导丝穿过位于 V_4 段水平的病变，并将导丝的远端放置在基底动脉中（图 4-176）。计划将用于冠状动脉的 2.75mm×12mm 紫杉醇洗脱球囊扩张支架放置于靶病变处。

【治疗过程中遇到的问题】

球囊（已安装支架）向靶病变推进顺利。当球囊的近端和远端标记物在靶病变处清晰识别时，却无法识别出支架。放大的图像未显示支架。推测支架在送达病变部位的途中脱落了。如通常所见，椎动脉的近端部分冗长迂曲（图 4-177）。术者将导丝保持在稳定的位置，取出球囊。X 线检查在冗长的 V_1 节段的水平上识别到

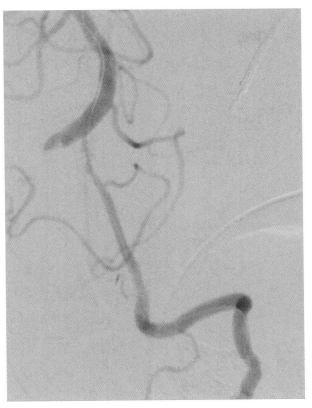

▲ 图 4-176　通过放置在 LSA 中的长鞘对左椎动脉进行血管造影。导丝穿过位于 V₄ 段水平的病变，其远端被放置在基底动脉中

支架，且支架仍在导丝上穿过。

【影像学检查】

X 线检查以确定支架的确切位置和损坏，即支架支撑杆的变形。

【并发症】

支架移位于冗长的 V_1 段水平。

【处理并发症的可行方案】

- 使用同侧逆行入路进行血管内治疗，方法是通过现有的通路从 CFA 到达锁骨下动脉，并保留导丝，以尝试在椎动脉近端使用球囊扩张支架，即使用 1 个小直径的球囊穿过支架。
- 利用现有通路进行血管内治疗。通过留在原处的导丝，使球囊穿过支架并尝试将两者都向靶病灶推进，以完成支架手术。
- 通过现有通路进行血管内治疗，并尝试通过

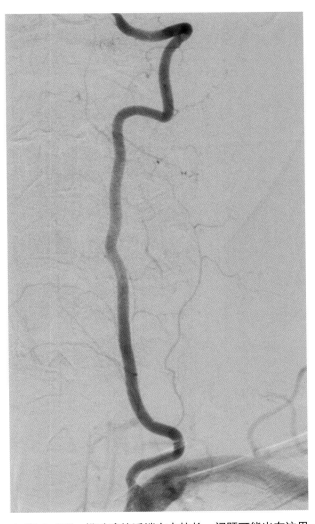

▲ 图 4-177　椎动脉的近端有点拉长。问题可能出在这里

将仍留在导丝上的支架圈套住，以最终将两者都取出。

【并发症的最终处理方案】

通过现有通路进行血管内治疗，圈套导丝上的支架和导丝本身，最终将两者移除。要完成此过程，必须执行以下步骤。

固定导丝，将圈套器穿在导丝上并向支架推进（图 4-178）。当圈套器套住支架时，小心地将其闭合，并和导丝一起撤回 6F 鞘内后取出（图 4-179）。

最后，放置一根新的导丝。小心推进新的支架，特别是在冗长的 V_1 段水平。支架放置于靶病变。最终的血管造影显示支架位置良好，无残

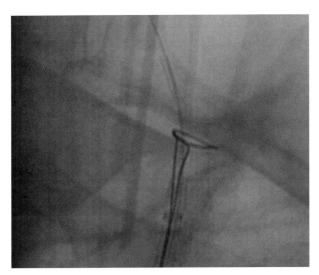

▲ 图 4-178　X 线片显示已经打开的圈套器，仍然卡在支架之外

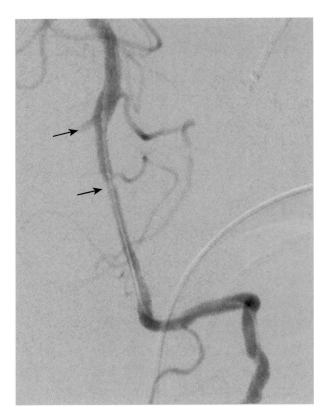

▲ 图 4-180　最终血管造影显示支架位置良好（黑箭），无残余狭窄

球囊扩张式支架时。

• 如果支架无法穿过病变，则必须进行小心的预扩张！

• 靶病灶处初次支架放置失败且必须移除支架时，应小心地移开支架，尤其是在鞘管入口和止血阀的水平。

• 遇到阻力时，切勿以不受控的方式推拉支架输送导管。

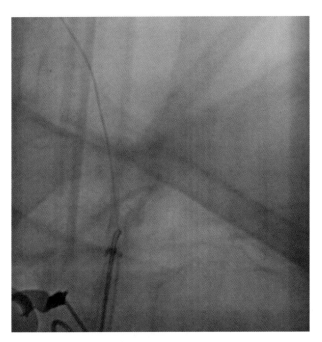

▲ 图 4-179　X 线检查鞘管入口处闭合的圈套器。支架仍在鞘管外部，此时异物取出体外的动作必须非常小心

余狭窄（图 4-180）

　【并发症分析】

　疑为推送球囊扩张支架的失控导致支架移位。

　【预防策略与关键信息】

• 应在 X 线下控制支架的推送，尤其是在使用

拓展阅读

[1] Broadbent LP, Moran CJ, Cross DT III, Derdeyn CP. Management of neuroform stent dislodgement and misplacement. AJNR Am J Neuroradiol 2003;24(9):1819–1822

[2] Meadows J, Teitel D, Moore P. Anatomical and technical predictors of stent malposition during implantation for vascular obstruction in patients with congenital and acquired heart disease. JACC Cardiovasc Interv 2010;3(10):1080–1086

[3] Taherioun M, Namazi MH, Safi M, et al. Stent underexpansion in angiographic guided percutaneous coronary intervention, despite adjunctive balloon post-dilatation, in drug eluting stent era. ARYA Atheroscler 2014;10(1):13–17

3. 股浅动脉慢性完全闭塞治疗时导管嵌顿

【病史】

患者女性，80岁，出现严重的肢体缺血和前足骨髓炎。患者有因右股骨近端骨折而手术复位和内固定术（ORIF）的病史。

【初始接受的治疗方案】

股动脉血管造影显示在原手术部位环扎钢丝处有短段股浅动脉（SFA）闭塞。亲水导丝通过闭塞段。但标准的造影导管不能通过病变部位。改为用 TrailBlazer（Ev3）支撑导管成功推进通过病变（图 4-181）。

【影像学检查】

血管造影。

【治疗过程中遇到的问题】

TrailBlazer 导管无法后撤以进行血管成形术。

【并发症】

多次尝试移除导管均告失败，并且随着牵引力的增加，导管远端被卡住嵌入狭窄远端（图 4-182）。

【处理并发症的可行方案】

• 尝试进行血管内圈套。

• 手术取出（如果血管内入路失败）。

【并发症的最终处理方案】

尝试使用圈套技术进行血管内取出，但由于导管的末端不易接近而告失败。最终患者成功进行了外科手术清除异物，并进行了旁路手术。

【并发症分析】

在既往手术区域内进行血管成形术是很困难的。对患者进行一期的血管重建可能更合适。

【预防策略与关键信息】

• 既往手术区域内的动脉可能会形成增加阻力的纤维化结构。

• 这些狭窄可能对血管内治疗反应较差，应考虑一期手术血管重建术。

• 拔除导管时避免使用过度的牵引力。

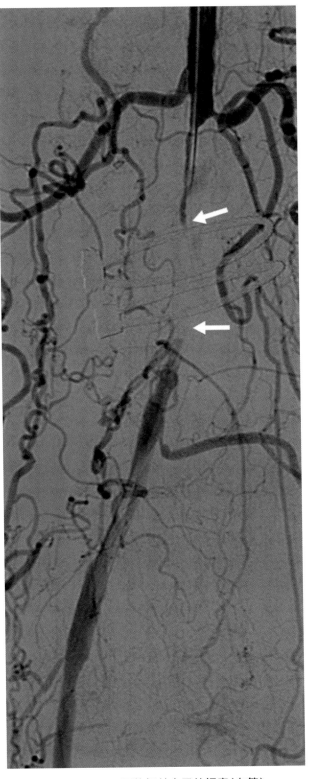

▲ 图 4-181　环扎钢丝水平处闭塞（白箭）

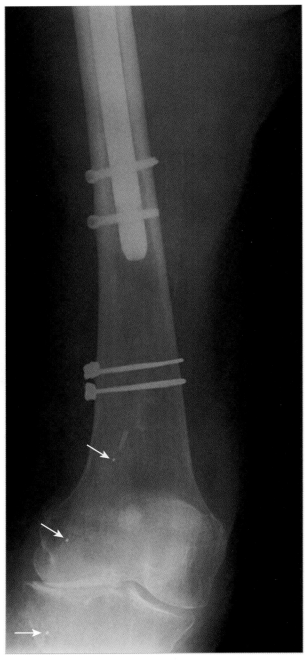

▲ 图 4-182　血管造影后 X 线片显示了在环扎钢丝远端的 **TrailBlazer** 导管不透射线的标记（白箭）

拓展阅读

[1] Aydin H, Kandemir O, Günaydin S, Zorlutuna Y. A peeled off and entrapped intraaortic balloon catheter in the femoral artery: an unusual complication. Interact Cardiovasc Thorac Surg 2004;3(2):314–316

[2] Conti JB, Geiser E, Curtis AB. Catheter entrapment in the mitral valve apparatus during radiofrequency ablation. Pacing Clin Electrophysiol 1994;17(10):1681–1685

[3] Jahollari A, Sarac A, Ozal E. Intra-aortic balloon pump rupture and entrapment. Case Rep Vasc Med 2014;378672

[4] Lorusso R, De Cicco G, Ettori F, Curello S, Gelsomino S, Fucci C. Emergency surgery after saphenous vein graft perforation complicated by catheter balloon entrapment and hemorrhagic shock. Ann Thorac Surg 2008;86(3):1002–1004

[5] Taniguchi N, Mizuguchi Y, Takahashi A. Longitudinal stent elongation during retraction of entrapped jailed guidewire in a side branch with balloon catheter support: a case report. Cardiovasc Revasc Med 2015;16(1):52–54

4. 逆行性通路所致髂动脉夹层

【病史】

患者男性，71 岁，因左腿慢性间歇性跛行而计划接受介入治疗。无创成像已检测到左髂外动脉（EIA）狭窄。计划对该患者从左侧逆行入路进行血管再通。

【初始接受的治疗方案】

逆行穿刺左股总动脉（CFA）并放置 6F 鞘后，经鞘行数字减影血管造影（DSA）。逆行注射对比剂显示髂总动脉分叉处开始 EIA 长段轻至中度狭窄（图 4-183）。尝试使用多功能导管及亲水导丝（0.035 英寸）进行血管再通。

【治疗过程中遇到的问题】

在再通过程中，导丝通过 EIA 进入 CIA 的难度比预期的要大。导丝主要在髂动脉分叉处的内膜下走行。经鞘注射对比剂显示 EIA 广泛夹层，髂内动脉（IIA）完全闭塞（图 4-184）。

【影像学检查】

从右侧腹股沟逆行进入肾下腹主动脉置管行血管造影。

【并发症】

左侧 EIA 的医源性夹层，直达 CFA（图 4-185）。治疗开始时存在的股动脉搏动此时已无法触及。此时患者尚无静息痛。

【处理并发症的可行方案】

• 中止手术。全身肝素化，1～2 天后复查血管造影。

• 已建立的对侧入路顺行血管再通，PTA 和

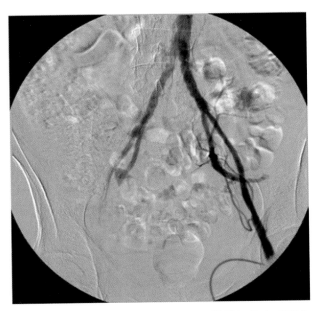

▲ 图 4-183 通过左髂总动脉内的血管鞘行数字减影血管造影显示左髂外动脉轻至中度狭窄

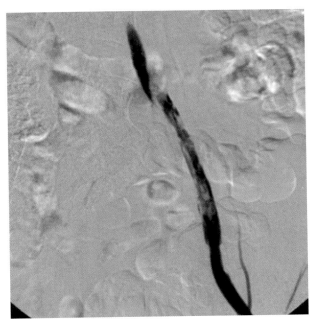

▲ 图 4-184 逆行对比剂注射显示广泛的髂外动脉夹层

（或）支架放置。

• 手术（如果血管内治疗措施失败）。

【并发症的最终处理方案】

使用 0.035 英寸导丝引导 4F 罗氏肠系膜下（RIM）导管（Cordis / Johnson & Johnson）穿过左侧 EIA 的夹层处。将导丝换成更硬的涂有特氟

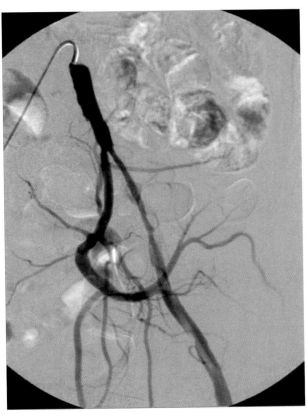

▲ 图 4-185 从右逆行入路行对侧血管造影显示夹层自左髂外动脉直达髂总动脉。髂内动脉仍可显示

龙的钢丝。将一根长 45cm 的 6F 鞘放置在 CIA 中。从远端的 CFA 开始置入自膨式支架（SES，10mm×60 mm）后 EIA 远端仍存在夹层内膜片（图 4-186）。使用 8mm 球囊进行了长时间的 PTA（8 个标准大气压，5min）。复查血管造影显示无夹层或残余狭窄，效果良好（图 4-187）。

【并发症分析】

本例中髂动脉轻至中度狭窄的介入手术，看似简单易行，但实际上却相当复杂。亲水涂层导丝最初进入内膜下间隙形成动脉夹层，鞘内逆行注射对比剂可能会加重该问题，导致夹层病变加重。从对侧腹股沟入路顺行再通是可能的，并成功治疗病变。

【预防策略与关键信息】

• 考虑通过对侧行"翻山"入路对孤立的 EIA

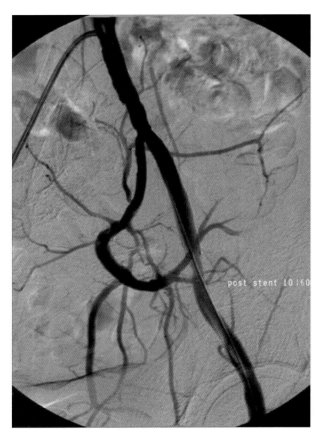

▲ 图 4-186　支架置入后左髂外动脉远端仍有夹层

病变进行初次顺行性再通。

- 避免对严重髂动脉病变患者经鞘内强行逆行注射对比剂。

- 即使临床表现简单的患者也可能出乎意外地导致更复杂的手术。

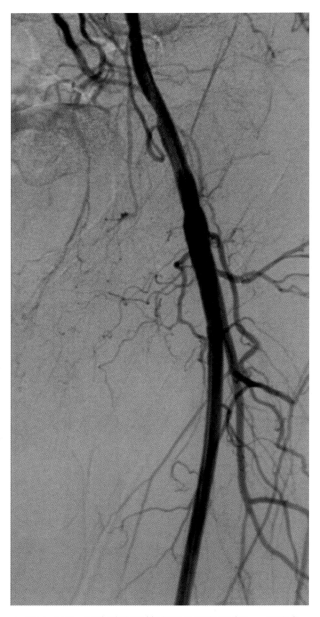

▲ 图 4-187　经皮腔内血管成形术后夹层消失，无残余狭窄

拓展阅读

[1] Fanelli F, Cannavale A, Gazzetti M, D'Adamo A. Commentary: how do we deal with dissection after angioplasty? J Endovasc Ther 2013;20(6):801–804

[2] Funovics MA, Lackner B, Cejna M, et al. Predictors of long-term results after treatment of iliac artery obliteration by transluminal angioplasty and stent deployment. Cardiovasc Interv Radiol 2002;25(5):397–402

[3] Onal B, Ilgit ET, Yücel C, Ozbek E, Vural M, Akpek S. Primary stenting for complex atherosclerotic plaques in aortic and iliac stenoses. Cardiovasc Interv Radiol 1998;21(5):386–392

[4] Treiman GS, Schneider PA, Lawrence PF, Pevec WC, Bush RL, Ichikawa L. Does stent placement improve the results of ineffective or complicated iliac artery angioplasty? J Vasc Surg 1998;28(1):104–112

[5] Tsetis D. Endovascular treatment of complications of femoral arterial access. Cardiovasc Interv Radiol 2010;33(3): 457–468

5. 血管成形术所致远端栓塞的溶栓治疗

【病史】

患者男性，68 岁，无痛步行 50m，就会出现右腿间歇性跛行。近 4 周症状加剧。无创成像证实周围血管疾病伴有股浅动脉（SFA）的短段闭塞。该患者计划行经皮腔内血管成形术（PTA）治疗。

【初始接受的治疗方案】

右股总动脉（CFA）顺行穿刺，置入 6F 鞘。动脉内注射 5000U 肝素。通过 0.018 英寸导丝（V$_{18}$，Boston Scientic）和 4F 造影导管通过短段闭塞的 SFA。使用 5mm 球囊进行血管成形术。血管成形术后没有相关的残余狭窄。但出现了远端栓塞（图 4-188）。

【治疗过程中遇到的问题】

复查血管造影显示 3 支膝下（below-the-knee，BTK）动脉的近端弥漫性栓塞（图 4-189）。

【影像学检查】

选择性血管造影。

【并发症】

远端栓塞扩散到所有 3 支 BTK 动脉中。

【处理并发症的可行方案】

• 经皮穿刺血栓抽吸术。
• 局部导管溶栓术。
• 机械溶栓术。
• 开放式手术血栓切除术。

【并发症的最终处理方案】

采用局部低剂量溶栓。用 4F 多功能导管插管至腘动脉远端，推注 5mg 的重组组织型纤溶酶原激活药（rt-PA）（Actilyse，Boehringer Ingelheim）。然后，在 30min 内将 10mg rt-PA 间断给药。复查血管造影显示所有受影响的动脉血栓均开始溶解。局部区域使用 rt-PA，1mg/h，持续溶解到第 2 天，完全恢复通畅。

【并发症分析】

本例为外周血管疾病患者血管再通术的典型并发症。根据斑块成分和闭塞时间，不同类型的病变碎片可能在导管操作过程中脱落。斑块或血栓将被血流带到远端并阻塞流出道血管。为了保证初始操作的结果，必须立即清除这些物质。在这个患者中，血栓负荷相对较高的 3 支 BTK 动

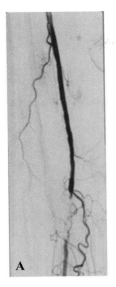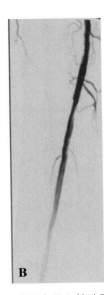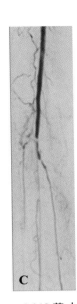

▲ 图 4-188 **A.** 股浅动脉闭塞段血管造影。**B. 0.018** 英寸导丝（**V18，Boston Scientific**）和 **4F** 造影导管通过短段股浅动脉闭塞段。血管成形术后没有可见的相关残余狭窄。**C.** 远端栓塞显示累及胫前动脉、腓动脉干及腓动脉水平

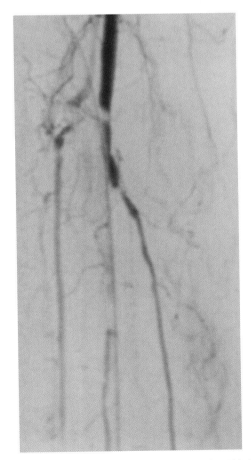

▲ 图 4-189 放大血管造影显示膝关节下方近端弥漫性栓塞

脉均被弥漫性栓塞。根据前4周临床症状的恶化，推测潜在的病变中存在亚急性血栓形成。栓塞的局部低剂量溶栓，在30min后显示血流量显著改善（图4-190）。

【预防策略与关键信息】

• 远端栓塞是外周血管成形术的常见并发症。

• 使用小直径导管技术可能可以降低远端栓塞的发生率。

• 患者应在血管再通术前接受抗血小板和抗凝血药物治疗。

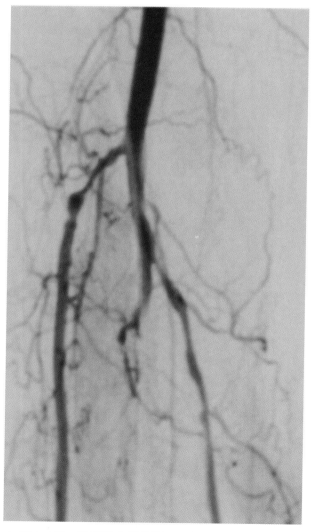

▲ 图4-190 选择性血管造影显示短期局部纤溶治疗后的最终结果。作为足部主要供血动脉的胫前动脉和胫后动脉再通，而腓动脉仍部分闭塞

• 必须在血管再通前后记录远端流出血管的通畅性，以检测和治疗远端栓塞。

• 介入放射科医师应熟悉血管内血栓清除技术。

拓展阅读

[1] Banerjee S, Sarode K, Brilakis ES. Protected PTA in the lower limbs: a step forward in preventing distal embolization. J Endovasc Ther 2013;20(3):420–421

[2] De Luca G, Navarese EP, Suryapranata H. A meta-analytic overview of thrombectomy during primary angioplasty. Int J Cardiol 2013;166(3):606–612

[3] Jahnke T, Schäfer JP, Bolte H, et al. Retrospective study of rapidexchange monorail versus over-the-wire technique for femoropopliteal angioplasty. Cardiovasc Intervent Radiol 2008;31(5):854–859

[4] Morrissey NJ. When is embolic protection needed in lower extremity interventions and how should it be done. J Cardiovasc Surg (Torino) 2012;53(2):173–175

[5] Razavi MK. Detection and treatment of acute thromboembolic events in the lower extremities. Tech Vasc Interv Radiol 2011;14(2):80–85

[6] Reeves R, Imsais JK, Prasad A. Successful management of lower extremity distal embolization following percutaneous atherectomy with the JetStream G3 device. J Invasive Cardiol 2012;24(6):E124–E128

[7] Spiliopoulos S, Theodosiadou V, Koukounas V, et al. Distal macroand microembolization during subintimal recanalization of femoropopliteal chronic total occlusions. J Endovasc Ther 2014;21(4):474–481

[8] Zeller T, Schmidt A, Rastan A, Noory E, Sixt S, Scheinert D. Initial experience with the 5×300-mm Proteus embolic capture angioplasty balloon in the treatment of peripheral vascular disease. J Endovasc Ther 2012;19(6):826–833

[9] Zhang F, Zhang H, Luo X, Liang G, Feng Y, Zhang WW. Catheterdirected thrombolysis-assisted angioplasty for chronic lower limb ischemia. Ann Vasc Surg 2014;28(3):590–595

6. 亲水涂层导丝所致肾损伤

【病史】

患者男性，72岁，肾血管病史多年，并且行双侧肾动脉支架置入术后。患者因加重的高血压，使用三联抗高血压药物仍然不能控制，遂转入血管外科进一步评估。彩色多普勒超声检查显示有支架内再狭窄（in-stent restenosis，ISR）的情况，并且右侧较左侧更为严重。患者遂计划进行血管造影进一步评估再狭窄，必要时进行治疗。

【初始接受的治疗方案】

患者术前给予75mg氯吡格雷和100mg阿司

匹林（ASA）双抗凝治疗。右侧股动脉（CFA）穿刺，置入 6F 45cm 长鞘，并定位于肾下腹主动脉，造影证实双侧肾动脉支架内再狭窄，其中右肾动脉为重度狭窄，左肾动脉为中度狭窄（图 4-191）。使用 4F 亲水涂层导管配合 0.014 英寸的无创导丝（Spartacore，Abbott）配合进行右肾动脉插管失败。改用 0.018 英寸的直头亲水导丝（V18 ControlWire，Boston Scientific）进行插管尝试，导丝顺利通过狭窄段并成功跟进造影导管。交换 0.014 英寸的微导丝，沿微导丝引入切割球囊血管成形术（CBA）对 ISR 进行扩张治疗。术后再次造影显示良好效果，没有明显残余狭窄。

【治疗过程中遇到的问题】

术后拔出导管和导丝，闭合右侧腹股沟穿刺点。患者自诉右侧腹痛加重，腹痛是在最初右侧病变插管后数分钟内出现的。患者遂进行 CT 检查，以排除后腹膜血肿。

【影像学检查】

CT。

【并发症】

CT 影像显示右肾后段有 1 个较大的包膜下血肿（图 4-192）。未见明显的腹膜后出血。

【处理并发症的可行方案】

• 密切观察病变进展，对症治疗疼痛。
• 造影评估右肾出血的部位并进行血管内治疗。
• 外科手术治疗。

【并发症的最终处理方案】

确诊后患者被迅速转入导管室。右侧股动脉再次穿刺并置入 5F 血管鞘。Cobra 导管在 0.035 英寸导丝的配合下插管右肾动脉成功，并进行选择性动脉造影。造影显示肾动脉的包膜动脉分支可见活动性出血（图 4-193）。使用 2.7F 微导管超选择插管至出血分支，并使用 3mm 微弹簧圈成功栓塞出血动脉（图 4-194）。

术后 1 天 CT 血管成像显示包膜下血肿未增大，没有活动性出血征象，弹簧圈置入部位可见伪影（图 4-195）。患者此时已经没有明显临床症状，可以下床活动。

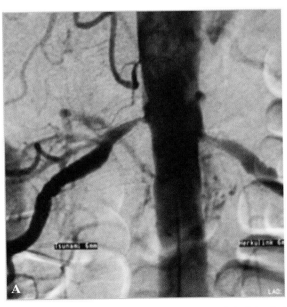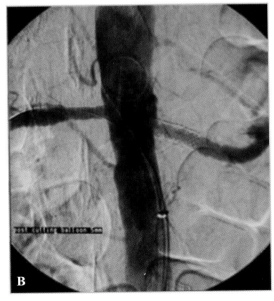

▲ 图 4-191　A. 造影检查显示右肾动脉支架重度狭窄，左肾动脉支架中度狭窄；B. 球囊成形术后对比造影显示血流通畅，无明显残余狭窄

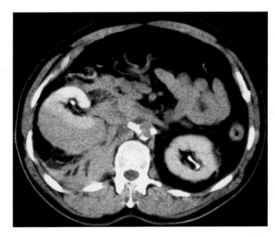

▲ 图 4-192　CT 扫描显示右肾背侧可见 1 个大的包膜下血肿

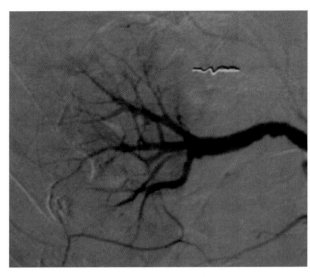

▲ 图 4-194　成功置入 3mm 微弹簧圈后血管造影显示出血动脉完全闭塞

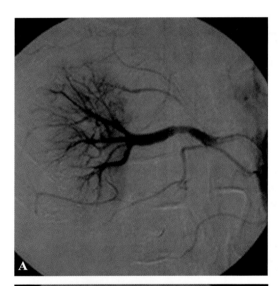

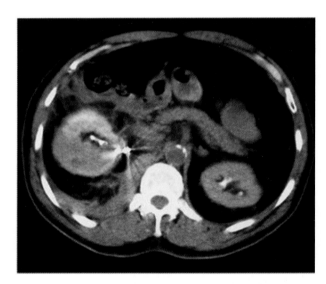

▲ 图 4-195　成功栓塞后复查 CT 显示在微弹簧圈层面可见伪影。注意，血肿保持稳定

【并发症分析】

本例考虑为 0.018 英寸的直头亲水导丝在进行右肾动脉插管时损伤包膜动脉，导致了潜在危及生命的出血并发症。血管内栓塞能够有效治疗并挽救肾脏。

【预防策略与关键信息】

• 使用专用的无创伤低张力导丝进行内脏动脉的选择性插管。

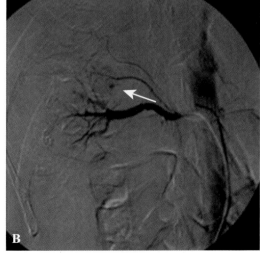

▲ 图 4-193　选择性造影显示在肾动脉分支包膜动脉可见活动性出血（白箭）

- 在使用亲水导丝进行内脏动脉开通时，需要在全程 X 线下进行
- 肾动脉血管内治疗后，若出现侧腹痛，需要迅速进行影像学检查，排除活动性出血。

拓展阅读

[1] Lee SY, Kim SM, Bae JW, et al. Renal artery perforation related with hydrophilic guidewire during coronary intervention: successful treatment with polyvinyl alcohol injection. Can J Cardiol 2012;28(5):612.e5–e7

[2] Axelrod DJ, Freeman H, Pukin L, Guller J, Mitty HA. Guidewire perforation leading to fatal perirenal hemorrhage from transcortical collaterals after renal artery stent placement. J Vasc Interv Radiol 2004;15(9):985–987

[3] Soriano-Pérez AM, Baca-Morilla Y, Galindo-de Blas B, Bejar-Palma MP, Martín-Ortiz M, Bueno-Millán MP. Renal artery rupture during complicated recovery from angioplasty to treat renal stenosis. Nefrologia 2012;32(2):258–260

7. 血管成形术所致远端栓塞的吸栓治疗

【病史】

患者女性，77 岁，因左下肢严重缺血入院。影像学显示患者左下肢股浅动脉短段闭塞。计划实施经皮腔内血管成形术（PTA）。

【初始接受的治疗方案】

穿刺右股总动脉（CFA）成功后置入 6F 血管鞘后，动脉给予 5000U 肝素。使用超滑导丝和诊断导管配合下成功开通 SFA 闭塞段血管，然后使用 5mm 球囊进行血管成形术，结果显示手术成功。

【治疗过程中遇到的问题】

对照血管造影显示腓动脉远端闭塞，而这支血管是术前膝下（BTK）动脉中唯一通畅的血管（图 4-196）。因为这支动脉的存在，患者未出现明显静息痛。

【影像学检查】

选择性动脉造影。

【并发症】

单支 BTK 动脉的医源性栓塞。

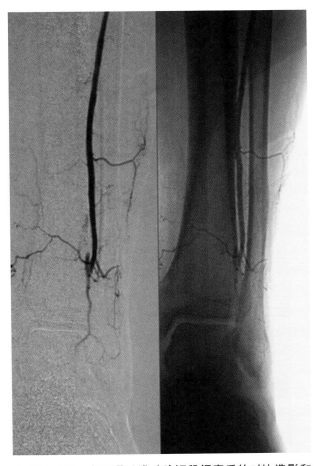

▲ 图 4-196　在开通股浅动脉短段闭塞后的对比造影和 X 线片显示血管远端闭塞

【处理并发症的可行方案】

- 经皮穿刺血栓抽吸术。
- 局部动脉灌注溶栓。
- 机械取栓治疗。
- 开放手术血栓切除术。

【并发症的最终处理方案】

选择 PTA 治疗。使用造影导管在 0.035 英寸亲水导丝配合下到达远端阻塞部位，经导丝交换 5F 100cm 的导引导管，并将导引导管置于阻塞部位的起始部。移除导丝，然后使用 50ml 注射器在持续负压状态下进行抽吸，使用导管抽吸 2 次（图 4-197）。对比造影显示 1 支 BTK 动脉开通（图 4-198）。

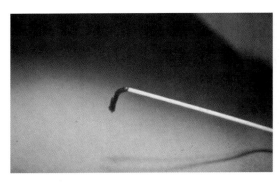

▲ 图 4-197　5F 导引导管可见栓子

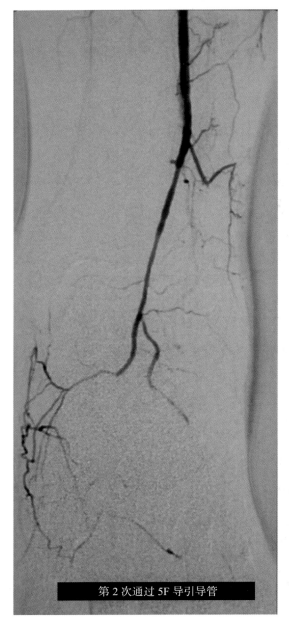

第 2 次通过 5F 导引导管

▲ 图 4-198　经皮穿刺血栓抽吸术后造影显示远端单支流出道血管开通

【并发症分析】

本例为外周血管疾病患者血管再通术中的典型并发症。根据斑块成分和闭塞时间的不同，不同类型的栓子可能在导管操作过程中脱落。血液中的物质或血栓会被带到远端，堵塞流出道血管。为了保证手术治疗的效果，应立即清除栓子。这名患者，血液凝块被很容易地抽出并迅速恢复了血流。

【预防策略与关键信息】

• 远端栓塞是外周血管成形术中的常见并发症。

• 使用更细外径的导管可导致远端栓塞率降低。

• 患者应在再通术前接受抗血小板和抗凝血药物治疗。

• 远端流出血管的通畅性必须在再通术前和术后记录，以发现和治疗远端栓塞。

• 介入放射科医师应熟悉血管内血栓清除技术。

拓展阅读

[1] Banerjee S, Sarode K, Brilakis ES. Protected PTA in the lower limbs: a step forward in preventing distal embolization. J Endovasc Ther 2013;20(3):420–421

[2] De Luca G, Navarese EP, Suryapranata H. A meta-analytic overview of thrombectomy during primary angioplasty. Int J Cardiol 2013;166(3):606–612

[3] Morrissey NJ. When is embolic protection needed in lower extremity interventions and how should it be done. J Cardiovasc Surg (Torino) 2012;53(2):173–175

[4] Razavi MK. Detection and treatment of acute thromboembolic events in the lower extremities. Tech Vasc Interv Radiol 2011;14(2):80–85

[5] Reeves R, Imsais JK, Prasad A. Successful management of lower extremity distal embolization following percutaneous atherectomy with the JetStream G3 device. J Invasive Cardiol 2012;24(6):E124–E128

[6] Spiliopoulos S, Theodosiadou V, Koukounas V, et al. Distal macroand microembolization during subintimal recanalization of femoropopliteal chronic total occlusions. J Endovasc Ther 2014;21(4):474–481

[7] Zeller T, Schmidt A, Rastan A, Noory E, Sixt S, Scheinert D. Initial experience with the 5 × 300-mm Proteus embolic capture angioplasty balloon in the treatment of peripheral vascular disease. J Endovasc Ther 2012;19(6):826–833

[8] Zhang F, Zhang H, Luo X, Liang G, Feng Y, Zhang WW. Catheterdirected thrombolysis-assisted angioplasty for chronic lower limb ischemia. Ann Vasc Surg 2014;28(3):590–595

（三）球囊扩张

1.经皮腔内成形术治疗多节段股腘动脉狭窄术中发生的足背动脉栓塞

【病史】

患者 75 岁，左腿跛行；磁共振成像（MRI）显示左侧股腘动脉多节段动脉狭窄。进行血管内治疗前，顺行造影显示多发股浅动脉（SFA）狭窄伴远端股浅动脉和腘动脉闭塞，累及腘动脉 P_1 段（图 4-199 和图 4-200）。胫前动脉近段显示中度短段狭窄；胫前动脉为足部的主要供血动脉，同时显示腓动脉和胫后动脉纤细（图 4-201）。拟给予患者顺行穿刺同侧股总动脉（CFA）入路行球囊扩张血管成形术。

【初始接受的治疗方案】

在局部麻醉下，长 10cm 的 6F 血管鞘顺行置入左侧股浅动脉。0.018 英寸的亲水导丝在 4F 的单弯导管的配合下穿过股浅动脉狭窄段和腘动脉闭塞段。然后使用长球囊行 PTA 治疗（5mm×200mm，6 个标准大气压）。

【治疗过程中遇到的问题】

患者主诉突然出现感觉障碍和脚痛。

【影像学检查】

血管造影检查流出道。

【并发症】

血栓栓塞胫前动脉远端（主要供血动脉），导致足部缺血（图 4-202）。

【处理并发症的可行方案】

• 通过已经建立的通道置入 65cm 长的 6F 长鞘，置于股浅动脉远端或腘动脉内。使用专用抽吸导管或导引导管，行经皮穿刺血栓抽吸术（PAT）。如果要延长手术时间，需要监测活化凝血时间（ACT），并且据此增加肝素的使用。

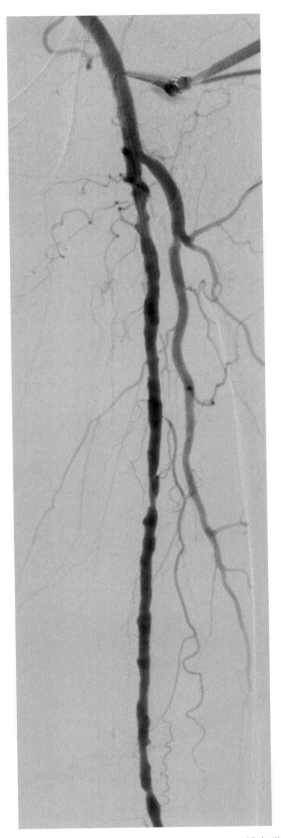

▲ 图 4-199　血管造影显示股浅动脉中段和远端多发血管壁不规则和中度狭窄

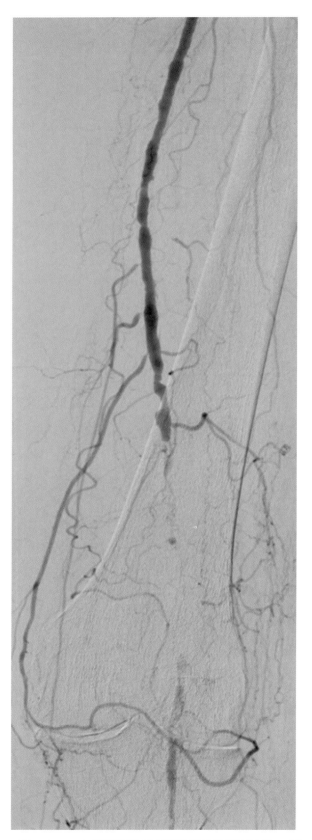

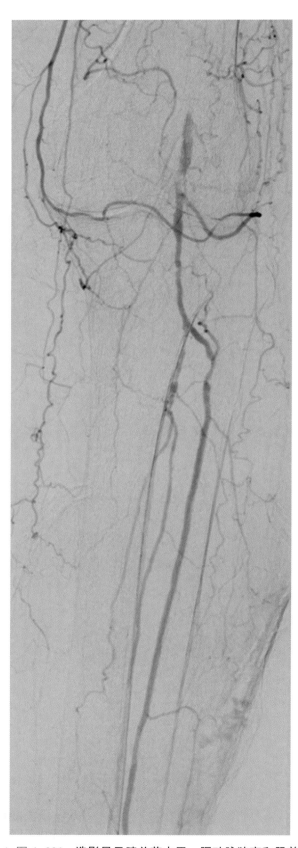

▲ 图 4-200　血管造影显示远端股浅动脉到腘动脉 P_1 段闭塞，注意可见许多侧支血管形成

▲ 图 4-201　造影显示膝关节水平，腘动脉狭窄和胫前动脉近端狭窄，胫前动脉是足部的主要供血血管

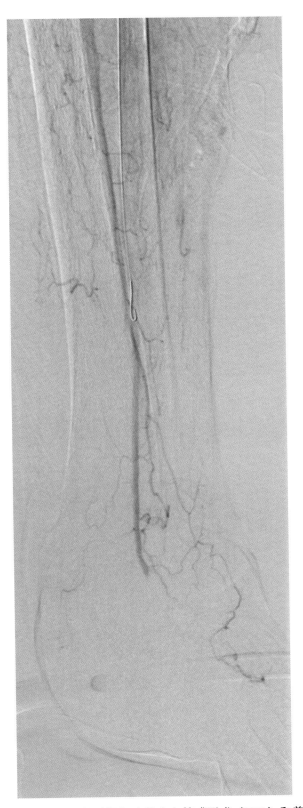

▲ 图 4-202　长时间经皮腔内血管成形术（PTA）和普通球囊血管成形术（POBA）后的血管造影显示由于远端踝上胫前动脉栓塞，足部的血液供应严重受损。侧支代偿血流极差

- 使用机械取栓器械进行血管内治疗（如利用流体力学吸栓装置，支架取栓装置）
- 短期纤溶治疗。
- 手术（如果血管内治疗失败）。

【并发症的最终处理方案】

通过现有通路进行血管内治疗。短鞘换成长 65cm 的 6F 鞘。125cm 长的 4F 多功能（MP）导管在 0.014 英寸的导丝配合下穿过闭塞段到达远端足背动脉。撤出 MP 导管后，使用快速交换技术引入抽吸导管（Fetch 2，135cm，远端轴 4F，Medrad）并且置入闭塞段，开始第 1 次抽吸操作，在取出抽吸导管的同时保留导丝在原位。

第 1 次血管对比造影检查显示血流明显改善，阻塞的侧支血管恢复通畅（图 4-203）。经过 2 次抽吸后，进入足部的血流完全恢复（图 4-204）。血栓栓塞物质使用 1 个过滤器收集（图 4-205）。

【并发症分析】

单纯的下肢 PTA 导致小腿动脉下游栓塞。

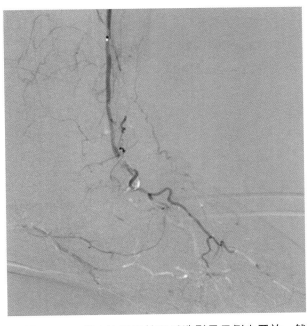

▲ 图 4-203　第 1 次手工抽吸后造影显示侧支开放。然而，足背动脉的主要部分仍然血流缓慢

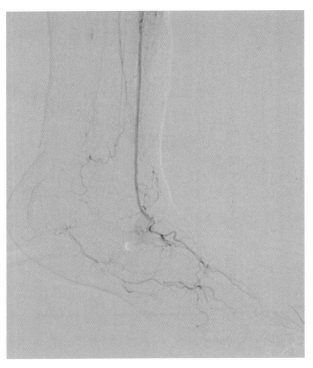

▲ 图 4-204　使用快速交换技术经过 2 次抽吸治疗后，最后造影显示经过足背动脉进入足部的血流完全恢复

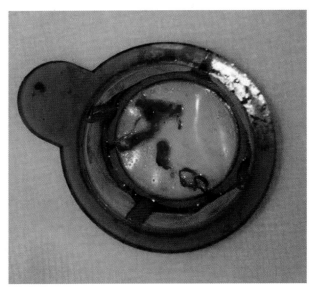

▲ 图 4-205　3 次抽吸后过滤，收集大量新鲜血栓。用 20ml 锁式注射器进行抽吸，使用抽吸导管的单轨技术，可以使导丝保持在一个稳定的位置无须拉出

【预防策略与关键信息】

- 在通过病变部位和进行 PTA 操作时要非常小心。

- 在开通病变部位和在对病变进行治疗时，考虑使用小外径的器械，例如，0.018 英寸的导丝和与之相兼容的球囊（如在本例中使用的）。

- 栓塞事件是不可预测的——看起来容易发生栓塞的病变经常不会导致血栓碎片脱落（尽管该病变看起来很糟糕，并导致并发症），看起来安全的病变反而可能会导致栓塞。

- 当栓塞事件发生后，不要犹豫。要尽快使用经皮穿刺血栓抽吸术或其他药物机械血栓清除技术。

拓展阅读

[1] Spiliopoulos S, Theodosiadou V, Koukounas V, et al. Distal macroand microembolization during subintimal recanalization of femoropopliteal chronic total occlusions. J Endovasc Ther 2014;21(4):474–481

[2] Zhang F, Zhang H, Luo X, Liang G, Feng Y, Zhang WW. Catheterdirected thrombolysis-assisted angioplasty for chronic lower limb ischemia. Ann Vasc Surg 2014;28(3):590–595

2. 经臂入路腹股沟下经皮腔内血管成形术中膝下栓塞事件

【病史】

患者 65 岁，因外周血管疾病导致生活不便。病变位于双侧股深动脉和股浅动脉（SFA）起始部，为短段重度狭窄（图 4-206）。由于之前在主动脉分叉处进行了对吻支架置入手术，导致无法从对侧腹股沟进行"翻山"操作，因此拟从左侧经臂入路行球囊扩张术。

【初始接受的治疗方案】

局部麻醉下，将 5F 的 90cm 长鞘逆行置入左肱动脉。第 1 根 0.018 英寸的导丝穿过股浅动脉病灶，随后进行长时间 PTA 治疗（5mm×60mm，10 个标准大气压）（图 4-207）。第 2 根导丝被置入股深动脉，保留 SFA 导丝。对股深动脉病变进行 PTA 治疗（4mm×60mm）（图 4-208）。对比血管造影显示股深动脉仍有明显残余狭窄，而

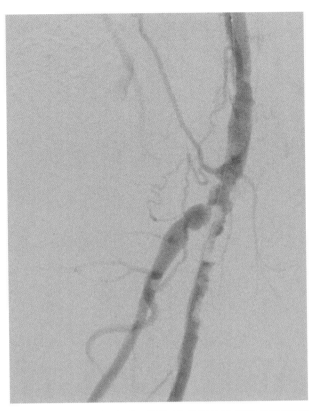

▲ 图 4-206 数字减影血管造影术显示股深动脉和股浅动脉起始部均见重度短段狭窄

SFA 的 PTA 结果可接受（图 4-209）。

【治疗过程中遇到的问题】

患者主诉小腿突然出现感觉障碍。

【影像学检查】

血管造影检查血流。

【并发症】

胫腓干栓塞，仅胫前动脉保持通畅（图 4-210）。

【处理并发症的可行方案】

• 通过已建立的经肱动脉途径进行血管内治疗，并将 90cm 长的鞘置入肾下主动脉。血管鞘尽可能向下推进。经皮穿刺血栓抽吸术（PAT）。若操作时间延长，应检查活化凝血时间（ACT），并相应地给予补充肝素。

• 如果需要，应考虑顺行穿刺同侧股总动脉（CFA）（不是本例的首要选择）。

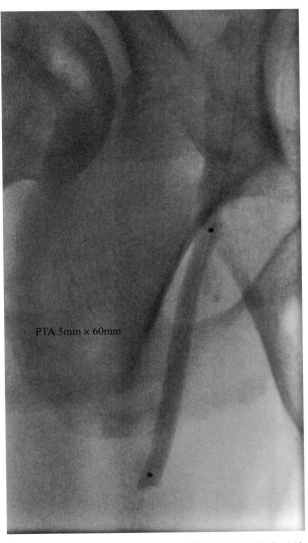

PTA 5mm × 60mm

▲ 图 4-207 使用 1 根 0.018 英寸的导丝穿过股浅动脉病灶，然后立刻进行长时间经皮腔内血管成形术（PTA）（5mm×60mm，10 个标准大气压）

• 开始短期的纤溶治疗。

• 外科手术（如果血管内手术失败）。

【并发症的最终处理方案】

血管内治疗通过已建立的经肱动脉入路进行，90cm 的长鞘放置在肾下主动脉。撤出 0.018 英寸的导丝，引入 0.014 英寸的带亲水头端的导丝和 125cm 长的 4F 多功能导管。导丝引导至病变处并通过病变部位到达腓动脉（图 4-211）。使用快速交换技术引入抽吸导管（Fetch 2，135cm，

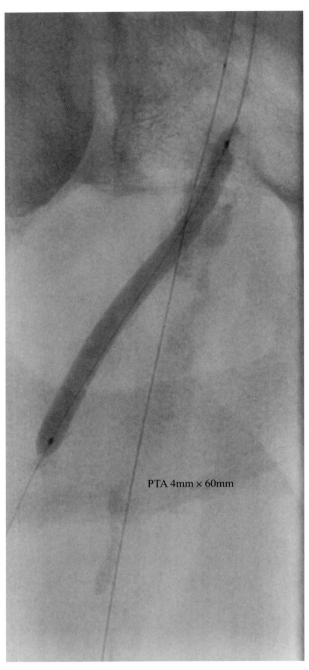

PTA 4mm × 60mm

▲ 图 4-208 保留股浅动脉内的导丝，将第 2 根导丝插入股深动脉。对股深动脉病变进行经皮腔内血管成形术（PTA）治疗（4mm×60mm）

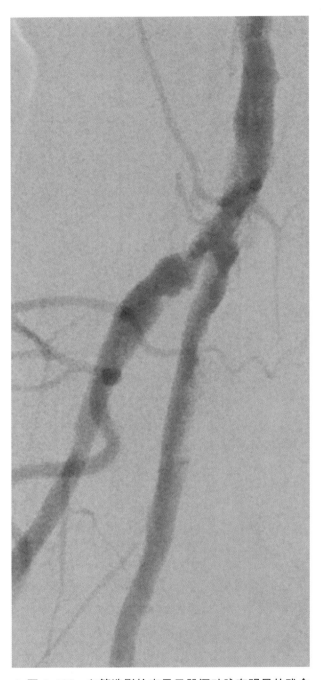

▲ 图 4-209 血管造影检查显示股深动脉有明显的残余狭窄，而股浅动脉的经皮腔内血管成形术（PTA）结果是可以接受的

远端轴 4F，Medrad）并被放置在闭塞处，开始第 1 次抽吸操作，在取出抽吸导管的同时保留导丝在原位。腓动脉成功抽吸后，再将导丝置于胫后动脉中，抽吸残余血栓（图 4-212）。血管造影显示动脉三分叉通畅，没有任何残留的血栓栓塞物质（图 4-213）。

【并发症分析】

单纯 PTA 导致小腿动脉下游栓塞。

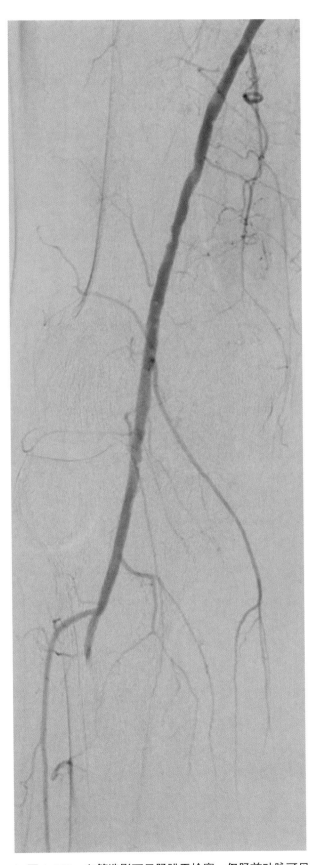

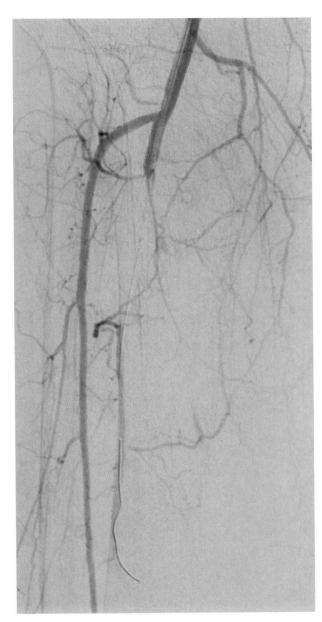

▲ 图 4-211 血管造影显示 **0.014** 英寸的金属丝已经进入腓动脉，导丝经过闭塞处时没有任何阻力

【预防策略与关键信息】

- 在通过病变部位和进行 PTA 操作时要非常小心！
- 在开通病变部位和在对病变进行治疗时，考虑使用小外径的器械，例如，0.018 英寸的导丝和与之相兼容的球囊（如在本例中使用的）。

▲ 图 4-210 血管造影可见胫腓干栓塞，仅胫前动脉可见

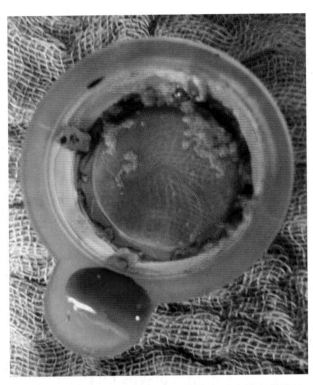

▲ 图 4-212　第 1 次手工抽吸后收集在过滤器中的碎片

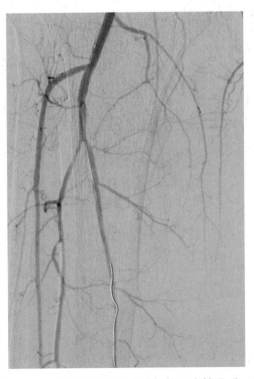

▲ 图 4-213　在对胫骨后动脉进行第 2 次抽吸后，最终血管造影显示动脉三分叉通畅，没有任何残留的血栓栓塞物质

- 栓塞事件是不可预测的——看起来容易发生栓塞的病变经常不会导致血栓碎片脱落（尽管该病变看起来很糟糕，并导致并发症），看起来安全的病变反而可能会导致栓塞。

拓展阅读

[1] Spiliopoulos S, Theodosiadou V, Koukounas V, et al. Distal macroand microembolization during subintimal recanalization of femoropopliteal chronic total occlusions. J Endovasc Ther 2014;21(4):474-481
[2] Zhang F, Zhang H, Luo X, Liang G, Feng Y, Zhang WW. Catheterdirected thrombolysis-assisted angioplasty for chronic lower limb ischemia. Ann Vasc Surg 2014;28(3):590-595

3. 重复经皮腔内血管成形术中自膨式支架损伤

【病史】

患者男性，87 岁，有帕金森病史和外周血管病史，行走受限，行走距离约 100m。患者的股浅动脉（SFA）远段曾经接受过普通球囊血管成形术（POBA）和支架置入术（6mm×20mm 和 6mm×39mm），手术成功。1 年后，由于患者症状复发，考虑再接受经皮腔内血管成形术。介入治疗前彩色多普勒超声检查显示未置入支架部分的 SFA 中段有高度狭窄。

【初始接受的治疗方案】

局部麻醉下，穿刺同侧股总动脉（CFA）并置入 6F 血管鞘。腹股沟穿刺和常规的治疗顺利。0.018 英寸的亲水导丝通过重度狭窄病变后进行 POBA（5mm×200mm）（图 4-214 和图 4-215）。由于是支架内再狭窄的治疗，因此使用 0.035 英尺相容的药物涂层球囊（drug-coated Balloon，DCB）（紫杉醇）进行最后的药物球囊血管成形术（图 4-216）。

【治疗过程中遇到的问题】

最后的血管造影在两个角度上均未见明显残余狭窄，远端血流通畅，无远端栓塞征象。然而，仔细观察支架，发现位于腘动脉 P_1 段的支架远端的显影点的位置不规则（图 4-217）。注

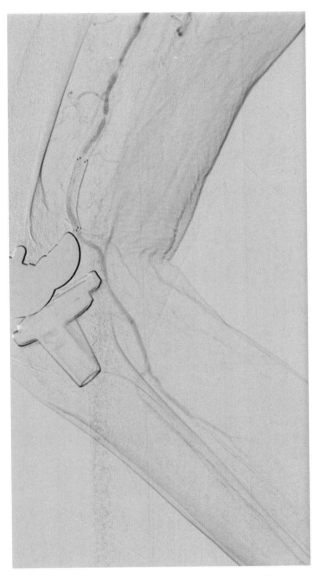

▲ 图 4-214 90°弯曲时的侧位投影，血管造影显示在远端股浅动脉的收肌管水平有 2 处支架内重度狭窄

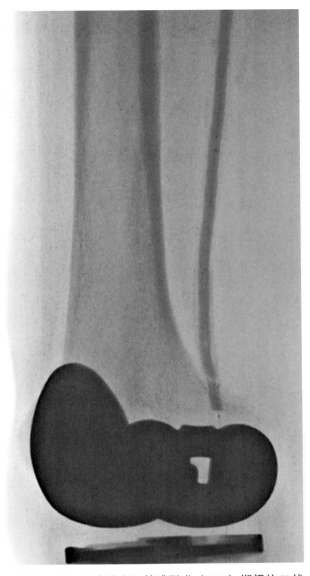

▲ 图 4-215 经皮腔内血管成形术（PTA）期间的 X 线片（5mm×200mm，12 个标准大气压，180s）

射对比剂的流动性没有受到影响，而支架流出区因支架金属丝的移位和拉伸导致流出道的狭窄 ≥ 50%。

【影像学检查】

通过放大造影和 X 线检查进一步评估（图 4-218）。

【并发症】

移位、拉长的支架金属丝导致 ≥ 50% 的狭窄。这种情况是如何发生的？可能是最初的 PTA

使用的是 0.018 英寸的导丝和 0.018 英寸相容性的球囊，而接下来使用的 DCB 是 0.035 英寸相容性的，这种不匹配会导致在导丝和球囊导管头端之间产生间隙，而这一间隙可能会和支架金属丝之间产生相互牵扯，从而使支架拉长。

【处理并发症的可行方案】

• 延长 PTA 时间，使球囊重新固定远端移位的支架金属丝（似乎很难成功）

• 加用 1 枚自膨式支架（SES）（图 4-219），

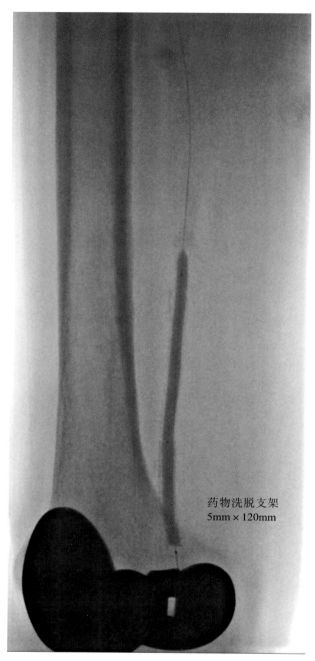

▲ 图 4-216　使用药物涂层球囊进行经皮腔内血管成形术期间的 X 线片（5mm×120mm，8 个标准大气，60s）

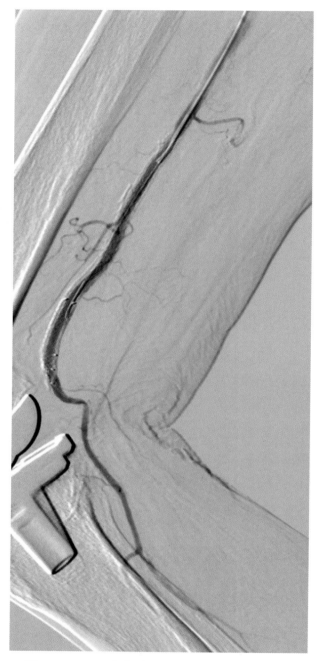

▲ 图 4-217　90° 弯曲时的侧位投影，血管造影显示远端股浅动脉的支架内再狭窄消失

用来固定远端移位的金属丝（图 4-220 和图 4-221）。

【并发症的最终处理方案】

加用 1 枚自膨式支架。

【并发症分析】

尽管在操作介入器械时已经非常小心，但在推进和取出球囊的过程中，支架金属丝和球囊导管之间仍存在相互作用（假设两者间有结合）。可能的解释如下：①如果球囊未完全抽瘪就跟进（球囊之前已经用过），可能会被支架的金属杆挂住；②在 0.018 英寸的导丝和 0.035 英寸相容性球囊之间有间隙，可能会破坏支架；③导丝在前

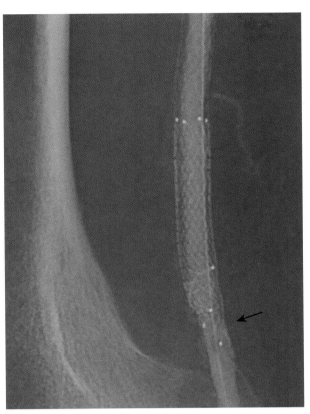

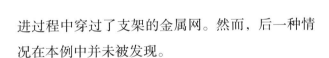

▲ 图 4-218　X 线片放大显示支架远端标记环拉长，与支架近端显影点相比较，远端显影点不在同一水平（黑箭），而近端显影点位于同一水平

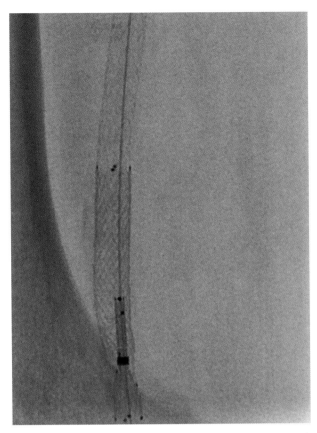

▲ 图 4-219　部分释放的自膨式金属支架（6mm×20mm）的 X 线片

进过程中穿过了支架的金属网。然而，后一种情况在本例中并未被发现。

【预防策略与关键信息】

- 操作器械时要仔细，在推进和回撤器械时要控制力度，切勿暴力推拉。
- 抽瘘球囊时要小心，尤其是球囊已经在其他部位使用过
- 操作介入器械时要非常小心，尤其是导丝明显小于导管的内腔时。

拓展阅读

[1] Nikanorov A, Schillinger M, Zhao H, Minar E, Schwartz LB. Assessment of self-expanding nitinol stent deformation after chronic implantation into the femoropopliteal arteries. EuroIntervention 2013;9(6):730–737
[2] Nikanorov A, Smouse HB, Osman K, Bialas M, Shrivastava S, Schwartz LB. Fracture of self-expanding nitinol stents stressed in vitro under simulated intravascular conditions. J Vasc Surg 2008;48(2):435–440.

4. 肾动脉成形术中血管穿孔

【病史】

患者男性，55 岁，2005 年曾行右肾动脉支架成形术，6 年后因严重动脉粥样硬化性狭窄行左侧肾动脉支架成形术。近 1 个月，患者血压明显升高（190/95mmHg）。彩色多普勒显示左侧肾动脉支架内再狭窄（ISR）。

【初始接受的治疗方案】

数字减影血管造影检查证实左侧肾动脉严重的支架内再狭窄。狭窄部位使用 0.014 英寸的导丝开通，然后使用先 4mm 球囊扩张，再使用 4mm 切割球囊扩张。

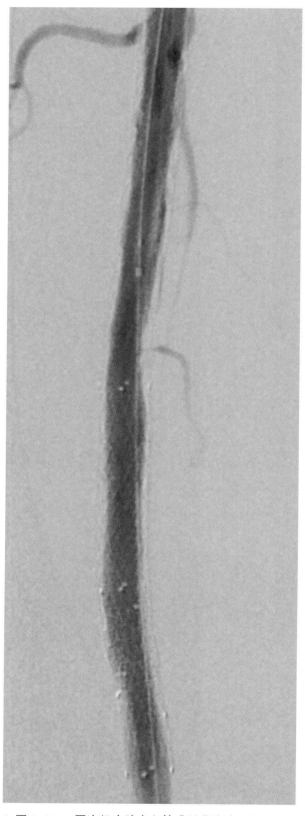

▲ 图 4-220 再次经皮腔内血管成形术治疗后的最终血管造影显示对比剂充盈好，未见因支架组件移位导致的血管狭窄

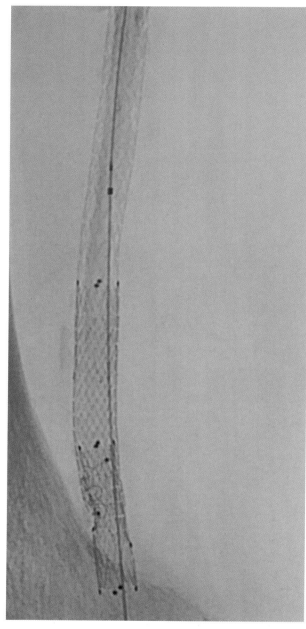

▲ 图 4-221 再次经皮腔内血管成形术（5mm）后的最终 X 线片显示，由于拉长的支架，没有残余狭窄

【治疗过程中遇到的问题】

最后的血管造影证实支架内血流通畅，支架内再狭窄完全解除。然而，在肾上极的一支小动脉显示有明显的对比剂渗出（图 4-222）。使用 2.7F 的微导管进行超选择插管至左肾上极的动脉分支，DSA 造影证实出血点（图 4-223）。

【影像学检查】

左肾动脉的选择性造影。

【并发症】

左肾上极动脉分支穿孔伴血肿形成。并且可

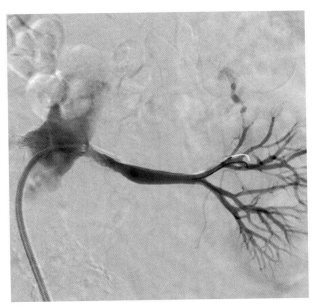

▲ 图 4-222　扩张支架内再狭窄后进行选择性血管造影。支架内血流通畅，左肾上极分支血管可见对比剂外渗

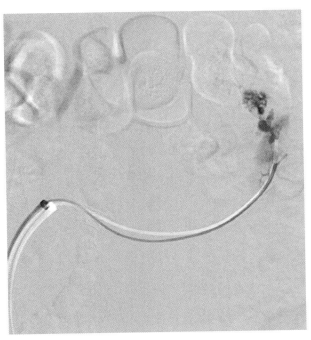

▲ 图 4-223　用 2.7F 微型导管选择性插管动脉造影证实远端血管损伤

见周围其他血管痉挛。

【处理并发症的可行方案】

• 血管内入路进行选择性栓塞止血。

• 外科手术（若血管内入路失败）。

【并发症的最终处理方案】

使用可解脱弹簧圈（Concerto，Ev3）栓塞出血血管（图 4-224）。

【并发症分析】

动脉损伤（穿孔）是肾脏介入手术中一种常见的并发症，可出现于导丝进入远端小的动脉分支时。在某些患者中甚至可出现多部位出血[1, 2]。

介入治疗时导丝由于固定不牢而出现的移动，如在引入支架和球囊时，会撕裂远端血管，导致出血。

【预防策略与关键信息】

• 始终使用 0.014 英寸非亲水性导丝，以将远端分支穿孔的风险降至最低。

• 在介入手术过程中，始终保持导丝头端可见。

• 在介入操作过程中，尽可能固定好导丝非常重要。

• 在介入治疗结束前，一定要进行全肾造影。

• 对于出血的患者，使用微导管进行超选择插

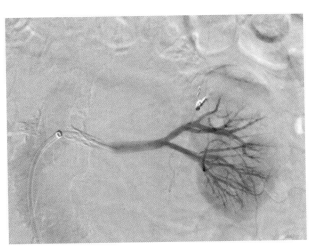

▲ 图 4-224　在使用可解脱弹簧圈进行选择性栓塞后造影，显示对比剂外溢消失

管至出血血管是必要的。在肾动脉介入手术时，常规准备弹簧圈和微弹簧圈是必要的[3]。

参考文献

[1] Axelrod DJ, Freeman H, Pukin L, Guller J, Mitty HA. Guidewire perforation leading to fatal perirenal hemorrhage from transcortical collaterals after renal artery stent placement. J Vasc Interv Radiol 2004;15(9):985–987

[2] Aytekin C, Yildirim UM, Ozyer U, Harman A, Boyvat F. Emergency renal ablation for life-threatening hemorrhage from multiple capsular branches during renalartery stenting. Cardiovasc Intervent Radiol 2010;33(3):663–666

[3] Ierardi AM, Floridi C, Fontana F, et al. Transcatheter embolization of iatrogenic renal vascular injuries. Radiol Med 2014;119(4):261–268

5. 采用血栓抽吸处理球囊血管成形术后的远端栓塞

【病史】

患者女性，68岁，诊断为右侧股浅动脉近端闭塞，安排行腔内介入治疗。

【初始接受的治疗方案】

顺行穿刺右股总动脉，引入6F鞘，鞘内注射5000U肝素。使用亲水涂层的0.018英寸导丝和造影导管通过闭塞的股浅动脉（图4-225）。选取5mm球囊顺利完成了血管成形术，复查造影显示局部效果良好（图4-226）。

【治疗过程中遇到的问题】

血管成形术后造影，对比观察远端流出道情况，可见栓子脱落导致远端胫腓干动脉短段闭塞，腓动脉血流缓慢流动，胫后动脉闭塞（图4-227）。患者此时诉明显的静息痛。

【影像学检查】

选择性血管造影术。

【并发症】

经皮腔内血管成形术相关的医源性栓塞。

【处理并发症的可行方案】

• 经皮穿刺血栓抽吸术。

• 局部导管接触溶栓术。

• 机械血栓清除术。

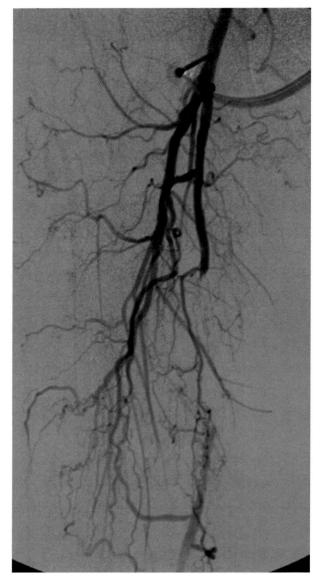

▲ 图4-225 右股浅动脉近端栓塞

• 外科开放式血栓切除术。

【并发症的最终处理方案】

行经皮穿刺血栓抽吸术。采用造影导管和带有亲水涂层的0.035英寸导丝配合通过闭塞段直达远端。顺导丝引入6F 100cm导引导管（Vista Brite Tip，Cordis/Johnson & Johnson），将导引导管置于闭塞段的上方。抽出导丝后，使用50ml注射器抽吸。保持恒定负压下，导引导管对整个栓塞段进行了抽吸和冲洗。复查造影显示胫腓干

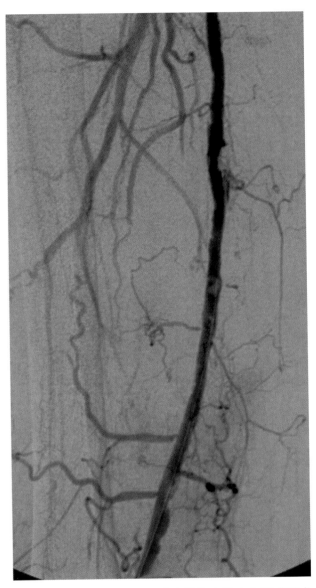

▲ 图 4-226 在使用 5mm 球囊的经皮腔内血管成形术后，未见明显残余狭窄

血流重新恢复（图 4-228）。

【并发症分析】

这是血管成形术的一种常见并发症。根据栓塞的斑块成分和阻塞时间长短，不同类型的病灶碎片可能会在球囊扩张时脱落，流向远端并栓塞血管。尽快清除远端栓塞才可以保证手术疗效。在此患者中，术者成功采用经皮穿刺血栓抽吸术处理了远端栓塞，恢复了远端血流。

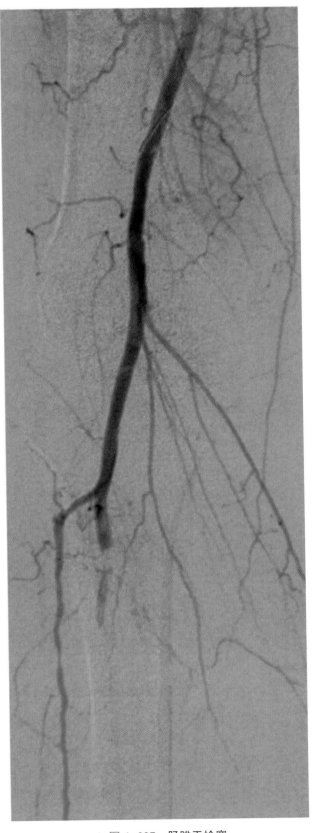

▲ 图 4-227 胫腓干栓塞

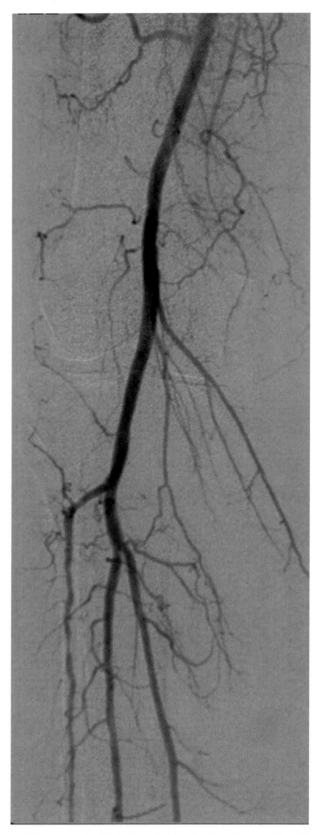

▲ 图 4-228　导管成功通过栓塞段后复行血管造影，示胫腓干完全开放

【预防策略与关键信息】

• 远端栓塞是外周血管成形术的常见并发症。

• 患者应在血管成形术前接受抗血小板和抗凝血药物治疗。

• 血管成形术前及术后要仔细对比观察远端流出道的情况，及时发现和治疗远端栓塞。

• 介入放射科医师应熟练掌握血管内血栓清除的各项技术。

拓展阅读

[1] Banerjee S, Sarode K, Brilakis ES. Protected PTA in the lower limbs: a step forward in preventing distal embolization. J Endovasc Ther 2013;20(3):420–421

[2] De Luca G, Navarese EP, Suryapranata H. A meta-analytic overview of thrombectomy during primary angioplasty. Int J Cardiol 2013;166(3):606–612

[3] Morrissey NJ. When is embolic protection needed in lower extremity interventions and how should it be done. J Cardiovasc Surg (Torino) 2012;53(2):173–175

[4] Razavi MK. Detection and treatment of acute thromboembolic events in the lower extremities. Tech Vasc Interv Radiol 2011;14(2):80–85

[5] Reeves R, Imsais JK, Prasad A. Successful management of lower extremity distal embolization following percutaneous atherectomy with the JetStream G3 device. J Invasive Cardiol 2012;24(6):E124–E128

[6] Spiliopoulos S, Theodosiadou V, Koukounas V, et al. Distal macroand microembolization during subintimal recanalization of femoropopliteal chronic total occlusions. J Endovasc Ther 2014;21(4):474–481

[7] Zeller T, Schmidt A, Rastan A, Noory E, Sixt S, Scheinert D. Initial experience with the 5 × 300-mm Proteus embolic capture angioplasty balloon in the treatment of peripheral vascular disease. J Endovasc Ther 2012;19(6):826–833

[8] Zhang F, Zhang H, Luo X, Liang G, Feng Y, Zhang WW. Catheterdirected thrombolysis-assisted angioplasty for chronic lower limb ischemia. Ann Vasc Surg 2014;28(3):590–595

6. 切割球囊术导致的肾动脉破裂

【病史】

患者女性，46 岁，既往肾动脉肌纤维发育不良及肾血管性高血压病史，服用 3 种降压药后症状持续加重，可疑再狭窄收治入院。

【初始接受的治疗方案】

患者 8 个月前曾接受血管成形术治疗，此次多普勒超声提示高度再狭窄。逆行穿刺右侧股总动脉，引入 5F 鞘。采用猪尾导管血管造影，见右肾动脉上支近端高度再狭窄，有两段独立分隔的狭窄段（图 4-229）。右腹股沟通路换用 45cm 长的 6F 鞘，将 0.014 英寸导丝（Spartacore，Abbott Vascular）和 4F Cobra 导管配合导入肾动脉。使用 4mm×20mm 紫杉醇涂层的切割球囊（paclitaxel-coated balloon，PCB）行肾动脉血管成形术。在本例中，该球囊的使用是超适应证的，原本的适用范围是血管再狭窄。

【治疗过程中遇到的问题】

紫杉醇涂层球囊血管成形术初步效果良好，未见明显残余狭窄。可见动脉主干分支夹层形成，拟采用更小的球囊行下一步血管成形术（图 4-230）。在第 2 次血管成形术前，患者诉诸右季肋区突发剧烈疼痛，经长鞘血管造影见肾动脉破裂，大量对比剂外渗（图 4-231）。

【影像学检查】

选择性血管造影术。

【并发症】

切割球囊血管成形术导致肾动脉穿孔。

【处理并发症的可行方案】

• 球囊阻断控制出血。

• 置入覆膜支架。

• 完全栓塞肾动脉。

• 急诊外科手术（血管内治疗失败选用）。

【并发症的最终处理方案】

经导丝引入 4mm 普通球囊导管，持续阻断右肾动脉主干 6min。造影对比检查可见破裂动

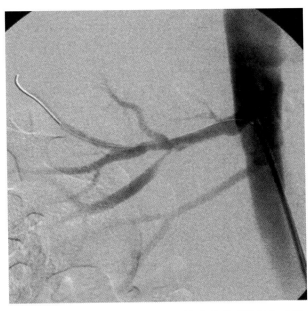

▲ 图 4-230 紫杉醇涂层球囊血管成形术后的初步成像

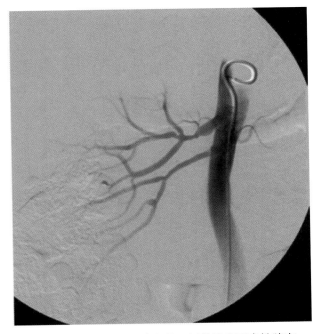

▲ 图 4-229 右肾动脉上段肌纤维发育不良性狭窄

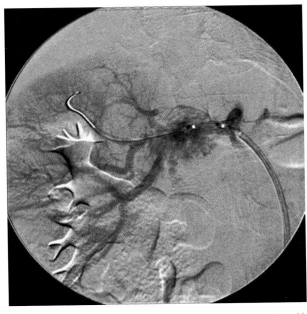

▲ 图 4-231 出现右季肋区突发腹痛后行右肾动脉血管造影，显示对比剂外渗

脉无持续出血迹象。因未配备合适尺寸的覆膜支架，故选择用较小直径的球囊扩张中段血管的夹层（图 4-232）。患者收入重症监护室观察一夜，生命体征稳定。次日行 CT 血管成像，仅见轻度的腹膜后血肿（图 4-233）。

【并发症分析】

切割球囊的直径不足和（或）血管过于脆弱，球囊的切割叶片刺穿血管导致上述的致命性出血，应立即用普通球囊阻断破裂部位止血。

【预防策略与关键信息】

- 避免在内脏动脉超适应证使用切割球囊。
- 使用紫杉醇涂层球囊时，应选择较小的球囊直径。
- 配备适用于所有直径大小血管的覆膜支架以备意外的血管破裂。

拓展阅读

[1] Brountzos EN, Ptohis N, Triantafyllidi H, et al. Renal artery rupture following cutting-balloon angioplasty for fibromuscular dysplasia: a case report. Cases J 2009;2:8881

[2] Oguzkurt L, Tercan F, Gulcan O, Turkoz R. Rupture of the renal artery after cutting-balloon angioplasty in a young woman with fibromuscular dysplasia. Cardiovasc Interv Radiol 2005;28(3):360-363

[3] Towbin RB, Pelchovitz DJ, Cahill AM, et al. Cutting balloon angioplasty in children with resistant renal artery stenosis. J Vasc Interv Radiol 2007;18(5):663-669

7. 手术团队沟通失误致球囊尺寸过大引发的夹层

【病史】

患者男性，62 岁，既往有周围血管疾病史，左腿跛行。诉诸无痛行走距离仅为 20m，夜间偶有静息痛发作，曾接受左髂动脉支架血管成形术。CTA 示髂外动脉支架再狭窄和股浅动脉的慢性完全栓塞。

【初始接受的治疗方案】

穿刺右股总动脉，引入 4F 鞘。选用造影导管和具亲水涂层的导丝通过再狭窄的左髂外动脉支架。交换超硬导丝，引入 45cm 长 6F 鞘。注射 5000U 肝素后，使用普通球囊成功扩张髂动脉支架处的再狭窄。联合使用 0.018 英寸导丝及锥形头的 3F 支撑导管拟行左股浅动脉血管成形术。

【治疗过程中遇到的问题】

导丝经真腔通过股浅动脉闭塞段。成功到达腘动脉真腔（图 4-234）。

球囊成形术后出现广泛夹层，置入长段支架治疗。支架置入后股浅动脉血流通畅；然而，胫腓干发生了远端栓塞（图 4-235）。选用 5F 导引导管完成经皮穿刺血栓抽吸术后，外周流出道血

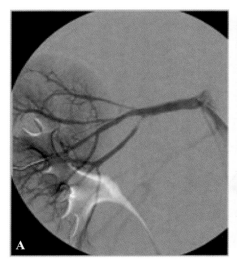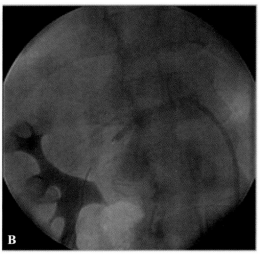

▶ 图 4-232 **A.** 球囊阻断 6min 后再行血管造影，未见持续性出血迹象；**B.** 血管成形术见肾动脉中段夹层

栓加剧，栓塞延伸发展致腘动脉（图 4-236）。

注射 5mg 重组组织型纤溶酶原激活药（rt-PA）后，将导丝引入胫后动脉。术者要求负责

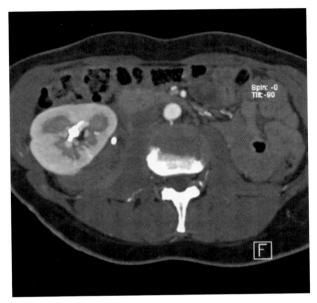

▲ 图 4-233 CT 血管成像示轻度腹膜后血肿，无活动性出血征象

器械的人员准备 3.5mm×150mm 球囊导管行第 2 次血管成形术，扩张腘动脉和胫腓干。术中 X 线检查，术者发现扩张球囊尺寸过大，与血管直径明显不匹配。核实询问后得知负责器械的人员听错了应提供的球囊直径，所提供的球囊直径并非 3.5mm，而是 5mm。术后血管造影对比检查示腘动脉通畅，然而同时产生了广泛的夹层，这极可能是血管过度膨胀所致（图 4-237）。此外，此时再行血管造影对比检查，可见先前置入支架的股浅动脉明显血栓形成，对比剂呈停滞状态（图 4-238）。

【影像学检查】

选择性血管造影术。

【并发症】

远端栓塞，医源性夹层，以及支架急性血栓形成。

【处理并发症的可行方案】

• 血管内长期局部溶栓治疗，置入腘动脉和胫

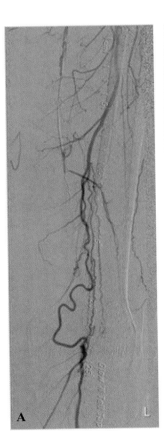
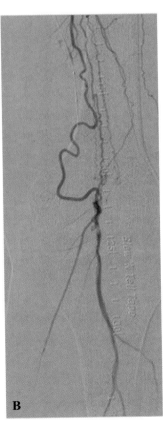
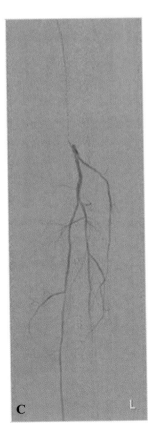

◀ 图 4-234 A 和 B. 采用 0.018 英寸导丝和支撑导管通过左股浅动脉闭塞段；C. 注入对比剂以示支撑导管的腔内位置

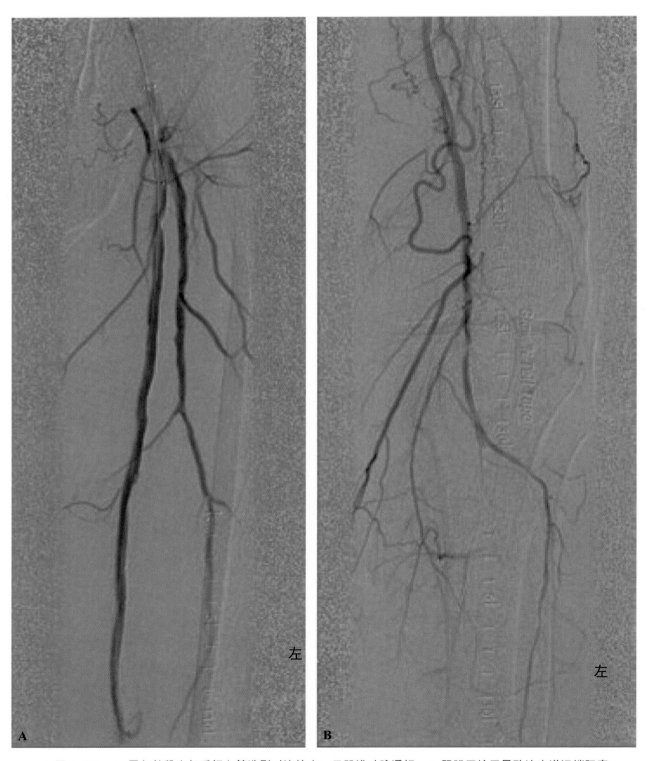

▲ 图 4-235　**A.** 置入长段支架后行血管造影对比检查，见股浅动脉通畅；**B.** 胫腓干栓子导致流出道远端阻塞

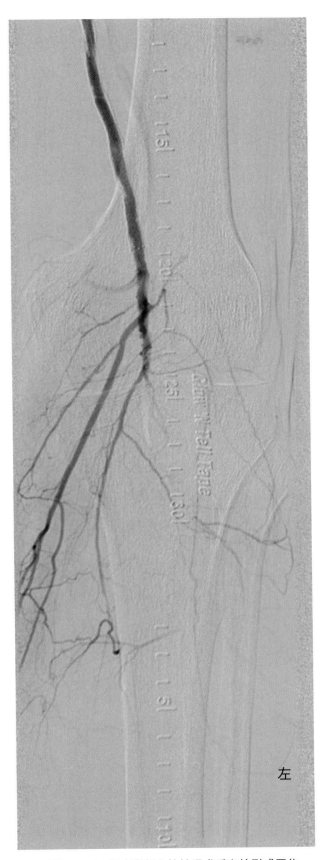

▲ 图 4-236 经皮穿刺血栓抽吸术后血栓形成恶化

腓干动脉支架。

• 中止介入操作，行外科血栓清除术和建立股腘旁路或膝下旁路（联合或不联合膝下 3 分支重建）。

【并发症的最终处理方案】

将侧孔导管置于股浅动脉近端，5mg rt-PA 大剂量冲击注射，然后动脉内泵入 rt-PA 局部溶栓（1mg/h，持续 16h），患者同时静脉持续注射肝素（1000 U/h）。次日血管造影对比检查，可见股浅动脉支架成功再通，腘动脉第二段残余狭窄（图 4-239）。此时腘动脉远端/胫腓干仍存在夹层，但未见血流停滞。腘动脉置入支架后血流灌注恢复，医源性夹层无变化，未行处理（图 2-240）。目前该患者足动脉搏动能触及，无异常体征。每日服用阿司匹林 100mg，以及阿哌沙班（Eliquis, Bristol-Myers Squibb and Pfizer）5mg，每日 2 次。

【并发症分析】

该患者的介入手术非常复杂，术中出现了重重阻碍。支架置入后远端栓塞，采用经皮穿刺血栓抽吸术、溶栓治疗术，以及血管成形术。术中尽管成功再通了远端流出道，却出现了股浅动脉支架的急性血栓形成，需要低剂量局部溶栓治疗补救。该患者同时强调了介入手术中团队成员沟通的重要性。手术人员和负责器械的技术人员沟通失误，使用了错误直径的球囊，从而导致了膝下动脉夹层的出现。

【预防策略与关键信息】

对于股浅动脉的长段闭塞，血管内治疗同样可以很好地处理；然而手术过程相对复杂，要警惕严重并发症的发生，包括远端栓塞、血栓形成和夹层等。

术者对使用的介入器材负责，须确保使用合适的器材。标准操作程序（SOP）的执行有助于

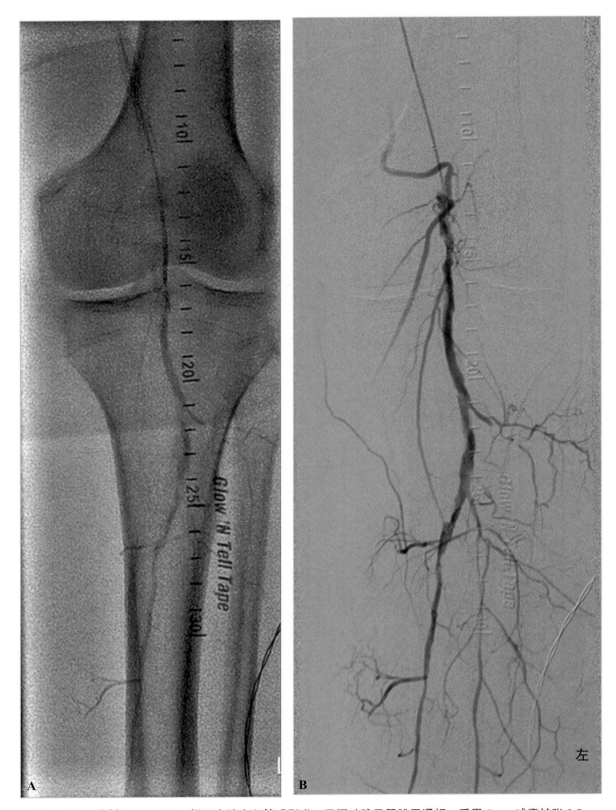

▲ 图 4-237　注射 5mg rt-PA，行经皮腔内血管成形术，示腘动脉及胫腓干通畅。采用 5mm 球囊扩张 3.5mm 血管后，在腘动脉、胫动脉干及胫前动脉发现医源性夹层

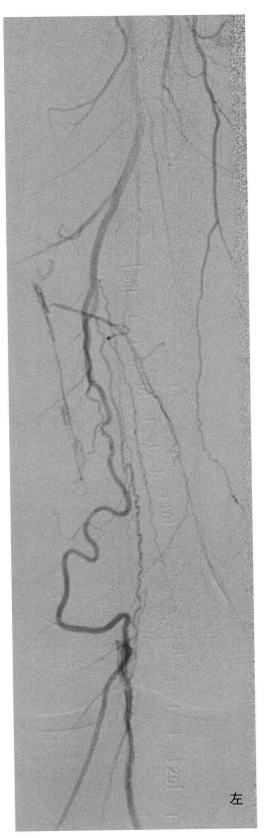

▲ 图 4-238　先前置入支架的股浅动脉见急性血栓形成，对比剂呈停滞状态

较好地解决类似问题。

在递交介入器材时，递交方应大声重复他（她）所理解的内容，这样交接双方都能确保正确传递了信息。

术者在打开器材包装前需再次核实。

[1] Biffl WL, Gallagher AW, Pieracci FM, Berumen C. Suboptimal compliance with surgical safety checklists in Colorado: a prospective observational study reveals differences between surgical specialties. Patient Saf Surg 2015;9(1):5

[2] Katsanos K, Tepe G, Tsetis D, Fanelli F. Standards of practice for superficial femoral and popliteal artery angioplasty and stenting. Cardiovasc Interv Radiol 2014;37(3):592–603

[3] Pugel AE, Simianu VV, Flum DR, Patchen Dellinger E. Use of the surgical safety checklist to improve communication and reduce complications. J Infect Public Health 2015;8(3):219–225

[4] Tiferes J, Bisantz AM, Guru KA. Team interaction during surgery: a systematic review of communication coding schemes. J Surg Res 2015;195(2):422–432

[5] Wade P. Developing a culture of collaboration in the operating room: more than effective communication. ORNAC J 2014;32(4):16–20, 22–23, 32–38

8. 髂动脉亚急性闭塞复行经皮腔内血管成形术后栓塞

【病史】

患者男性，72 岁，既往患周围血管疾病，因 TASC Ⅱ D 型病变置入对吻支架开通主 – 髂动脉长段闭塞后，出现反复右臀疼痛、跛行 6 周就诊。检查提示可疑再狭窄，拟安排再次行经皮腔内血管成形术。

【初始接受的治疗方案】

穿刺右股总动脉后，引入 6F 普通鞘管。0.035 英寸亲水涂层导丝和猪尾导管轻松通过原右髂动脉支架。血管造影示右髂动脉主干完全闭塞，在腹股沟韧带附近可见侧支代偿显影。左髂动脉血流无异常（图 2-241）。采用普通球囊导管常规行右髂动脉的血管成形术。

【治疗过程中遇到的问题】

右髂动脉全支扩张后，支架近端血流恢复通畅。然而经猪尾导管造影对比检查，示右髂外动

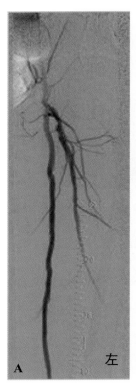
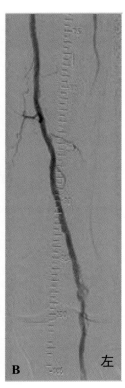
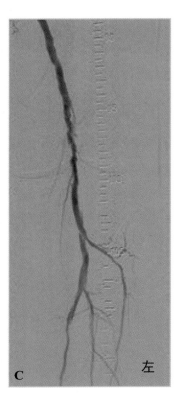

◀ 图 4-239　16h 局部溶栓后行血管成像对比检查，示长段支架再通，腘动脉存在残余狭窄和夹层

脉闭塞（图 4-242）。动脉内注入对比剂，明显可见长约 3cm 的血栓栓塞了髂外动脉，并被 6F 鞘的头端卡住（图 4-243），右髂动脉未见残余狭窄。

【影像学检查】

血管造影术。

【并发症】

经皮腔内血管成形术引发了由"漂浮血栓"造成的远端栓塞。

【处理并发症的可行方案】

• 经皮穿刺血栓抽吸术。

• 局部溶栓术。

• 机械血栓清除术（e.g., Trellis，Covidien；AngioJet，Boston Scientific；Rotarex，Straub Medical）。

• 外科血栓切除术。

【并发症的最终处理方案】

股总动脉切开，采用 Fogarty 导管清除血栓。

【并发症分析】

初次治疗 6 周后置入支架的髂动脉闭塞，提示亚急性血栓形成。斑块负荷过高导致部分血栓碎片栓塞远端，正好卡在股动脉鞘附近。为了尽量避免出现血栓向远处栓塞导致严重的肢体缺血，所以没有采用腔内的方式。

【预防策略与关键信息】

• 详尽的病史收集可以估计栓塞的时间。

• 如果支架置入术后出现急性 / 亚急性症状，应考虑新鲜血栓形成。

• 对于外周血管支架急性 / 亚急性血栓形成的患者，首选治疗应考虑机械血栓清除术和（或）溶栓治疗。

拓展阅读

[1] Berczi V, Thomas SM, Turner DR, Bottomley JR, Cleveland TJ, Gaines PA. Stent implantation for acute iliac artery occlusions: initial experience. J Vasc Interv Radiol 2006;17(4):645–649

[2] Erzurum VZ, Sampram ES, Sarac TP, et al. Initial management and outcome of aortic endograft limb occlusion. J Vasc Surg

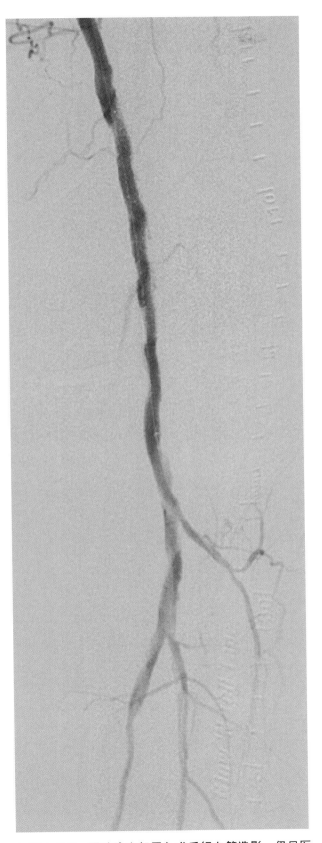

▲ 图 4-240 腘动脉支架置入术后行血管造影，仍见医源性夹层

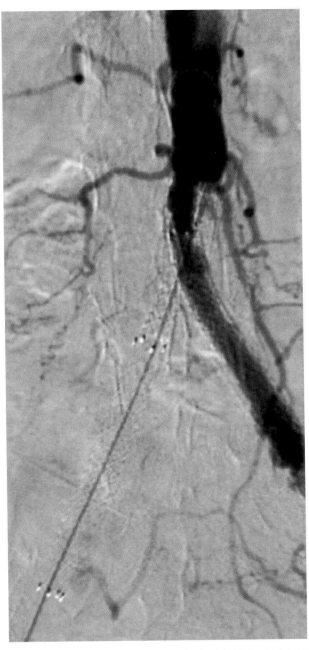

▲ 图 4-241 右髂动脉全段完全闭塞后行数字减影血管造影检查，见腹股沟韧带附近有代偿侧支显影（未显示）

2004;40(3):419–423

[3] Lewis DR, Bullbulia RA, Murphy P, et al. Vascular surgical intervention for complications of cardiovascular radiology: 13 years' experience in a single centre. Ann R Coll Surg Engl 1999;81(1):23–26

[4] Ozkan U, Oguzkurt L, Tercan F, Gumus B. Endovascular treatment strategies in aortoiliac occlusion. Cardiovasc Interv Radiol 2009;32(3):417–421

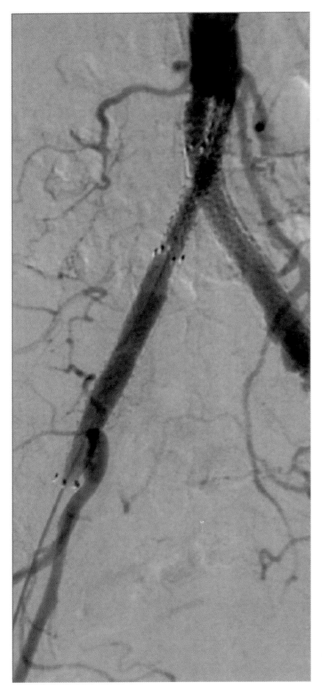

▲ 图 4-242　血管成形术后，先前置入支架区恢复通畅。然而，髂外动脉出现血栓栓塞性闭塞

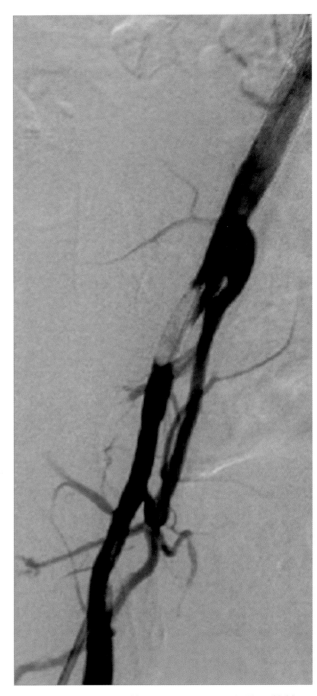

▲ 图 4-243　经鞘血管造影，见约 **3cm** 长的血栓被 **6F** 鞘的头端卡住

9. 髂外动脉血管成形术后腹膜后出血

【病史】

患者男性，75 岁，右腿跛行，择期行右髂外动脉狭窄血管成形术。

【初始接受的治疗方案】

无。

【治疗过程中遇到的问题】

逆行穿刺右股总动脉远端后引入 6F 鞘，将导丝通过动脉狭窄处并沿导丝交换球囊扩张。用血管造影图测量髂外动脉的直径为 7mm。选用球囊大小为 7mm×40mm，在额定球囊压力下行血管成形术时，患者诉盆腔区疼痛。血管造影见髂外动脉的旋髂浅动脉起始部出现对比剂外渗（图 4-244）。

【影像学检查】

经鞘血管造影术。

【并发症】

髂动脉血管破裂。

【处理并发症的可行方案】

• 球囊压迫。

• 置入覆膜支架。

• 用弹簧圈或血管塞栓塞出血动脉（本例为血管起始部破裂，无法栓塞）。

• 外科手术修补（血管内治疗失败后采用）。

【并发症的最终处理方案】

暂时引入球囊导管，扩张球囊阻止血肿继续发展。然后置入覆膜支架（8mm×60mm Fluency，Bard PV）覆盖旋髂浅动脉起始部（图 4-245）。患者术中血流动力学稳定，术后康复良好，未发现相关后遗症。

【并发症分析】

髂动脉血管成形术是较简单的手术，但同样会出现血管破裂这样的严重并发症。本例球囊扩张时发生髂动脉分支不明原因破裂。即刻以球囊压迫以控制出血，并用覆膜支架成功处理了损伤动脉。

【预防策略与关键信息】

• 髂动脉破裂是血管成形术和支架置入的潜在致命并发症。

• 做好血管破裂的准备，并配备可用的覆膜支架。

• 认真选择球囊尺寸和支架类型。

• 最初应选用较小尺寸的球囊。并在扩张时

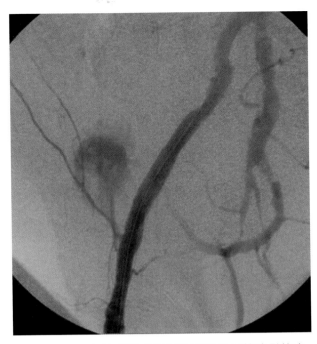

▲ 图 4-244　血管成形术后行数字减影血管造影检查，见旋髂浅动脉起始部对比剂外渗

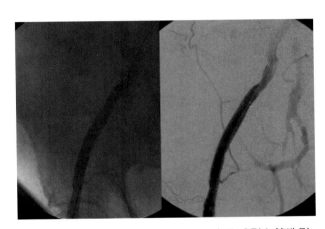

▲ 图 4-245　支架置入后行未减影数字化减影血管造影，示覆膜支架成功封堵了破裂部位

询问患者是否疼痛，这可能提示球囊尺寸过大。

拓展阅读

[1] Allaire E, Melliere D, Poussier B, Kobeiter H, Desgranges P, Becquemin JP. Iliac artery rupture during balloon dilatation: what treatment? Ann Vasc Surg 2003;17(3):306–314

[2] Chong WK, Cross FW, Raphael MJ. Iliac artery rupture during percutaneous angioplasty. Clin Radiol 1990;41(5): 358–359

[3] Cooper SG, Sofocleous CT. Percutaneous management of angioplasty-related iliac artery rupture with preservation of luminal patency by prolonged balloon tamponade. J Vasc Interv Radiol 1998;9(1 pt 1):81–83

[4] Formichi M, Raybaud G, Benichou H, Ciosi G. Rupture of the external iliac artery during balloon angioplasty: endovascular treatment using a covered stent. J Endovasc Surg 1998;5(1):37–41

[5] Hamdan MF, Maguire BG, Walker MA. Balloon-expandable stent deformation during deployment into the iliac artery: a procedural complication managed conservatively. Vascular 2012;20(4):233–235

[6] Kufner S, Cassese S, Groha P, et al. Covered stents for endovascular repair of iatrogenic injuries of iliac and femoral arteries. Cardiovasc Revasc Med 2015;16(3):158–162

[7] Molpus WM, McCowan TC, Eidt JF. External iliac artery rupture during angioplasty: control by balloon tamponade. South Med J 1991;84(9):1138–1139

[8] Ozkan U, Oguzkurt L, Tercan F. Technique, complication, and long-term outcome for endovascular treatment of iliac artery occlusion. Cardiovasc Interv Radiol 2010;33(1): 18–24

[9] Park JK, Oh SJ, Shin JY. Delayed rupture of the iliac artery after percutaneous angioplasty. Ann Vasc Surg 2014;28(2): 491.e1–e4

[10] Redman A, Cope L, Uberoi R. Iliac artery injury following placement of the memotherm arterial stent. Cardiovasc Interv Radiol 2001;24(2):113–116

[11] Reed H, Shandall A, Ruttley M. Iliac artery rupture during percutaneous angioplasty. Clin Radiol 1991;43(2):142–143

[12] Sato K, Orihashi K, Hamanaka Y, Hirai S, Mitsui N, Chatani N. Treatment of iliac artery rupture during percutaneous transluminal angioplasty: a report of three cases. Hiroshima J Med Sci 2011;60(4):83–86

[13] Scheinert D, Ludwig J, Steinkamp HJ, Schröder M, Balzer JO, Biamino G. Treatment of catheter-induced iliac artery injuries with self-expanding endografts. J Endovasc Ther 2000;7(3):213–220

[14] Trehan V, Nigam A, Ramakrishnan S. Iatrogenic iliac artery rupture: emergency management by longer stent graft on a shorter balloon. Cardiovasc Interv Radiol 2007;30(1):108–110

[15] Vorwerk D, Günther RW. Percutaneous interventions for treatment of iliac artery stenoses and occlusions. World J Surg 2001;25(3):319–326

[16] Yeo KK, Rogers JH, Laird JR. Use of stent grafts and coils in vessel rupture and perforation. J Interv Cardiol 2008;21(1): 86–99

[17] Zollikofer CL, Salomonowitz E, Castaneda-Zuniga WR, Brühlmann WF, Amplatz K. The relation between arterial and balloon rupture in experimental angioplasty. AJR Am J Roentgenol 1985;144(4):777–779

（四）支架置入术

1. 股浅动脉支架置入术中支架定位错误

【病史】

患者女性，58岁，股腘动脉闭塞致足部溃疡迁延不愈，拟接受血管再通术。多学科会诊决定采用血管内治疗。主刀者是一名高年资医生。

【初始接受的治疗方案】

顺行穿刺股总动脉后引入 6F 鞘，使用 0.018 英寸亲水涂层导丝和 4F 的弯头端孔导管通过 2.5cm 长的闭塞部位（图 4–246）。选用 5mm×30mm 球囊行血管成形术，持续扩张 3min 时间。术后该血管出现限制性夹层（图 4–247）。遂置入 6mm×60mm 自膨式支架，造影复查见血流通过顺畅（图 4–248）。然而支架远端并未完全展开，似乎与腘动脉壁贴覆不良。斜位片可见支架远处头端位于小分支内（图 4–249）。

【治疗过程中遇到的问题】

支架头端的错误置入，导致人为造成的血管狭窄，从而影响远端腘动脉的血流灌注。

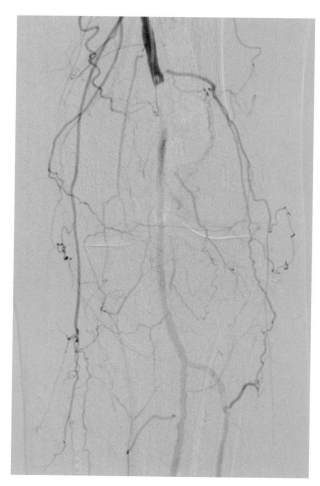

▲ 图 4–246　导丝成功通过后，血管造影显示动脉仍然闭塞

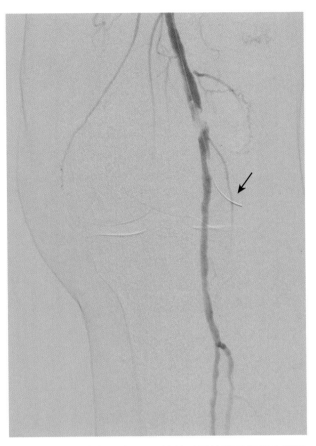

▲ 图 4-247 施行 **2** 次 **180s** 的长时间扩张后复行血管造影，该限制性夹层拟行支架置入术。注意分支血管中导丝远端的亲水部分（黑箭）

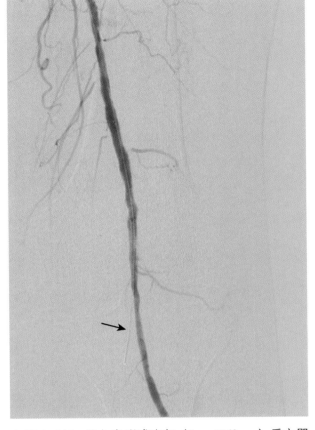

▲ 图 4-248 置入自膨式支架（**6mm×60mm**）后立即行血管造影，示支架远端 **1.5cm** 处胭动脉壁扩张；更远 **2cm** 处的导丝位于分支内（黑箭）

【影像学检查】

为进一步评估（即明确支架的具体位置）行放大血管造影术和 X 线检查。

【并发症】

未认真核实导丝在两个投照平面内的正确位置，导致在前后位投照时支架远处头端置入了与胭动脉平行的一个分支内。

【处理并发症的可行方案】

保持原状。计划≥8周的双抗血小板治疗。

调整导丝，使导丝经支架网眼通过胭动脉，从原支架网眼撑开，再次置入自膨式支架。

【并发症的最终处理方案】

导丝经支架网眼通过胭动脉，再次置入自膨式支架（6mm×30mm），然后以相应球囊完全扩张支架（图 4-250）。

【并发症分析】

亲水涂层导丝可能会进入到分支内。有时很容易发现也很容易纠正，然而有时确不容易，就如这一患者的情况，在工作投照平面，尤其是分支与目标主干血管呈"平行状态"的时候，导丝位置可能会看似正常。为规避这个陷阱，手术过程中需要多角度 / 投照方向观察目标，才能避免类似并发症的发生。曾有专家在几周前报道了 1 例非常相似的并发症，当时每个人都在私下交流中了解了这个病例，然而类似的并发症还是又一次发生了。

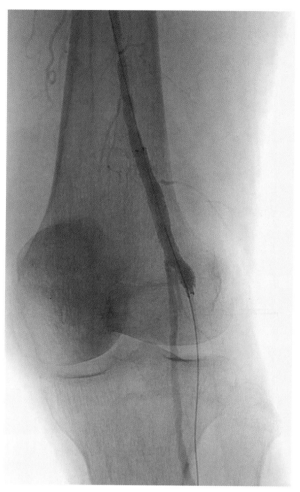

▲ 图 4-249　斜位片证实了导丝的定位错误。不幸的是，这使随后置入的支架也放置错位置了

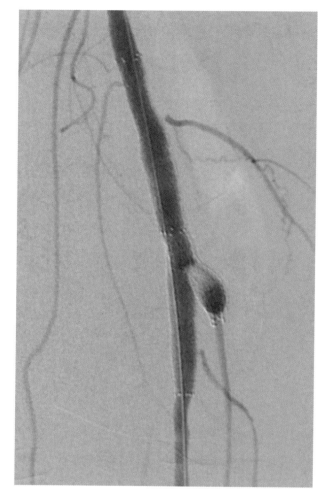

▲ 图 4-250　球囊撑开原支架后，行第 2 次股腘段经皮腔内血管成形术，血管造影示原置入支架的分支仍有对比剂显示

【预防策略与关键信息】

• 术中要把控好导丝，要非常清楚导丝的远端位置。

• 手术操作中可以变换投照角度，确保操作全程导丝的位置都是正确的。

• 不要掉以轻心，即使经验再丰富的手术人员也会出现类似情况。

拓展阅读

[1] Cho YJ, Han SS, Lee SC. Guidewire malposition during central venous catheterization despite the use of ultrasound guidance. Korean J Anesthesiol 2013;64(5):469–471

[2] Dawson DL, Terramani TT, Loberman Z, Lumsden AB, Lin PH. Simple technique to ensure coaxial guidewire positioning for placement of iliac limb of modular aortic endograft. J Interv Cardiol 2003;16(3):223–226

2. 对侧髂总动脉支架置入术后斑块意外移位

【病史】

患者男性，60 岁，左髂总动脉完全闭塞致严重跛行（图 4-251）。多学科会诊后决定采取血管内治疗，首选治疗方法为直接支架置入术。

【初始接受的治疗方案】

局部麻醉下建立同侧股总动脉逆行通道，引入 6F 鞘。4F 多功能导管和 0.035 英寸导丝配合

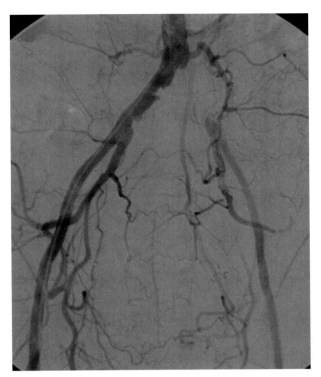

▲ 图 4-251　治疗前的血管造影显示左髂总动脉完全闭塞伴有腰部侧支血管代偿。注意在右髂总动脉的中远段存在偏心性斑块。同时右髂总动脉近端可见对比剂充盈不良，提示重度管壁钙化

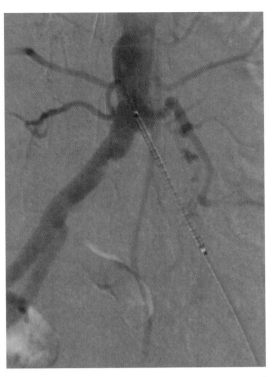

▲ 图 4-252　经球囊导管的导丝腔（导丝已拔出）行血管造影对比检查，示支架位置正确，达到展开条件。展开支架再次选择了 **0.035** 英寸导丝

穿过闭塞区。术者计划放置 9mm×60mm 球扩支架。球扩支架系统通过病变时顺畅。定位准确后置入支架（图 4-252）。

【治疗过程中遇到的问题】

支架的输送和置入均较为顺利，然而术后造影对比观察可见斑块明显的突出进入对侧髂总动脉，同时伴有明显的斑块移位（图 4-253）。

【影像学检查】

为确认脱出斑块的范围和位置，应进行不同平面的血管造影。

【并发症】

腹动脉分叉病变时，经皮腔内血管成形术和（或）支架置入术可引发斑块迁移至对侧，及钙斑由病变侧突出进入健侧，从而导致健侧继发医源性狭窄的出现。

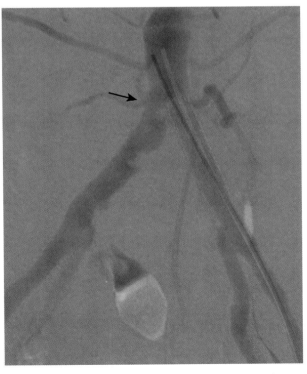

▲ 图 4-253　支架完全置入后行血管造影对比检查，示斑块（黑箭）向对侧髂总动脉脱出，引发了中至重度的狭窄

【处理并发症的可行方案】

- 通过左侧通道"翻山"途径，在右髂总动脉狭窄处放置第二个球扩式支架。
- 通过对侧的右股总动脉逆行血管内治疗，在髂总动脉狭窄处置入球扩式支架。
- 采用对吻技术以防止斑块移位和（或）钙斑栓塞，即在右侧腹股沟的右髂总动脉置入支架，同时扩张双侧髂总动脉内的球囊，以避免斑块移位或栓塞。

【并发症的最终处理方案】

成功穿刺对侧右腹股沟并建立通道后，将9mm×37mm的球扩支架放置在髂总动脉近端；在已置入支架的左髂总动脉再次放置球囊导管，双侧髂动脉内采用对吻技术同时扩张双侧球囊（图4-254）。

【并发症分析】

该患者中，术中低估了位于主动脉分叉和双侧髂总动脉处的斑块压力。就主动脉分叉病变而

言，计划和采用双侧直接对吻技术置入支架似乎更合适，尤其是患者为双侧髂总动脉病变，且至少一侧起始端受累的情况。该患者的斑块移位可能不仅会引发对侧动脉继发性狭窄（这可以经支架治疗轻松解决），而且斑块脱落可能导致对侧外周动脉发生远端闭塞。

【预防策略与关键信息】

- 为稳定斑块结构，采用髂动脉直接支架置入术是毋庸置疑的。然而当病变近动脉分叉时，应考虑直接对吻支架置入术。
- 在利用球扩式支架行对吻支架置入术时，双侧应同时、同扩张压下进行操作。当使用自膨式支架进行此类操作时（本例不是首选），定位释放和扩张应在同时进行。

拓展阅读

[1] Xu J, Hahn JY, Song YB, et al. Carina shift versus plaque shift for aggravation of side branch ostial stenosis in bifurcation lesions: volumetric intravascular ultrasound analysis of both branches. Circ Cardiovasc Interv 2012;5(5):657–662

3. 股浅动脉支架置入时支架意外伸长

【病史】

患者男性，60岁，活动受限，跛行（200m），拟行股浅动脉成形术，这一血管腔内治疗的决策是基于多学科会诊达成的共识。手术由一名住院医师操作，并由一名富有经验的上级医师监督。

【初始接受的治疗方案】

成功顺穿进入右侧股动脉以后置入鞘管，使用0.018英寸的亲水涂层导丝结合4F单弯端孔导管实施3cm闭塞血管的再通（图4-255）。血管球囊扩张成形使用的是5mm×40mm单轨球囊导管，球扩3min。血管闭塞段出现血流受限夹层，且有扩张以后回弹的迹象（图4-256），基于此，立即置入5mm×80mm的自膨式支架（SES）。在对未受影响的血管段进行校准测量后，选择直径

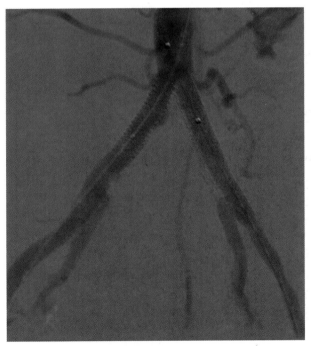

▲ 图 4-254　支架对吻术后再行血管造影，未见腹股沟下动脉及髌下动脉的外周栓塞

为 5mm 的支架。考虑到覆盖一些近端偏心的斑块，故选用长 80mm 的支架。支架的置入过程符合使用说明。

【治疗过程中遇到的问题】

支架置入过程中仔细操作以避免支架移位，两位术者都注意到支架的伸长和收缩，输送系统保持稳定，没有施加不受控制的推力和拉力，支架剩余的部分被正确放置。放置的支架正好是 70mm，而不是标尺显示的 80mm（图 4-257）。拔除输送导管，导丝保持在稳定位置。

【影像学检查】

使用放大摄影术和 X 线检查进一步评估（例如，确定支架变形的确切位置，并寻找支架失效的区域）。

【并发症】

当启动支架输送系统时，操作者未犯任何肉

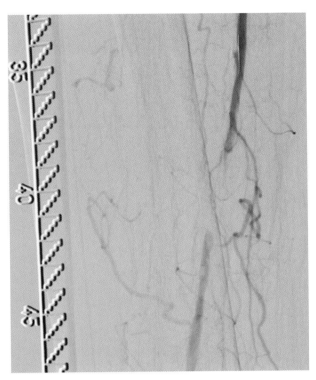

▲ 图 4-255 血管造影显示股浅动脉中段 3cm 长的闭塞

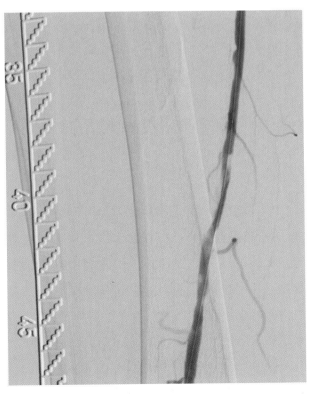

▲ 图 4-256 长时间持续地腔内血管成形（5mm×40mm）后造影，显示扩张后的狭窄段有回缩

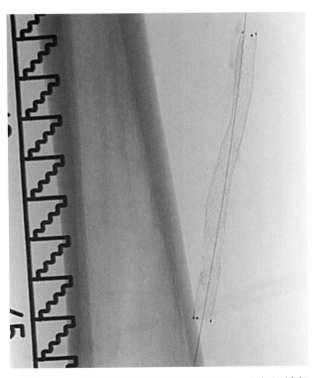

▲ 图 4-257 放大摄影显示支架置入以后，支架远端部分扭曲，这部分支架发生解体并突向腔内。支架由于打折和扭曲最终只有 70mm 而不是 80mm

眼可见的错误，但支架发生打折

【处理并发症的可行方案】

- 让它顺其自然，持续双抗治疗≥8周。
- 行经皮支架腔内血管成形术以期支架能够很好地贴合血管壁。
- 附加放置 SES，即在原来变形的支架内再放 1 个支架，使突入腔内的支架和血管壁贴合
- 请外科医生会诊，行外科手术。

【并发症的最终处理方案】

首先，行支架成形术 PTA，以纠正支架内凸。这一操作最终失败，支架支撑的位置未发生改变，然而，造影显示血流是不受影响的（图 4-258）。因此，额外经导丝放置 1 个 5mm×30mm（图 4-259）的支架，紧接着放置 5mm×30mm 的球囊使支架完全张开（图 4-260）。最终 X 线检查显示双层支架区域（图 4-261），血管造影再次显示血流不受影响（图 4-262）。术后患者行双抗血小板治疗 3 个月。

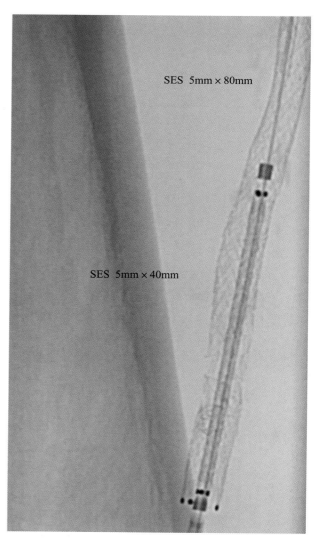

▲ 图 4-259　放大摄影显示，置入的被拉长的支架部分被第 2 个自膨式支架（SES，5mm×40mm）覆盖

【并发症分析】

不正确的支架放置导致支架打折和变形，甚至支架凸向腔内，这很可能是术者失误所致。支架放置过程中，会有一些拉力或推力来进行校正，即使两个术者都否认这一错误。输送错误可能是一个潜在的解释。为了排除这个技术问题，支架输送装置应该被送往制造商做进一步的评估。

【预防策略与关键信息】

- 谨慎操作，熟悉使用说明书。
- 支架放置过程中不要操之过急，尤其是使用

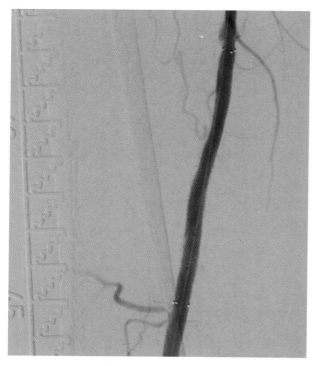

▲ 图 4-258　造影显示支架置入后血流不受影响

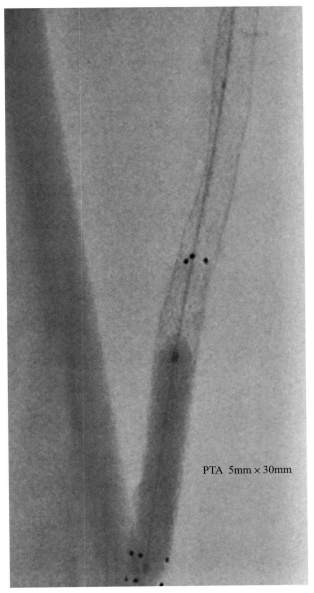

▲ 图 4-260 经皮腔内血管成形术（PTA）（5mm×30mm）双层支架区

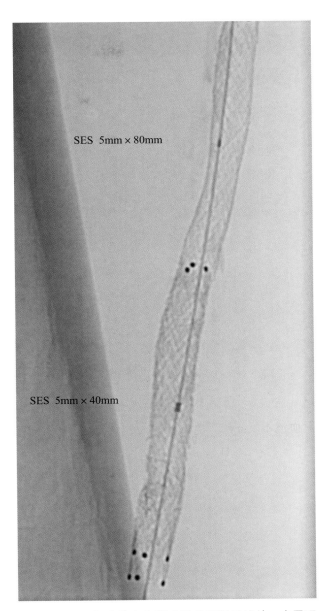

▲ 图 4-261 经皮腔内血管成形术后行 X 线片，由于双层支架的存在，支架的远端网格似乎更加密集
SES. 自膨式支架

开环支架时。开环支架设计是支架在输送过程中发生伸长或打折的影响因素。

• 请注意，即使经验丰富的术者也容易出错。

拓展阅读

[1] Hamdan MF, Maguire BG, Walker MA. Balloon-expandable stent deformation during deployment into the iliac artery: a procedural complication managed conservatively. Vascular 2012;20(4):233–235

[2] Inaba S, Weisz G, Kobayashi N, et al. Prevalence and anatomical features of acute longitudinal stent deformation: an intravascular ultrasound study. Catheter Cardiovasc Interv 2014;84(3):388–396

[3] Ormiston JA, Webber B, Webster MW. Stent longitudinal integrity bench insights into a clinical problem. JACC Cardiovasc Interv 2011;4(12):1310–1317

[4] Taniguchi N, Mizuguchi Y, Takahashi A. Longitudinal stent elongation during retraction of entrapped jailed guidewire in a side branch with balloon catheter support: a case report. Cardiovasc Revasc Med 2015;16(1):52–54

4. 导管推进过程中支架从球囊上脱离

【病史】

患者男性，75 岁，间歇性跛行，多节段动脉粥样硬化并发左髂外动脉和左股浅动脉狭窄（图 4-263 和图 4-264）。计划在解决远端病变之前，首先治疗髂外动脉病变，改善流入道，使更多的血流流入左侧肢体。最初的治疗策略是支架置入。

【初始接受的治疗方案】

局部麻醉下，建立同侧股总动脉的逆行穿刺通路，置入 6F 鞘，采用亲水涂层 0.035 英寸导丝，配合使用 4F 多功能导管越过狭窄。成功越过病变段后，术者准备置入 8mm×27mm 的球扩式支架。

【治疗过程中遇到的问题】

推送杆在推送的过程中遇到轻微的阻力，然而当试图进一步推进该装置的时候，支架与其载体球囊发生脱离。术者可以移除球囊，但支架沿导丝保持在病变远端不动（图 4-265）。随后，尝试使用球囊推进支架到病变段，未能成功。支架也无法用球囊移除，保持在原位不动。

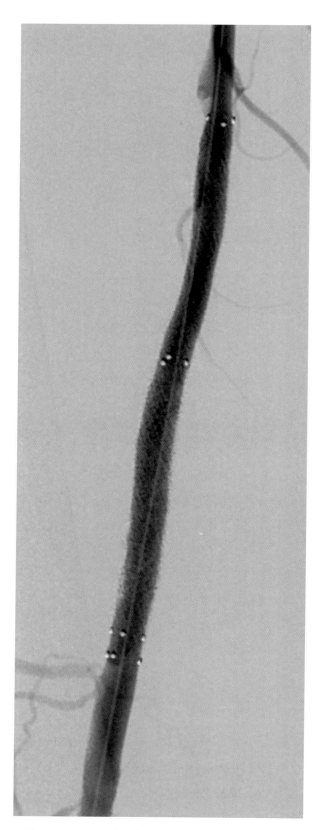

▲ 图 4-262　三明治支架的最终血管造影，血流好，无再狭窄的地方，注意支架流入区有残余斑块，但是没有明显的狭窄

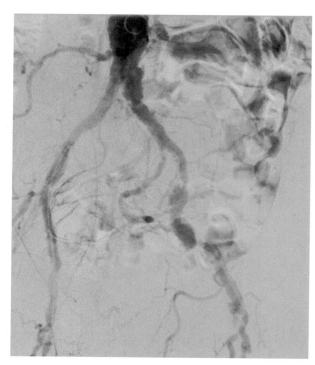

▲ 图 4-263　从右腹股沟处插入猪尾导管，造影显示左侧肢体多节段病变，左髂外动脉近段有局限性偏心重度狭窄

【影像学检查】

X线检查。

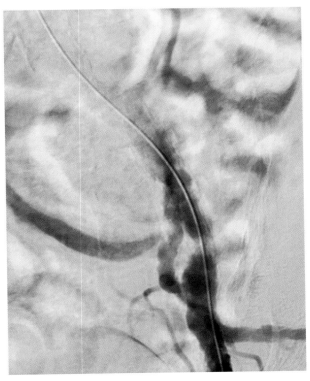

▲ 图 4-264　右前斜位放大数字减影血管造影，导丝已经跃过了短段的狭窄

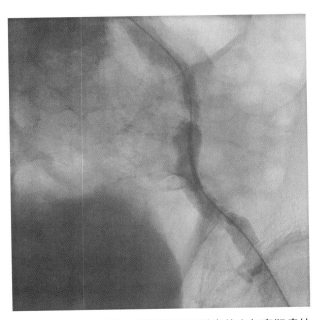

▲ 图 4-265　未减影血管造影显示脱离的支架离靶病灶较近，球囊导管仍在支架内，然而球囊不粘在支架上，可以轻易地移除

【并发症】

支架从载体球囊脱离，尝试支架复位或移除失败。

【处理并发症的可行方案】

• 在当前位置（预期治疗部位之外）放置支架。从生物力学角度看，当支架不是位于放置困难的区域时（如可活动的血管段等），这种操作通常是可以实现的。对于本患者，这便是一种可行的策略。

• 通过鞘管抓捕支架并移除，这在本例中是可行的。然而，在尝试抓捕之前，为了确保容易并且完整地移除支架，鞘管应该被替换为至少比之前大 2F 的鞘。（目前使用的而是 8F）。

• 尝试重新连接支架和球囊，然后重新放置在靶病灶。

• 如果上述步骤失败，则外科手术取出。

【并发症的最终处理方案】

支架仍然完整并牢固于导丝上，1 个兼容 0.035 英寸导丝的 4F 造影导管沿导丝通过支架。随后置换 1 个 0.018 英寸的导丝，送入 3mm×20mm 的小球囊导管对支架和狭窄段进行预扩张。这个球囊被小心地移除（图 4-266），然后更换更大一点的高压球囊（6mm×20mm）来扩张靶病灶（图 4-267）。

现在，0.035 英寸的导丝以同一方式再次置入。然后放置与 0.035 英寸导丝兼容配套（5mm×20mm）的球囊于错位的支架内，并使球囊轻度充盈，但是不扩张支架。随后用足够的压力去推进球囊和支架推入事先预扩好的病变段（图 4-268 和图 4-269）。一旦处在合适的位置，便将 5mm 的球囊完全充盈扩张，达到最大直径。接下来换成原先的 8mm×27mm 的支架载运球囊，再次扩张（图 4-270），最终的血管造影显示病变治疗充分，远端遗留一处小狭窄，但是可以用相同的球囊解决（图 4-271）。

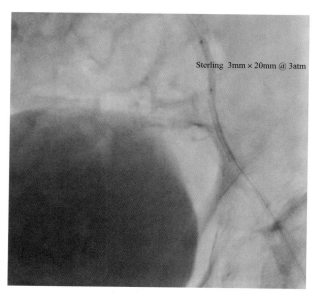

▲ 图 4-266　使用 **0.018** 英寸兼容的 **3mm×20mm** 小球囊导管通过脱落支架后，对目标病变进行血管成形术时进行 **X** 线检查。下一步，在低压下利用该球囊对支架和狭窄段行预扩张

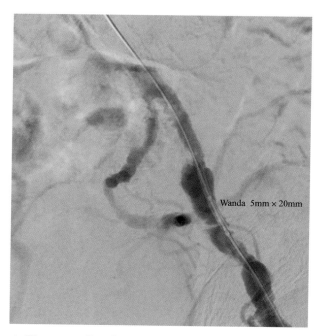

▲ 图 4-268　将 **1** 个 **0.035** 英寸兼容 OTW 球囊放置在支架内，适度扩张而不使支架扩张，并给予支架和球囊足够的力使其进入病变部位

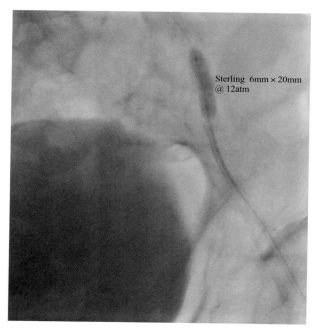

▲ 图 4-267　在对比剂完全流空去除球囊（**6mm×20mm**）后，置入 **1** 个更大一点的高压球囊来扩张病变段

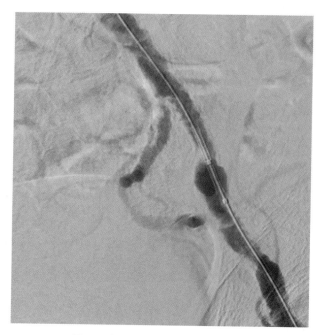

▲ 图 4-269　支架近端覆盖了该处病灶

【并发症分析】

球扩式支架安装在载运球囊导管上。当通过狭窄或弯曲的血管段时，作用在支架上的力可能高到足以使其从球囊脱离。本患者中，推进支架运送导管过程中感到了阻力。但是装置仍被进一步推进，导致支架从球囊上脱离。

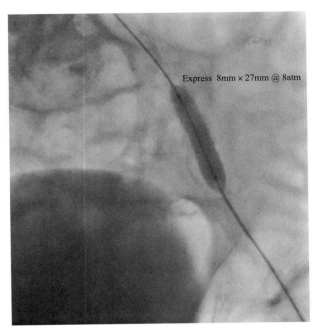

▲ 图 4-270 **8mm×27mm** 的支架球囊系统再次置入，以 **8** 个大气压充分扩张

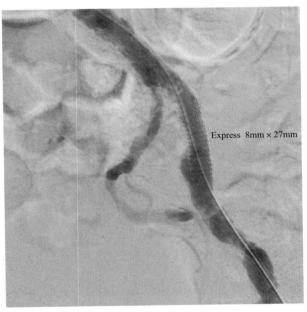

▲ 图 4-271 最终的血管造影显示病灶治疗充分，存留远端 1 处狭窄，再使用同一球囊扩张该狭窄段

【预防策略与关键信息】

- 所有血管内器械都应该小心操作，器械和置入物都应该在 X 线下引导。
- 尤其是使用导管或鞘外的引导性器械，或当血管狭窄或拉长的时候，视觉反馈是控制拉

力或者推力和避免并发症发生的关键。

- 置入器械时遇到的任何阻力都应该仔细评估，禁止对抗阻力进行任何推拉操作。
- 当球扩支架不能无阻力地跨越狭窄或闭塞段时，应对病变段进行预扩张，或者使用长鞘来保护支架的位置。
- 在解决并发症之前，永远不要退出导丝。

拓展阅读

[1] Blackman D, Dzavik V. Inadvertent detachment of an entrapped cutting balloon from the balloon catheter during treatment of in-stent restenosis. J Invasive Cardiol 2005;17(11): E27–E29

[2] Hussain F, Rusnak B, Tam J. Retrieval of a detached partially expanded stent using the SpideRX and EnSnare devices—a first report. J Invasive Cardiol 2008;20(2):E44–E47

[3] Pappy R, Gautam A, Abu-Fadel MS. AngioSculpt PTCA Balloon Catheter entrapment and detachment managed with stent jailing. J Invasive Cardiol 2010;22(10):E208–E210

[4] Shiojima I, Ikari Y, Abe J, et al. Thrombotic occlusion of the coronary artery associated with accidental detachment of undeployed Palmaz-Schatz stent. Cathet Cardiovasc Diagn 1996;38(4):360–362

5. 因肿瘤压迫导致上腔静脉阻塞行上腔静脉支架置入术时支架意外移位

【病史】

患者女性，69 岁，非小细胞肺癌，肿瘤压迫上腔静脉，导致上腔静脉阻塞综合征。拟行上腔静脉支架置入术（图 4-272）。

【初始接受的治疗方案】

局部麻醉下，穿刺右侧股总静脉，置入 12F 的鞘管。使用 4F 的多功能导管配合 0.035 英寸的导丝成功跨越高度狭窄的上腔静脉。尝试放置 10mm×60mm 的自膨式镍钛支架。患者近期的 CT 图像上显示剩余畅通的血管直径为 7mm，据此选择支架型号。

【治疗过程中遇到的问题】

起初，支架的推进和运送常规进行。然而，在放置支架的过程中，支架向右心房移位。

【影像学检查】

X 线 / 造影来识别支架的准确位置和支架结

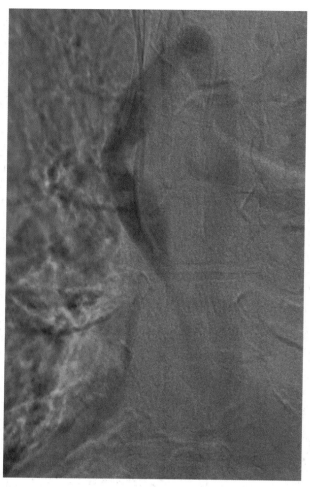

▲ 图 4-272 经病灶诊断导管的血管造影。可见上腔静脉局部重度狭窄，可见扩大的半奇静脉作为侧支存在

构的潜在损坏。

【并发症】

支架移位进入右心房。

【处理并发症的可行方案】

- 使用现有的穿刺道，同侧逆行的方法，行血管腔内治疗。导丝引导下于支架内放入 1 个球囊，使支架牢固地待在原位置。如果条件允许，将支架向下拉入髂外静脉，然后使用 12F 的鞘将其完全取出。本例中最开始使用的是较小的鞘，而后换用 12F 鞘。并利用抓捕器小心取出整个支架。

- 外科手术（如果血管腔内治疗失败）。

【并发症的最终处理方案】

血管内治疗经现有的穿刺道，采用同侧逆行的方法。导丝留在原位不动，以便用一个球囊（10mm×60mm）"抓住"支架。支架被拉入髂外静脉。当用圈套器抓捕支架时，由于自膨胀的内力和开孔设计，支架没有正确地进入鞘管（图4-273）。支架的近端通过鞘管被移除，但主要部

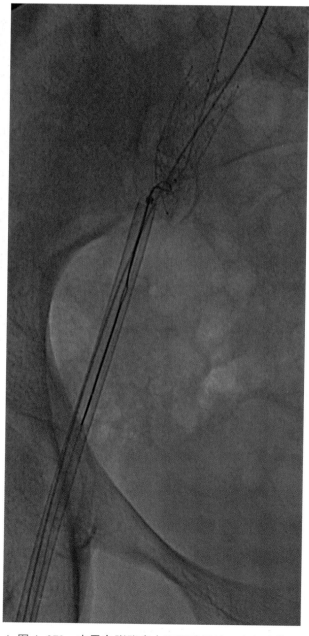

▲ 图 4-273 由于自膨胀内力和开孔设计，支架未能正确进入鞘管。因此，通过鞘管抓捕支架的方法失败

分没有进入鞘管。由于反复的抓捕和拉扯，鞘管被严重损坏。最后移除鞘管，只留下 0.035 英寸的导丝。X 线片显示局部移除的支架还在皮下组织内，而部分支架仍保留在腔内（图 4–274）。

置入新的鞘管，并在靶病灶处放置 1 个 14mm×60mm 的自膨式支架（SES）（图 4–275）。其余的支架部分由血管外科医生全部取出。

【并发症分析】

对于静脉支架置入术，应选择明显偏大的支架型号，从而避免支架立即移位。

【预防策略与关键信息】

- 每一次静脉支架置入术前都应行 CT 成像。
- 支架型号在术前和术中都应该谨慎选择。
- 血管直径和支架之间的测量值有任何不匹配，都应该在放置支架前再次进行评估。
- 在不安全的情况下，停止支架置入并咨询同事。
- 支架的进入应该一直在 X 线下进行。

拓展阅读

[1] Anand G, Lewanski CR, Cowman SA, Jackson JE. Superior vena cava stent migration into the pulmonary artery causing fatal pulmonary infarction. Cardiovasc Interv Radiol 2011;34(2 suppl):S198–S201
[2] Bobylev D, Meschenmoser L, Boethig D, Horke A. Migration of an endovascular stent into the right ventricle following deployment in the inferior vena cava after liver transplantation. Eur J Cardiothorac Surg 2015;48(2):308
[3] Lin X, Fang L, Wang Y. Multiple heart injuries caused by fracture and migration of the inferior vena stent. Eur Heart J 2013;34(8):625
[4] Rana MA, Oderich GS, Bjarnason H. Endovenous removal of dislodged left renal vein stent in a patient with nutcracker syndrome. Semin Vasc Surg 2013;26(1):43–47
[5] Sakhri L, Pirvu A, Toff art A-C, Thony F, Moro-Sibilot D. Unusual migration of a vena cava stent into the pulmonary artery be-cause of tumor reduction after chemotherapy. J Thorac Oncol 2013;8(12):1585–1586
[6] Toyoda N, Torregrossa G, Itagaki S, Pawale A, Reddy R. Intracardiac migration of vena caval stent: decision-making and treatment considerations. J Card Surg 2014;29(3):320–322
[7] Trehan VK, Jain G, Pandit BN. Hepatic vein anchor-wire technique to prevent stent migration during inferior vena cava stenting for Budd-Chiari syndrome. J Invasive Cardiol 2014;26(5):225–227

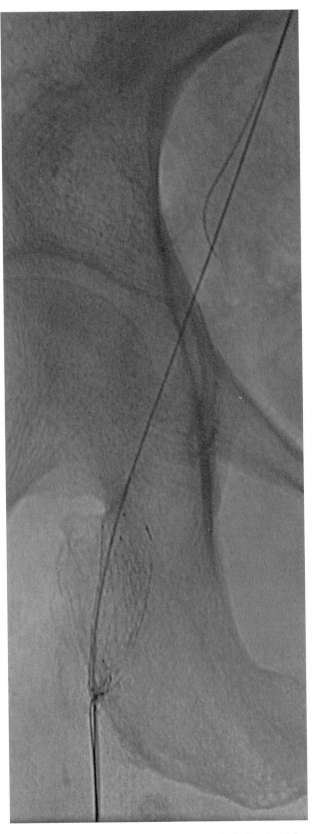

▲ 图 4–274　X 线片显示部分移除的支架在皮下组织内，然而支架的另一部分仍然在血管腔内

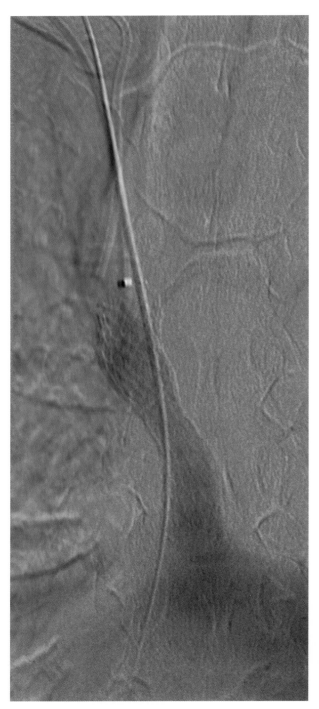

▲ 图 4-275 自膨式支架（14mm×60mm）置入后，X线片显示上腔静脉清楚

6. 主髂动脉水平球囊扩张时支架移位

【病史】

患者男性，56 岁，因右髂总动脉闭塞而跛行。这些迹象都是由超声检查发现并且经 MRA

（图 4-276）证实。多学科会诊后拟使用腔内治疗的方法治疗该病变。初步方案计划置入支架。

【初始接受的治疗方案】

局部麻醉下，逆穿进入右侧股动脉，置入 6F 鞘管。0.035 英寸的亲水涂层导丝配合 4F 的多功能导管通过闭塞段。MRA 所示的 CIA 近端短段残闭处通过 DSA 得以证实（图 4-277）。据此，执行右髂总动脉内支架置入术的预定方案。球囊 - 支架导管系统跨越病变段常规进行。术者置入 8mm×59mm 的球扩式支架。血管造影显示由于开口钙化和斑块，右髂总动脉有明显残余狭窄（图 4-278）。因此，我们计划进行二次对吻支架手术。将 2 个 8mm×29mm 的球扩支架送入（图 4-279）并慢慢充盈。

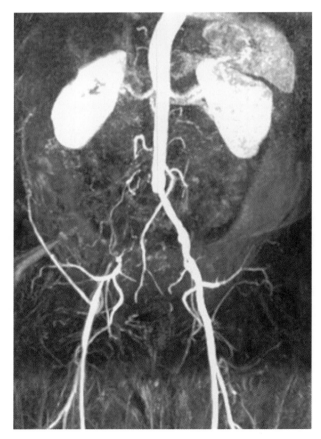

▲ 图 4-276 增强 MRA 显示右髂总动脉闭塞

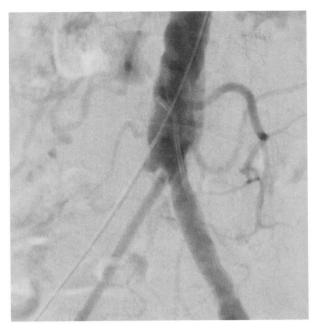

▲ 图 4-277　数字减影血管造影可见髂总动脉近端短段的残根

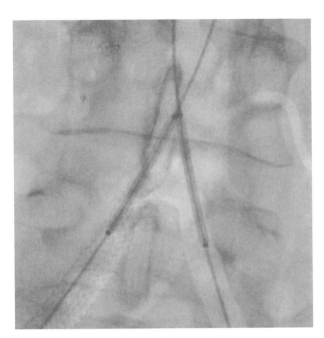

▲ 图 4-279　X 线下可见 2 个 8mm×29mm 的球扩式支架

只有近端的部分张开，然而中部和远端并未张开（图 4-280），反复尝试回撤复位至病变段均告失败。

【影像学检查】

X 线检查、血管造影。

【并发症】

自膨式支架与载具球囊脱离。

【处理并发症的可行方案】

- 将支架放置在当前预期之外的位置。当支架不影响血流且所处位置不频繁承受应力的情况下是可行的。本例较为特殊，主动脉远端未固定的支架可能会影响血流动力学，导致血栓栓塞的并发症。因此，不得不置入额外的支架。

- 抓捕支架并通过鞘管取出。本例中这是可行的。然而，在尝试抓捕之前，需要换 1 个更大内直径的鞘管（≥ 2F）。

- 尝试把球囊和支架连接上，重新将支架复位到病变段。

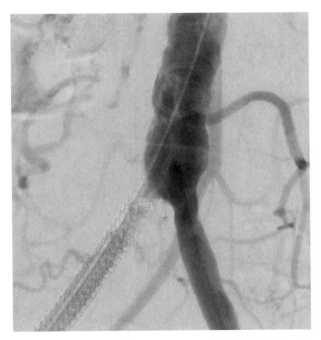

▲ 图 4-278　置入 1 个 8mm×59mm 的球扩式支架，首次血管造影显示，与对侧相比，右髂总动脉对比剂充盈不均

【治疗过程中遇到的问题】

在球囊充盈的过程中，左侧支架从载运球囊上脱离并迁移到更远的位置。X 线片显示支架

153

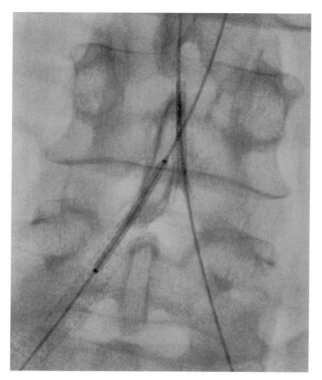

▲ 图 4-280 X 线片显示只有近端的支架膨胀张开，中间和远端的支架并未张开

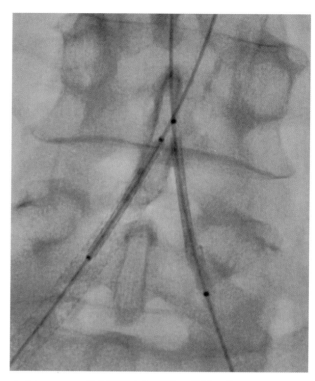

▲ 图 4-281 成功回退支架后的 X 线片，将 4mm×40mm 球囊导管顺导丝通过支架，并要求球囊轻度地充盈到足以将预扩张的支架固定在球囊上，随后将其拉回目标位置

• 外科手术取出（血管腔内治疗失败时）。

【并发症的最终处理方案】

考虑到支架（虽部分未张开，但支架完好）仍然是牢固地在导丝上，遂使用与 0.035 英寸导丝兼容的 2.7F 4mm×40mm 的球囊导管沿导丝穿过支架。要求球囊轻微扩张到足以将预先扩张的支架固定在球囊上。随后将球囊缓慢地拉至靶病灶。当发现支架并未跟随移动时，在不进一步扩张支架的前提下升高球囊压力。使用这种方法，支架就可以复位至靶病灶（图 4-281）。随后，将 4mm 的球囊充盈至 14 个标准大气压的爆破压（图 4-282）。

最终，4mm 的球囊被置换成原来的载运球囊，并按照最初的计划部署了 2 个支架（图 4-283）。

最后的血管造影显示病变治疗充分，遗留一处远端病变，对其使用同一球囊进行扩张。最后

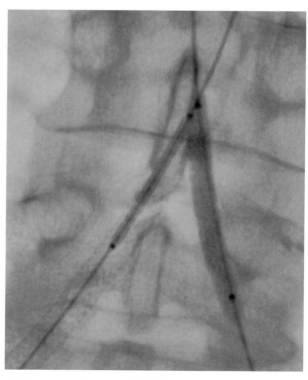

▲ 图 4-282 将 4mm 球囊充盈至 14 个标准大气压的爆破压

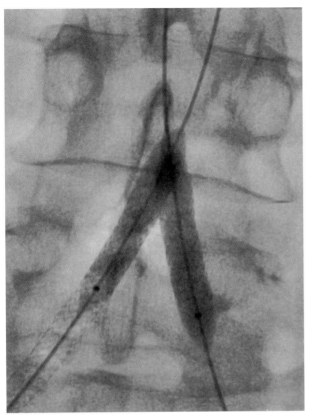

▲ 图 4-283　对吻支架技术中，2 个支架均按照最初的设计部署

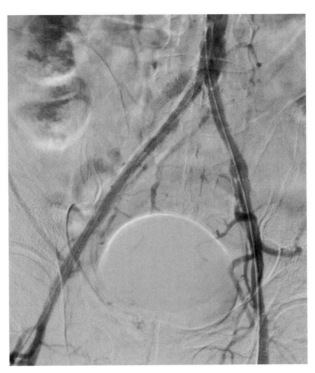

▲ 图 4-284　术后对吻支架的最终血管造影

的血管造影显示完成支架对吻良好（图 4-284）。

【并发症分析】

本例中，球扩式支架从球囊脱离。最可能的原因是支架球囊直径和动脉远端的腔内直径不匹配。也有可能是由于左髂总动脉狭窄较轻，支架无法立即和病变段的血管壁贴合。很重要的一点，支架的置入过程应快速且同时吻合支架的对吻部分来阻止支架从球囊上脱离移位。支架置入期间，必须使用高分辨率 X 线检查不断地注视调整，以确保支架运送正确，且放置的时候没有移动。

【预防策略与关键信息】

• 在定位和放置支架的过程中应使用高分辨率 X 线检查，不断地调整控制器械和器材。如果需要的话切换到更高频率。

• 不要仅仅依靠 DSA 图像或者监视器上绘图来定位，因为患者或手术床可能已经移动。而要使用解剖标记来准确定位支架。

• 解决并发症之前，切记不要拔出导丝。

拓展阅读

[1] Ahmed S, Ratanapo S, Srivali N, Cheungpasitporn W. Stent dislodgement: a rare complication of subclavian artery angioplasty and stenting. N Am J Med Sci 2013;5(3):251

[2] Aydin M, Sayin MR. Successful coronary stent retrieval from the saphenous vein graft to right coronary artery. Case Rep Med 2009;2009:718685

[3] Broadbent LP, Moran CJ, Cross DT III, Derdeyn CP. Management of neuroform stent dislodgement and misplacement. AJNR Am J Neuroradiol 2003;24(9):1819–1822

[4] Chiu KM, Chu SH, Chan CY. Dislodged caval stent in right pulmonary artery. Catheter Cardiovasc Interv 2007;70(6): 799–800

[5] Cishek MB, Laslett L, Gershony G. Balloon catheter retrieval of dislodged coronary artery stents: a novel technique. Cathet Cardiovasc Diagn 1995;34(4):350–352

[6] Deftereos S, Raisakis K, Giannopoulos G, Kossyvakis C, Pappas L, Kaoukis A. Successful retrieval of a coronary stent dislodged in the brachial artery by means of improvised snare and guiding catheter. Int J Angiol 2011;20(1):55–58

[7] Gan HW, Bhasin A, Wu CJ. Complete stent dislodgement after successful implantation—a rare case. Catheter Cardiovasc Interv 2010;75(6):967–970

[8] Grosso M, Spalluto F, Muratore P, Cristoferi M, Veltri A. Palmaz stent dislodgement into the left pulmonary artery complicating TIPS: percutaneous retrieval and extraction after venotomy. Cardiovasc Interv Radiol 1995;18(2): 106–108

[9] Hussain F, Kashour T, Philipp R. Old technique, new use: novel use of a buddy wire to deploy a detached stent. J Invasive Cardiol 2007;19(6):E160–E162

[10] Jang JH, Woo SI, Yang DH, Park SD, Kim DH, Shin SH. Successful coronary stent retrieval from the ascending aorta using a gooseneck snare kit. Korean J Intern Med 2013;28(4): 481–485

[11] Kakisis JD, Vassilas K, Antonopoulos C, Sfyroeras G, Moulakakis K, Liapis CD. Wandering stent within the pulmonary circulation. Ann Vasc Surg 2014;28(8):1932.e9–e12

[12] Kwan TW, Chaudhry M, Huang Y, et al. Approaches for dislodged stent retrieval during transradial percutaneous coronary interventions. Catheter Cardiovasc Interv 2013;81(6):E245–E249

[13] Nishi M, Zen K, Kambayashi D, Asada S, Yamaguchi S, Tatsukawa H. Stent dislodgement induced by a vasodilator used for severe coronary artery spasm caused by Kounis syndrome. Cardiovasc Interv Ther 2015. [Epub ahead of print]

[14] Oh Y, Hwang DH, Ko YH, Kang IW, Kim IS, Hur CW. Foreign body removal by snare loop: during intracranial stent procedure. Neurointervention 2012;7(1):50–53

[15] Rozenman Y, Burstein M, Hasin Y, Gotsman MS. Retrieval of occluding unexpanded Palmaz-Schatz stent from a saphenous aorto-coronary vein graft. Cathet Cardiovasc Diagn 1995;34(2):159–161

[16] Salinger-Martinović S, Stojković S, Pavlović M, et al. Successful retrieval of an unexpanded coronary stent from the left main coronary artery during primary percutaneous coronary intervention. Srp Arh Celok Lek 2011;139(9–10): 669–672

[17] Sentürk T, Ozdemir B, Yeşilbursa D, Serdar OA. Dislodgement of a sirolimus-eluting stent in the circumfl ex artery and its successful deployment with a small-balloon technique. Turk Kardiyol Dern Ars 2011;39(5):418–421

[18] Yang DH, Woo SI, Kim DH, et al. Two dislodged and crushed coronary stents: treatment of two simultaneously dislodged stents using crushing techniques. Korean J Intern Med 2013;28(6):718–723

7. 冠状动脉前室间支行支架置入术时支架移位

【病史】

患者男性，55 岁，冠状动脉性心脏病，6 年前因前室间支近端病变行冠状动脉支架置入术。因症状再次出现拟行冠状动脉造影。

【初始接受的治疗方案】

证实支架内再狭窄达 90%，行经皮腔内血管成形术进行治疗，随后尝试越过支架近端扩开狭窄段。起初从右侧经桡通路失败，因此采用从右侧腹股沟穿刺的方法。

【治疗过程中遇到的问题】

支架–球囊导管无法越过近端支架，此时术者发现支架从球囊导管脱离。在进行抓捕操作之前，支架的位置在导引导管开口（图 4-285）。在支架最终脱离左主冠状动脉之前，所有抓捕支架的尝试都失败了。立即 X 线检查主动脉上下、内脏动脉、周围血管寻找丢失的支架。

【影像学检查】

全身低剂量 CT 扫描以确定和定位支架。最终支架定位到左桡动脉远端（图 4-286）。联合 X 线检查支架（图 4-287）。

【并发症】

冠状动脉支架移位至左桡动脉。

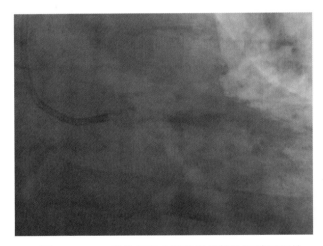

▲ 图 4-285　X 线片显示支架位于导管的远端开口处

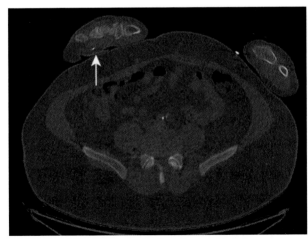

▲ 图 4-286　轴位 CT 图像显示 1 个移位的支架（白箭）进入左桡动脉

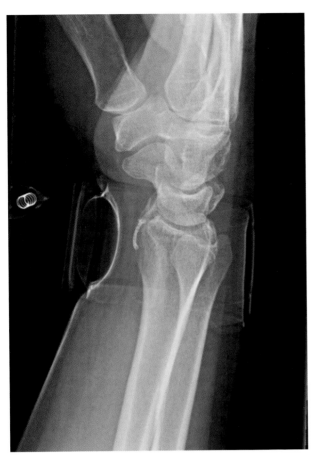

▲ 图 4-287　X 线片证实支架的准确位置以便进一步的规划，注意桡侧压力绷带依然在原位

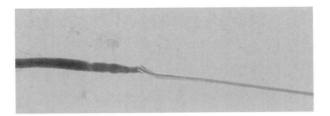

▲ 图 4-288　选择性远端桡动脉造影以证实桡动脉内支架的准确位置

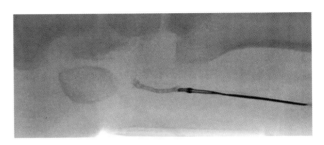

▲ 图 4-289　X 线检查下抓捕器位于支架近端。加压设备保持不动以避免支架向周围进一步移位

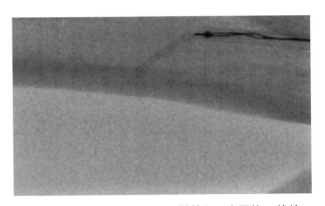

▲ 图 4-290　抓捕支架至 4F 鞘管入口水平的 X 线片

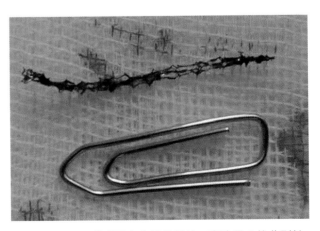

▲ 图 4-291　成功取出支架的照片，旁边是 1 枚曲别针

【处理并发症的可行方案】

• 顺穿肱动脉然后抓捕取出。

• 桡动脉水平外科手术切开取出。

【并发症的最终处理方案】

局部麻醉下顺穿左肱动脉并置入 4F 鞘。鞘管尖端一直送至支架前方（图 4-288），小心将 5mm 的抓捕器越过支架近端（图 4-289）。抓捕器成功固定住支架的时候，取出支架的操作在不间断 X 线的条件下进行（图 4-290）。最后，支架成功取出（图 4-291）。

【并发症分析】

支架移位和迁移是很罕见的并发症。为了避免这些并发症的发生，支架或球囊等器械应该小心推进。在推进和交叉操作的时候如果遇到任何阻力，术者都应该立即停止，并分析评估可能的原因。某些案例中，预扩也许会解决这一问题。

【预防策略与关键信息】

- 不要对抗阻力来推进支架。

- 评估支架和球囊的移出情况。尤其是将其移回到导管或鞘时要千万小心，防止支架从载体球囊上脱离。

- 对关键的病变区域进行预扩。

- 如果移位或迁移已经发生，导丝千万不要退出来。它可以防止支架的进一步移位，尝试在导丝上推进抓捕器的环，当固定住支架时移除导丝、抓捕器和套住的支架。

拓展阅读

[1] Ahmed S, Ratanapo S, Srivali N, Cheungpasitporn W. Stent dislodgement: a rare complication of subclavian artery angioplasty and stenting. N Am J Med Sci 2013;5(3):251

[2] Aydin M, Sayin MR. Successful coronary stent retrieval from the saphenous vein graft to right coronary artery. Case Rep Med 2009;2009:718685

[3] Broadbent LP, Moran CJ, Cross DT III, Derdeyn CP. Management of neuroform stent dislodgement and misplacement. AJNR Am J Neuroradiol 2003;24(9):1819–1822

[4] Chiu KM, Chu SH, Chan CY. Dislodged caval stent in right pulmonary artery. Catheter Cardiovasc Interv 2007;70(6): 799–800

[5] Cishek MB, Laslett L, Gershony G. Balloon catheter retrieval of dislodged coronary artery stents: a novel technique. Cathet Cardiovasc Diagn 1995;34(4):350–352

[6] Deftereos S, Raisakis K, Giannopoulos G, Kossyvakis C, Pappas L, Kaoukis A. Successful retrieval of a coronary stent dislodged in the brachial artery by means of improvised snare and guiding catheter. Int J Angiol 2011;20(1):55–58

[7] Eeckhout E, Stauffer JC, Goy JJ. Retrieval of a migrated coronary stent by means of an alligator forceps catheter. Cathet Cardiovasc Diagn 1993;30(2):166–168

[8] Gan HW, Bhasin A, Wu CJ. Complete stent dislodgement after successfu limplantation—a rare case. Catheter Cardiovasc Interv 2010;75(6):967–970

[9] Hussain F, Kashour T, Philipp R. Old technique, new use: novel use of a buddy wire to deploy a detached stent. J Invasive Cardiol 2007;19(6):E160–E162

[10] Jang JH, Woo SI, Yang DH, Park SD, Kim DH, Shin SH. Successful coronary stent retrieval from the ascending aorta using a gooseneck snare kit. Korean J Intern Med 2013;28(4): 481–485

[11] Kakisis JD, Vassilas K, Antonopoulos C, Sfyroeras G, Moulakakis K, Liapis CD. Wandering stent within the pulmonary circulation. Ann Vasc Surg 2014;28(8):1932.e9–e12

[12] Kwan TW, Chaudhry M, Huang Y, et al. Approaches for dislodged stent retrieval during transradial percutaneous coronary interventions. Catheter Cardiovasc Interv 2013;81(6):E245–E249

[13] Meisel SR, DiLeo J, Rajakaruna M, Pace B, Frankel R, Shani J. A technique to retrieve stents dislodged in the coronary artery followed by fixation in the iliac artery by means of balloon angioplasty and peripheral stent deployment. Catheter Cardiovasc Interv 2000;49(1):77–81

[14] Nishi M, Zen K, Kambayashi D, Asada S, Yamaguchi S, Tatsukawa H. Stent dislodgement induced by a vasodilator used for severe coronary artery spasm caused by Kounis syndrome. Cardiovasc Interv Ther 2015. [Epub ahead of print]

[15] Oh Y, Hwang DH, Ko YH, Kang IW, Kim IS, Hur CW. Foreign body removal by snare loop: during intracranial stent procedure. Neurointervention 2012;7(1):50–53

[16] Salinger-Martinović S, Stojković S, Pavlović M, et al. Successful retrieval of an unexpanded coronary stent from the left main coronary artery during primary percutaneous coronary intervention. Srp Arh Celok Lek 2011;139(9–10): 669–672

[17] Sentürk T, Ozdemir B, Yeşilbursa D, Serdar OA. Dislodgement of a sirolimus-eluting stent in the circumflex artery and its successful deployment with a small-balloon technique. Turk Kardiyol Dern Ars 2011;39(5):418–421

[18] Yang DH, Woo SI, Kim DH et al. Two dislodged and crushed coronary stents: treatment of two simultaneously dislodged stents using crushing techniques. Korean J Intern Med 2013;28(6):718–723

8. 髂动脉支架置入术时支架解体脱位

【病史】

患者男性，72岁，左侧髂外动脉有4cm长的重度狭窄，拟行髂动脉支架置入术。由于病灶靠近腹股沟韧带，所以选择对侧右股动脉逆行穿刺通路。

【初始接受的治疗方案】

局部麻醉下，右股动脉逆行穿刺通路建立后置入6F鞘。0.035英寸的导丝配合4F导管进入到左侧髂动脉，成功跨越病变段后，换加硬导丝，然后尝试置入45cm长的6F鞘。

【治疗过程中遇到的问题】

尽管腹主动脉分叉部的解剖结构良好，但仍不能将鞘送入左侧髂动脉。这是由于以前补片成形术后，右股动脉周围有瘢痕。术者把鞘留在右侧，并尝试将球扩式支架在无"翻山鞘"的情况下送至病变段。虽然只有轻微的阻力，但支架立即从球囊上脱离，并卡在了主动脉分叉处。导丝依然在原处，移除了球囊，但是支架并没有跟随（图4-292）。

术者沿导丝置入1个抓捕器尝试抓住支架。

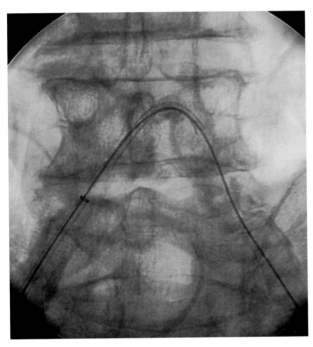

▲ 图 4-292　球囊扩张支架从载具球囊上脱离后的 X 线片，支架现在"坐"在主动脉分叉处

不幸的是，支架无法从鞘内拉出。X 线片可见支架的近端部分已经崩解（图 4-293）。此外，抓捕操作使支架和导丝缠绕在一起。导丝支架复合体在主动脉内可以前进和退回，但是无法在不丢失支架的情况下将其拉回右侧髂动脉（图 4-294）。

【影像学检查】

X 线检查。

【并发症】

支架从球囊上脱离。由于不成功的抓捕操作，支架近端解体，支架和导丝缠绕融合。

【处理并发症的可行方案】

• 支架留置在靶病变之外。这种办法不太可能实现，因为支架的近端部分已经解体，并且和导丝缠绕在一起。球囊将放不进去。

• 通过同侧鞘管抓捕支架并取出。这已经尝试过了，然而，没有更大型号的鞘管，这一操作失败。

• 对侧穿刺，置入大口径鞘管，尝试使用抓捕

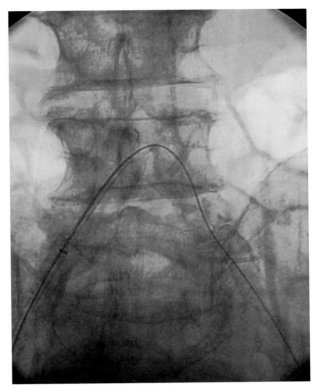

▲ 图 4-293　随后尝试将支架从鞘管移除时的 X 线片，近端支架与导丝缠绕在一起，移除失败

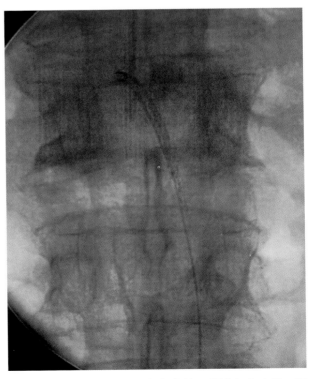

▲ 图 4-294　缠绕导丝支架复合体可以进入主动脉，但不可能在不导致支架松动的情况下将其推入右髂动脉

器将其移出体外。

- 外科手术移除（如果腔内治疗失败）。

【并发症的最终处理方案】

逆行穿刺左髂总动脉。置入 12cm 长的 10F 鞘，使用抓捕器抓住了支架的远端，并且很容易地通过大口径鞘管取出（图 4-295）。使用 1 个 8F 的胶原塞血管封口装置成功地封住穿刺点。

【并发症分析】

商业化的球扩支架是工业化预装在载体球囊上的。虽然球囊和支架之间的连接通常非常稳固，足以用来处理同侧的简单病变。但当支架通过高度钙化或解剖学复杂的血管段时，支架和球囊发生脱离的情况并不罕见。在没有鞘保护的情况下，在主动脉分叉上推进输送管很有可能导致支架脱落，应该避免。该患者的第二个问题是在同侧通路进行抓捕操作之前没有换大口径的鞘管。

【预防策略与关键信息】

- 在导管或鞘外走行器械时，或者在血管狭窄

和（或）拉长时，视觉反馈是控制推力或拉力和避免并发症的关键。

- 如果无法放置鞘管保护，球扩支架不能跨越主动脉分叉。
- 严禁在有阻力的情况下推拉任何器械。
- 当球扩支架从球囊上脱离时，在进行抓捕和套索支架之前，鞘管应扩大 ≥ 2F。
- 脱落的支架无法从同侧取出时，应该考虑用大口径的鞘管从对侧入路。

拓展阅读

[1] Blackman D, Dzavik V. Inadvertent detachment of an entrapped cutting balloon from the balloon catheter during treatment of in-stent restenosis. J Invasive Cardiol 2005;17(11):E27–E29

[2] Hussain F, Rusnak B, Tam J. Retrieval of a detached partially expanded stent using the SpideRX and EnSnare devices—a fi rst report. J Invasive Cardiol 2008;20(2):E44–E47

[3] Pappy R, Gautam A, Abu-Fadel MS. AngioSculpt PTCA Balloon Catheter entrapment and detachment managed with stent jailing. J Invasive Cardiol 2010;22(10):E208–E210

[4] Shiojima I, Ikari Y, Abe J, et al. Thrombotic occlusion of the coronary artery associated with accidental detachment of undeployed Palmaz-Schatz stent. Cathet Cardiovasc Diagn 1996; 38(4): 360–362

9. 自膨式支架在恶性上腔静脉阻塞治疗中的移位问题

【病史】

患者男性，54 岁，计划行上腔静脉（SVC）支架置入术，治疗其中心静脉阻塞。

【初始接受的治疗方案】

右腹股沟入路通过股总静脉（CFV）行上腔静脉支架置入术。

【治疗过程中遇到的问题】

释放 14mm × 20mm 自膨式支架（SES）后，支架立即向下移位至肾段下腔静脉（图 4-296）。

【影像学检查】

X 线检查评估确切的支架位置，制订下一步治疗计划。

【并发症】

意外的支架移位，支架仍在"导丝上"。

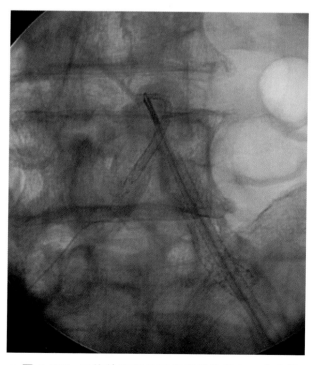

▲ 图 4-295 X 线片显示从对侧腹股沟置入 1 个大鞘，然后抓捕支架

【处理并发症的可行方案】

- 通过 0.035 英寸导丝将 8F 外鞘换成 12F 外鞘，利用圈套器抓捕并取回支架。
- 通过同轴放置直径和长度更大的自膨式支架（SES）（即 18mm×60mm），将支架固定于当前位置。
- 外科手术（如果血管内治疗失败）。

【并发症的最终处理方案】

通过 0.035 英寸导丝将 8F 外鞘换成 12F 外鞘，利用 20mm 的圈套器捕获支架（图 4–297）；当抓获支架时，12F 外鞘朝着支架推进（图 4–299 和图 4–298）。取回支架后，IVC 中残留了较小的支架碎片（图 4–300）。最终血管造影未显示 IVC 变窄或受损（图 4–301）。

【并发症分析】

由于支架的最大直径和长度与上腔静脉（SVC）直径不匹配，支架在上腔静脉置入过程中发生了移位。

【预防策略与关键信息】

- 根据增强 CT 图像确定所需支架的长度，以及直径。

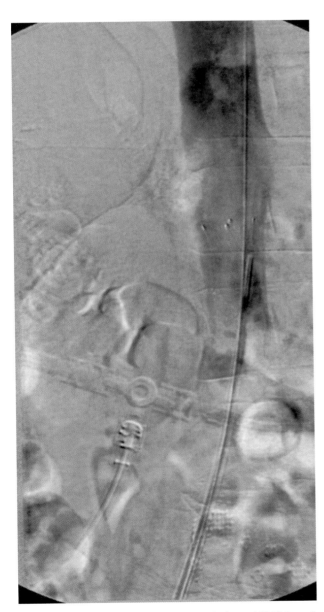

▲ 图 4–296　腔静脉造影显示支架直径与下腔静脉（IVC）直径不匹配，将 1 根直的诊断导管和 0.035 英寸导丝同轴放置在支架中

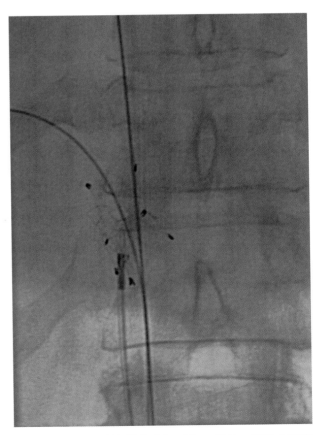

▲ 图 4–297　圈套器捕获支架时的 X 线片。支架由圈套器和 2 根同轴延伸的导丝"固定"，其中 1 根导丝置入右肾静脉

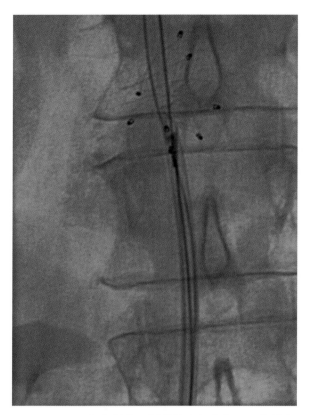

▲ 图 4-298　轻轻地将已捕获的支架移向 12F 外鞘内

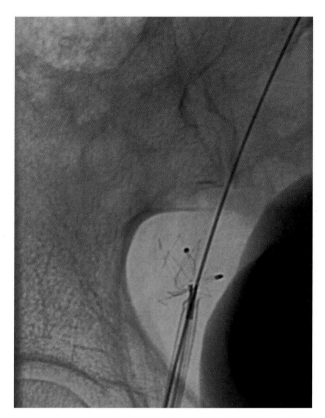

▲ 图 4-299　支架的某些部分已经进入外鞘内，而破裂支架的某些部分仍在外鞘外部

- 选择直径足够大的支架，以确保通过支架的环向强度和内向力进行长期充分固定。

拓展阅读

[1] Bagul NB, Moth P, Menon NJ, Myint F, Hamilton G. Migration of superior vena cava stent. J Cardiothorac Surg 2008;3:12

[2] Basu NN, Motallebzadeh R, Wendler O. A stranger in the heart: vena caval stent migration. Eur J Cardiothorac Surg 2005;28(5):770

[3] Bobylev D, Meschenmoser L, Boethig D, Horke A. Migration of an endovascular stent into the right ventricle following deployment in the inferior vena cava after liver transplantation. Eur J Cardiothorac Surg 2015;48(2):308

[4] Carroll MI, Ahanchi SS, Kim JH, Panneton JM. Endovascular foreign body retrieval. J Vasc Surg 2013;57(2):459–463

[5] Chen S, Zhang H, Tian L, Li M, Zhou M, Wang Z. A stranger in the heart: LRV stent migration. Int Urol Nephrol 2009;41(2):427–430

[6] Chiu KM, Chu SH, Chan CY. Dislodged caval stent in right pulmonary artery. Catheter Cardiovasc Interv 2007;70(6):799–800

[7] Gabelmann A, Krämer SC, Tomczak R, Görich J. Percutaneous techniques for managing maldeployed or migrated stents. J Endovasc Ther 2001;8(3):291–302

[8] Gan HW, Bhasin A, Wu CJ. Complete stent dislodgement after successful implantation—a rare case. Catheter Cardiovasc Interv 2010;75(6):967–970

[9] Ghanem A, Tiemann K, Nickenig G. Gone with the flow: percutanous retrieval of a migrated wallstent trapped in the right ventricle. Eur Heart J 2009;30(6):717

[10] Goelitz BW, Darcy M. Longitudinal stent fracture and migration of a stent fragment complicating treatment of hepatic vein stenosis after orthotopic liver transplantation. Semin Interv Radiol 2007;24(3):333–336

[11] Guimarães M, Uflacker R, Schönholz C, Hannegan C, Selby JB. Stent migration complicating treatment of inferior vena cava stenosis after orthotopic liver transplantation. J Vasc Interv Radiol 2005;16(9):1247–1252

[12] Kakisis JD, Vassilas K, Antonopoulos C, Sfyroeras G, Moulakakis K, Liapis CD. Wandering stent within the pulmonary circulation. Ann Vasc Surg 2014;28(8):1932.e9–e12

[13] O'Brien P, Munk PL, Ho SG, Legiehn GM, Marchinkow LO. Management of central venous stent migration in a patient with a permanent inferior vena cava fi lter. J Vasc Interv Radiol 2005;16(8):1125–1128

[14] Oh Y, Hwang DH, Ko YH, Kang IW, Kim IS, Hur CW. Foreign body removal by snare loop: during intracranial stent procedure. Neurointervention 2012;7(1):50–53

[15] Poludasu SS, Vladutiu P, Lazar J. Migration of an endovascular stent from superior vena cava to the right ventricular outflow tract in a patient with superior vena cava syndrome. Angiology 2008;59(1):114–116

[16] Rana MA, Oderich GS, Bjarnason H. Endovenous removal of dislodged left renal vein stent in a patient with nutcracker syndrome. Semin Vasc Surg 2013;26(1):43–47

[17] Sakhri L, Pirvu A, Toffart A-C, Thony F, Moro-Sibilot D. Unusual migration of a vena cava stent into the pulmonary artery because of tumor reduction after chemotherapy. J Thorac Oncol 2013;8(12):1585–1586

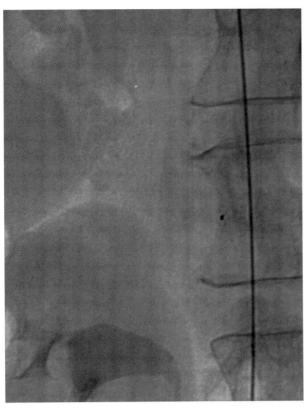

▲ 图 4-300　**X** 线片显示不透射线标记物为移位支架取出后留下的碎片，**0.035** 英寸导丝仍在原位

[18] Schechter MA, O'Brien PJ, Cox MW. Retrieval of iatrogenic intravascular foreign bodies. J Vasc Surg 2013;57(1):276–281

[19] Schefold JC, Krackhardt F. Dislocation of a metal stent to the right ventricle: an unusual finding in the heart. J Cardiovasc Med (Hagerstown) 2008;9(7):742–743

[20] Slonim SM, Dake MD, Razavi MK, et al. Management of misplaced or migrated endovascular stents. J Vasc Interv Radiol 1999;10(7):851–859

[21] Taylor JD, Lehmann ED, Belli AM, et al. Strategies for the management of SVC stent migration into the right atrium. Cardiovasc Interv Radiol 2007;30(5):1003–1009

[22] Toyoda N, Torregrossa G, Itagaki S, Pawale A, Reddy R. Intracardiac migration of vena caval stent: decision-making and treatment considerations. J Card Surg 2014;29(3):320–322

[23] Warren MJ, Sen S, Marcus N. Management of migration of a SVC Wallstent into the right atrium. Cardiovasc Interv Radiol 2008;31(6):1262–1264

10. 下腔静脉支架置入术中支架丢失

【病史】

患者女性，45 岁，急诊科就诊，5 天之前出现了急性左腿肿胀，累及整个左腿。静脉彩色多普勒超声检查显示左腿从股骨远端静脉到髂外静脉广泛的深静脉血栓形成（deep venous

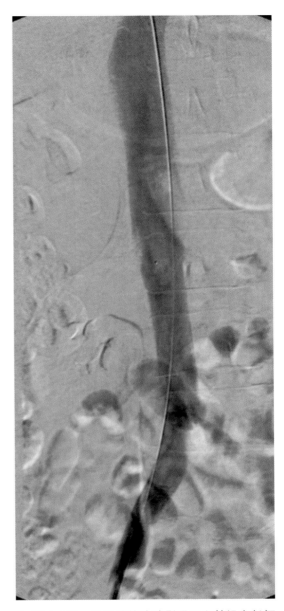

▲ 图 4-301　最终腔静脉造影显示血管没有任何变窄或损伤（破裂）的征象

thrombosis，DVT）。考虑到 DVT 的近端延伸，要求对腹部和骨盆进行计算机体层成像（CT）。CT 显示 DVT 从左髂总静脉（common iliac vein，CIV）延伸至远端股骨远端静脉（图 4-302），整个左肢软组织明显肿胀。还有一个明显征象是子宫增大，多发子宫肌瘤压迫左髂总静脉（CIV）。

【初始接受的治疗方案】

考虑到 DVT 的近端范围，计划进行药物机

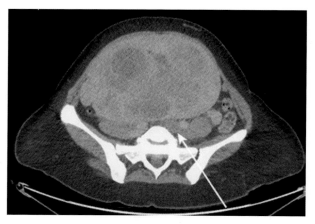

▲ 图 4-302　CT 扫描显示从左髂总静脉延伸至左股骨远端的广泛深静脉血栓（白箭）形成

械溶栓术以减少血栓后综合征的可能性。将患者俯卧在血管造影台上，超声引导下穿刺进入左腘静脉。诊断性静脉造影证实了股静脉远端至髂外静脉内广泛的 DVT，左侧 CIV 似乎闭塞了（图 4-303）。从左 CIV 到股总静脉（CFV）放置了一个 Trellis（Covidien）药物机械设备，并用 10mg 重组组织型纤溶酶原激活药（rt-PA）进行了药物 –

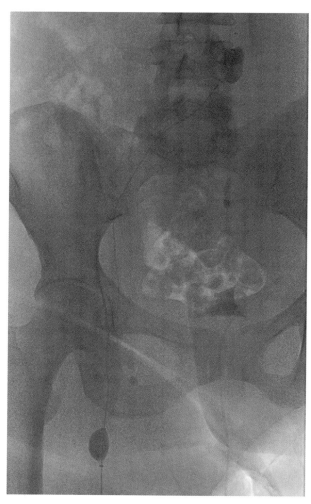

▲ 图 4-304　将 Trellis 药物 – 机械设备从左髂总静脉（CIV）放置到股静脉（CFV），行药物 – 机械溶栓术

机械溶栓（图 4-304）。药物 – 机械溶栓后，仍有血栓残留在左侧髂总及髂外静脉。

　　将患者转移到重症监护病房，通过多侧孔导管进行 8h 溶栓治疗。第 2 天早上，患者再次被带到血管造影室进行复查。血栓负担明显减轻，但是，左髂总静脉存在严重狭窄，并延伸到下腔静脉远端。经皮超声引导穿刺右腘静脉，自下腔静脉远端至双侧髂总静脉各放置 1 枚 12mm×80 mm 自膨式 Viabahn 覆膜支架。

　　【治疗过程中遇到的问题】

　　在展开过程时，左侧覆膜支架移位并向上漂浮至心脏内，同时仍在导丝上（图 4-305）。第 2

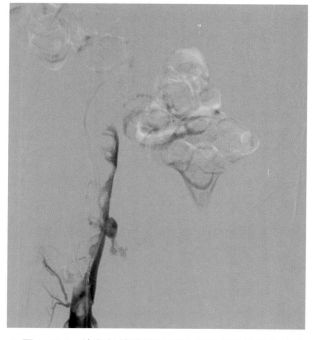

▲ 图 4-303　诊断性静脉造影证实了髂外静脉至股静脉远端的广泛深静脉血栓形成

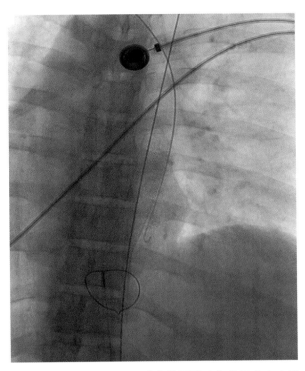

▲ 图 4-305　X线片显示移位的覆膜支架位于右心水平

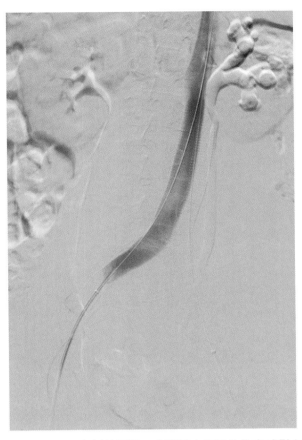

▲ 图 4-306　左侧放置第 2 个覆膜支架后的数字减影血管造影图像，形成"对吻支架配置"

枚覆膜支架被释放在左侧，形成了"吻合式支架配置"（图 4-306）。

【并发症】

这个案例是在下腔静脉远端至双侧髂总静脉释放对吻支架过程中，1 枚支架丢失并移位至心脏内。

【处理并发症的可行方案】

- 通过右颈内静脉圈套器抓捕支架的血管内治疗。
- 通过右股总静脉导管辅助圈套器抓捕的血管内治疗。
- 胸骨切开直接进入心脏（如果血管内入路失败）。

【并发症的最终处理方案】

患者处于俯卧位，在超声引导下利用微穿刺套件穿刺左颈内静脉获得血管内通路。置入 8F 血管鞘。使用直径为 0.035 英寸，145cm 长 Rosen 线和 80cm 长的 MPA 导管插入右心室。在右心室

中置入 25mm 圈套器，在静脉支架的中部抓捕支架（图 4-307）。支架被拉入左侧头臂静脉，但无法通过静脉穿刺部位拉出（图 4-308）。咨询血管外科医师。血管外科医师试图在颈部行小切口手术，但是支架仍然无法取出。患者被带至手术室并仰卧放置。通过胸骨前静脉切开术进入左头臂静脉（图 4-309）。通过切割支架织物并展开支架金属部将支架移除，支架金属部是 Viabahn 覆膜支架中的一个连续元件。支架移除后，胸部 X 线片未显示任何支架碎片残留的证据（图 4-310）。

【并发症分析】

回顾性分析认为在下腔静脉中行对吻支架术并不是理想的策略。选择放置较大直径的 IVC 支架可能更为谨慎。当对支架进行抓捕时，应在一

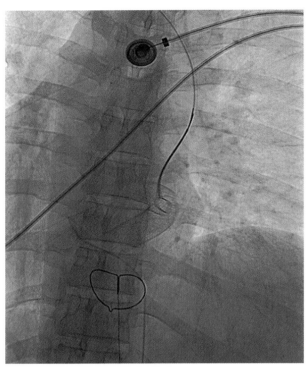

▲ 图 4-307　X 线片显示 **25mm** 圈套器进入右头臂静脉，在右心室内抓捕静脉支架的中部

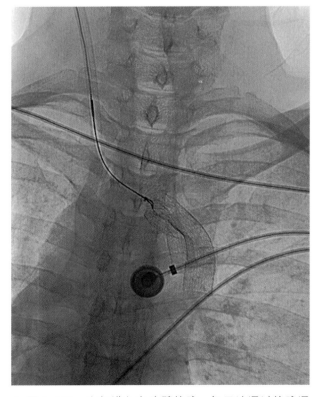

▲ 图 4-308　支架进入左头臂静脉，但无法通过静脉通路取出

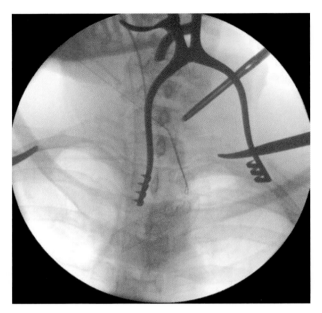

▲ 图 4-309　术中 **X** 线检查显示，通过胸骨胸膜切开左头臂静脉最终取出支架

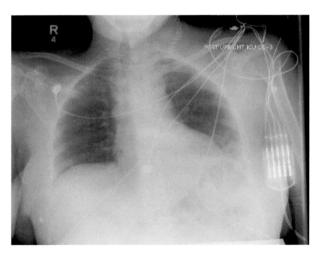

▲ 图 4-310　取出支架后，胸部 **X** 线片未显示任何残留的支架碎片证据

端对支架进行抓捕，这样可以防止支架自身折叠，使其容易经皮取出。同样，对于自由浮动的支架，切勿丢失导丝，这一点也很重要。

【预防策略与关键信息】

- 血管内异物很常见，掌握多种技术和穿刺手段至关重要。
- 同样重要的是，在进行任何干预之前，先仔细地描述腔内血管的解剖结构。

- 如果您最初进入部位或设备未能成功取回血管内异物，请始终准备替代设备和计划。
- 由于血流方向流向心脏，在 IVC 中放置对吻支架可能不是理想的策略。
- 当抓捕"丢失"或"游离"的支架时，请尝试在一端圈住，方便其经皮取出。
- 进行血管内手术时，始终需要一支强大的多学科团队。

拓展阅读

[1] Bagul NB, Moth P, Menon NJ, Myint F, Hamilton G. Migration of superior vena cava stent. J Cardiothorac Surg 2008;3:12
[2] Basu NN, Motallebzadeh R, Wendler O. A stranger in the heart: vena caval stent migration. Eur J Cardiothorac Surg2005;28(5):770
[3] Bobylev D, Meschenmoser L, Boethig D, Horke A. Migration of an endovascular stent into the right ventricle following deployment in the inferior vena cava after liver transplantation. Eur J Cardiothorac Surg 2015;48(2):308
[4] Carroll MI, Ahanchi SS, Kim JH, Panneton JM. Endovascular foreign body retrieval. J Vasc Surg 2013;57(2):459–463
[5] Chen S, Zhang H, Tian L, Li M, Zhou M, Wang Z. A stranger in the heart: LRV stent migration. Int Urol Nephrol 2009;41(2):427–430
[6] Chiu KM, Chu SH, Chan CY. Dislodged caval stent in right pulmonary artery. Catheter Cardiovasc Interv 2007;70(6): 799–800
[7] Gabelmann A, Krämer SC, Tomczak R, Görich J. Percutaneous techniques for managing maldeployed or migrated stents. J Endovasc Ther 2001;8(3):291–302
[8] Gan HW, Bhasin A, Wu CJ. Complete stent dislodgement after successful implantation—a rare case. Catheter Cardiovasc Interv 2010;75(6):967–970
[9] Ghanem A, Tiemann K, Nickenig G. Gone with the flow: percutanous retrieval of a migrated wallstent trapped in the right ventricle. Eur Heart J 2009;30(6):717
[10] Goelitz BW, Darcy M. Longitudinal stent fracture and migration of a stent fragment complicating treatment of hepatic vein stenosis after orthotopic liver transplantation. Semin Interv Radiol 2007;24(3):333–336
[11] Guimarães M, Uflacker R, Schönholz C, Hannegan C, Selby JB. Stent migration complicating treatment of inferior vena cava stenosis after orthotopic liver transplantation. J Vasc Interv Radiol 2005;16(9):1247–1252
[12] Kakisis JD, Vassilas K, Antonopoulos C, Sfyroeras G, Moulakakis K, Liapis CD. Wandering stent within the pulmonary circulation. Ann Vasc Surg 2014;28(8):1932.e9–e12
[13] O'Brien P, Munk PL, Ho SG, Legiehn GM, Marchinkow LO. Management of central venous stent migration in a patient with a permanent inferior vena cava filter. J Vasc Interv Radiol 2005;16(8):1125–1128
[14] Oh Y, Hwang DH, Ko YH, Kang IW, Kim IS, Hur CW. Foreign body removal by snare loop: during intracranial stent procedure. Neurointervention 2012;7(1):50–53
[15] Poludasu SS, Vladutiu P, Lazar J. Migration of an endovascular stent from superior vena cava to the right ventricular outflow tract in a patient with superior vena cava syndrome. Angiology 2008;59(1):114–116
[16] Rana MA, Oderich GS, Bjarnason H. Endovenous removal

of dislodged left renal vein stent in a patient with nutcracker syndrome. Semin Vasc Surg 2013;26(1):43–47
[17] Sakhri L, Pirvu A, Toff art A-C, Thony F, Moro-Sibilot D. Unusual migration of a vena cava stent into the pulmonary artery because of tumor reduction after chemotherapy. J Thorac Oncol 2013;8(12):1585–1586
[18] Schechter MA, O'Brien PJ, Cox MW. Retrieval of iatrogenic intravascular foreign bodies. J Vasc Surg 2013;57(1):276–281
[19] Schefold JC, Krackhardt F. Dislocation of a metal stent to the right ventricle: an unusual fi nding in the heart. J Cardiovasc Med (Hagerstown) 2008;9(7):742–743
[20] Slonim SM, Dake MD, Razavi MK, et al. Management of misplaced or migrated endovascular stents. J Vasc Interv Radiol 1999;10(7):851–859
[21] Taylor JD, Lehmann ED, Belli AM, et al. Strategies for the management of SVC stent migration into the right atrium. Cardiovasc Interv Radiol 2007;30(5):1003–1009
[22] Toyoda N, Torregrossa G, Itagaki S, Pawale A, Reddy R. Intracardiac migration of vena caval stent: decision-making and treatment considerations. J Card Surg 2014;29(3):320–322
[23] Warren MJ, Sen S, Marcus N. Management of migration of a SVC Wallstent into the right atrium. Cardiovasc Interv Radiol 2008;31(6):1262–1264

11. 支架系统输送时自膨式支架从输送导管内丢失

【病史】

患者男性，79岁，跛行影响生活质量，超声检查发现多发性右股浅动脉节段狭窄伴多发性动脉粥样硬化，被安排行诊断性血管造影和血管成形术。

【初始接受的治疗方案】

在局部麻醉下，逆行穿刺左股总动脉（CFA），置入 6F 外鞘。亲水涂层 0.035 英寸导丝与 4F 罗氏肠系膜下导管（RIM；Cordis / Johnson & Johnson）结合使用，进入右髂动脉。诊断性血管造影显示右股总动脉轻度狭窄，右股浅动脉重度狭窄。将 6F"翻山鞘"放置髂外动脉（EIA）近端。使用 125cm 5F 多功能导管和 0.018 英寸亲水涂层金属导丝通过右股浅动脉病变段，行球囊血管成形术，若出现与血流动力学相关的内膜夹层，并在该位置置入支架（图 4–311）。

【治疗中遇到的问题】

将与 0.035 英寸导丝配套的 6mm×40mm 自膨式支架（SES）通过血管鞘，并通过 0.018 英寸导丝前行。在输送导管过程中，遇到了轻微的

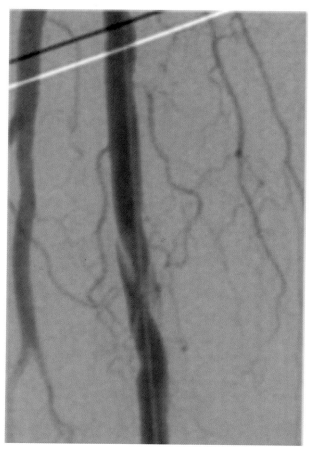

▲ 图 4-311　右股浅动脉（SFA）短段狭窄经皮腔内血管成形术（PTA）后的数字减影血管造影（DSA）。血流动力学相关的夹层需要支架置入

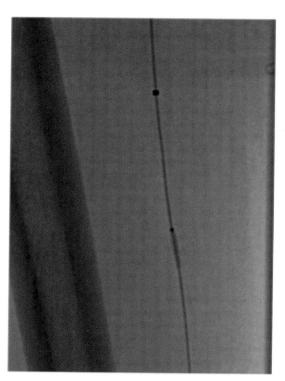

▲ 图 4-312　病变部位支架输送导管的 X 线片，但是看不到支架

阻力。然而，X 线下导管保持在病变部位，并进一步前行。当输送导管到达病变处时，支架从导管中丢失（图 4-312）。

【影像学检查】

X 线检查或数字减影血管造影以寻找丢失的支架。

【并发症】

自膨式支架从输送导管上丢失导致支架移位，进入右髂外动脉，但没有引起狭窄（图 4-313 和图 4-314）。

【处理并发症的可行方案】

• 不进行任何干预，因为支架没有引起狭窄。

• 通过血管鞘设法抓捕支架并取出。在本例中

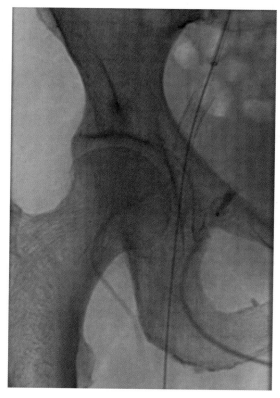

▲ 图 4-313　X 线片显示自膨式支架（SES）已完全释放在髂外动脉（EIA）中

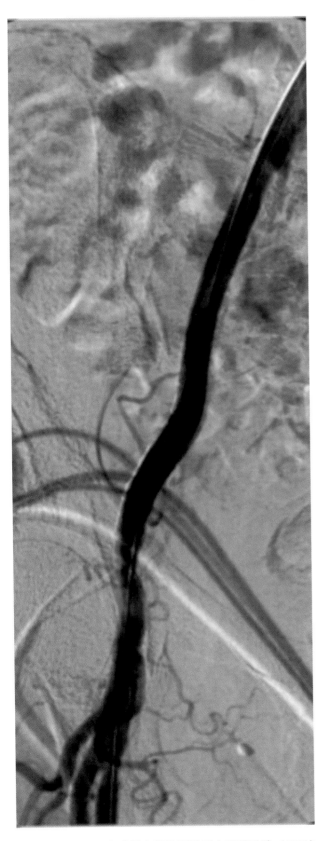

▲ 图 4-314　数字减影血管造影显示右股总动脉（CFA）轻度狭窄，病变近端放置不当的支架未引起狭窄

是不可能的，因为血管鞘尺寸相对较小，支架直径偏大，支架很可能会崩解。

- 手术移除支架（如果血管内治疗失败）。

【并发症的最终处理方案】

在髂外动脉中的支架完好无损且完全展开，并不会引起狭窄，决定将支架留在原地，什么也不做。置入第 2 枚支架成功治疗右股浅动脉病变（图像未显示）。

【并发症分析】

自膨式支架（SES）安装在输送导管内部，并通过向后拉导管外部护套来释放。在这案例中，在装置输送过程中感觉到阻力时仍进一步前行，导致支架从输送导管上脱离。由于在 X 线检查期间未能观察到该事件，导致这种并发症的确切机制仍不清楚。将原本与 0.035 英寸导丝匹配的输送导管通过 0.018 英寸导丝输送。在这种情况下，导管内腔和较细导丝之间会发生不匹配，从而在导管末端产生可能会受到血管斑块干扰的腔隙。

【预防策略与关键信息】

- 所有血管内器械都应小心操作，器械和置入物应始终在 X 线下进行引导。
- 特别是在导引导管和（或）鞘外操纵装置时，或者血管狭窄和（或）扭曲时，视觉反馈是控制拉力或推力并避免并发症的关键。
- 如果在输送设备时遇到任何阻力，则应评估其原因，切勿对抗阻力进行任何推拉操作。
- 支架移位不仅发生在球囊扩张式支架上，而且在自膨式支架（SES）上也可能发生。
- 可以将较细导丝（0.018 英寸和 0.014 英寸）与 0.035 英寸兼容的导管不匹配使用，但可能会导致并发症。

拓展阅读

[1] Ahmed S, Ratanapo S, Srivali N, Cheungpasitporn W. Stent dislodgement: a rare complication of subclavian artery

angioplasty and stenting. N Am J Med Sci 2013;5(3):251

[2] Aydin M, Sayin MR. Successful coronary stent retrieval from the saphenous vein graft to right coronary artery. Case Rep Med 2009;2009:718685

[3] Broadbent LP, Moran CJ, Cross DT III, Derdeyn CP. Management of neuroform stent dislodgement and misplacement. AJNR Am J Neuroradiol 2003;24(9):1819–1822

[4] Chiu KM, Chu SH, Chan CY. Dislodged caval stent in right pulmonary artery. Catheter Cardiovasc Interv 2007;70(6):799–800

[5] Cishek MB, Laslett L, Gershony G. Balloon catheter retrieval of dislodged coronary artery stents: a novel technique. Cathet Cardiovasc Diagn 1995;34(4):350–352

[6] Deftereos S, Raisakis K, Giannopoulos G, Kossyvakis C, Pappas L, Kaoukis A. Successful retrieval of a coronary stent dislodged in the brachial artery by means of improvised snare and guiding catheter. Int J Angiol 2011;20(1):55–58

[7] Eeckhout E, Stauff er JC, Goy JJ. Retrieval of a migrated coronary stent by means of an alligator forceps catheter. Cathet Cardiovasc Diagn 1993;30(2):166–168

[8] Gan HW, Bhasin A, Wu CJ. Complete stent dislodgement after successful implantation—a rare case. Catheter Cardiovasc Interv 2010;75(6):967–970

[9] Hussain F, Kashour T, Philipp R. Old technique, new use: novel use of a buddy wire to deploy a detached stent. J Invasive Cardiol 2007;19(6):E160–E162

[10] Jang JH, Woo SI, Yang DH, Park SD, Kim DH, Shin SH. Successful coronary stent retrieval from the ascending aorta using a gooseneck snare kit. Korean J Intern Med 2013;28(4):481–485

[11] Kakisis JD, Vassilas K, Antonopoulos C, Sfyroeras G, Moulakakis K, Liapis CD. Wandering stent within the pulmonary circulation. Ann Vasc Surg 2014;28(8):1932.e9–e12

[12] Kwan TW, Chaudhry M, Huang Y, et al. Approaches for dislodged stent retrieval during transradial percutaneous coronary interventions. Catheter Cardiovasc Interv 2013; 81(6):E245–E249

[13] Meisel SR, DiLeo J, Rajakaruna M, Pace B, Frankel R, Shani J. A technique to retrieve stents dislodged in the coronary artery followed by fi xation in the iliac artery by means of balloon angioplasty and peripheral stent deployment. Catheter Cardiovasc Interv 2000;49(1):77–81

[14] Nishi M, Zen K, Kambayashi D, Asada S, Yamaguchi S, Tatsukawa H. Stent dislodgement induced by a vasodilator used for severe coronary artery spasm caused by Kounis syndrome. Cardiovasc Interv Ther 2015. [Epub ahead of print]

[15] Oh Y, Hwang DH, Ko YH, Kang IW, Kim IS, Hur CW. Foreign body removal by snare loop: during intracranial stent procedure. Neurointervention 2012;7(1):50–53

[16] Salinger-Martinović S, Stojković S, Pavlović M, et al. Successful retrieval of an unexpanded coronary stent from the left main coronary artery during primary percutaneous coronary intervention. Srp Arh Celok Lek 2011;139(9–10):669–672

[17] Sentürk T, Ozdemir B, Yeşilbursa D, Serdar OA. Dislodgement of a sirolimus-eluting stent in the circumfl ex artery and its successful deployment with a small-balloon technique. Turk Kardiyol Dern Ars 2011;39(5):418–421

[18] Yang DH, Woo SI, Kim DH et al. Two dislodged and crushed coronary stents: treatment of two simultaneously dislodgedstents using crushing techniques. Korean J Intern Med2013;28(6):718–723

12. 静脉并发症 - 下腔静脉支架

【病史】

患者男性，42 岁，表现背部疼痛和长期下腔

静脉（IVC）闭塞，并伴有广泛的椎旁和奇静脉侧支循环。多年来一直认为疼痛是由于脊柱旁静脉充血引起的。

【初始接受的治疗方案】

从每条股静脉进行血管造影以勾勒出两条大的腰静脉并证实了下腔静脉（IVC）的发育不全（图 4–315）。决定在右侧腰升静脉放置支架，以改善静脉回流并减轻脊柱静脉充血。将 5F 导管插入右侧腰部静脉，但血管极度弯曲（图 4–316）。

【治疗过程中遇到的问题】

术中导管和导丝进入静脉浪费了很多时间，最终导致静脉血流变得非常缓慢。由于存在静脉血栓形成的危险，因此放弃了该手术（图 4–317）。

【影像学检查】

血管造影。

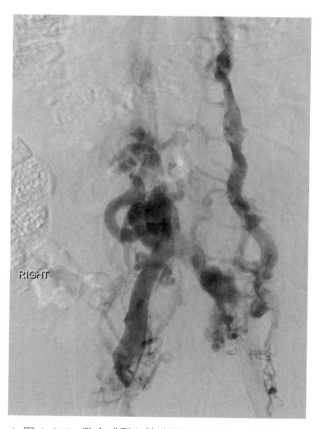

▲ 图 4–315　数字减影血管造影显示由于下腔静脉发育不全而导致 2 条腰静脉粗大

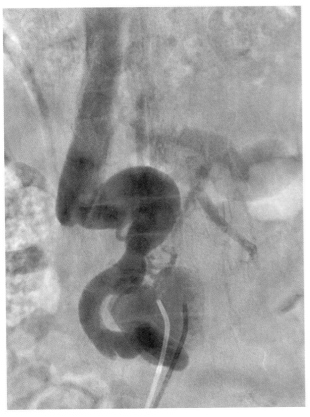

▲ 图 4-316　尝试右腰静脉插管的选择性血管造影，显示血管严重扭曲

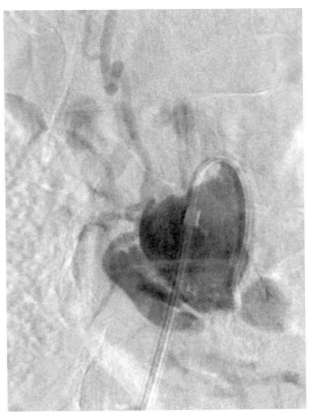

▲ 图 4-317　多次尝试插管后的血管造影，显示目标静脉的血流减少。由于存在静脉血栓形成的危险，因此放弃了该手术

【并发症】

• 非常高的皮肤射线剂量（＞5mSv）。

• 主要侧支的血流非常差，可能有血栓形成和发生肺栓塞的风险。

【处理并发症的可行方案】

• 由于已经接受了较大的放射剂量，因此拒绝尝试进一步的血管成形术。

• 考虑进行静脉搭桥手术。

• 等待几个月，并通过股静脉和颈静脉入路重复静脉插管的操作。

【并发症的最终处理方案】

从右颈内静脉和右股静脉将导管插入右腰静脉（图 4-318）。从颈静脉引入血管内圈套器与通过股静脉引入的导丝导管汇合（图 4-319）。一旦被捕获，圈套器导管就穿过弯曲的静脉区域，并通过股静脉鞘取出。将 Lunderquist（Cook Medical）0.035 英寸导丝通过圈套器导管插回，然后将 1 个长 6mm 血管成形术导管充气创建通道，以允许置入一系列支架（图 4-320）。

最终造影图像（图 4-321）显示血管通畅。自膨式胆管支架 Wallstent（Boston Scientific）置入并用球囊扩张式支架加固。

【并发症分析】

未能意识到所使用的策略无法奏效。在这种情况下，持续原来的策略是没有结果的。当第一步策略失败之后讨论该案例时，显而易见需要一种新的方法。

【预防策略与关键信息】

• 在这种案例下，显然应考虑是选择自上而下，还是自下而上的方式进行手术。

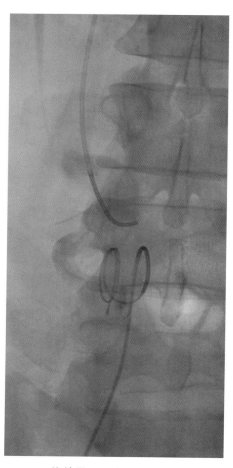

▲ 图 4-318 X 线片显示从右颈内静脉和右股静脉的汇合动作

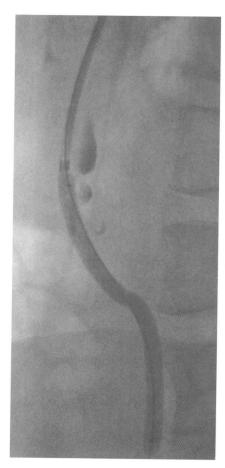

▲ 图 4-320 X 线检查显示完成抓捕动作并用坚硬的导丝将腰静脉拉直。使用 1 根长 6mm 的血管成形术导管来创建通道，以允许置入一系列支架

- 越过困难区域时，汇合步骤需要很好地控制。
- 将导管锁定到导丝将有助于通过。
- 当第一个计划失败时，花点时间考虑替代计划。

拓展阅读

[1] Massmann A, Rostam A, Fries P, Buecker A. A wire transposition technique for recanalization of chronic complex central venous occlusions. Phlebology 2014;pii:0268355514550260. [Epub ahead of print]

13. Palmaz 支架移入腔静脉

【病史】

患者女性，22 岁，在超声检查静脉曲张时发现左侧髂总静脉（CIV）狭窄。为预防 May-

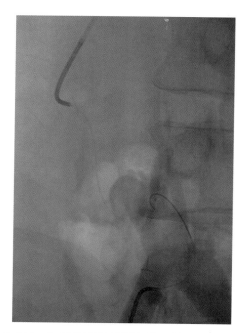

▲ 图 4-319 使用从颈静脉插入的血管内圈套器捕获从股静脉引入的导丝

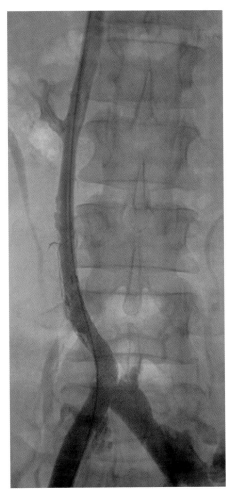

▲ 图 4-321 置入自膨式胆管支架 **Wallstent** 后，并用球囊扩张式支架固定，数字减影血管造影显示血管通畅良好

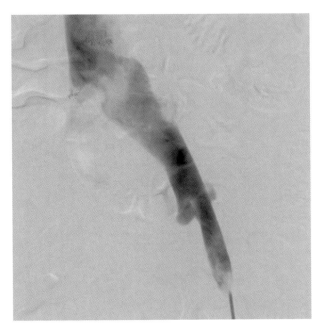

▲ 图 4-322 数字减影静脉造影显示左髂总静脉起始处狭窄

Thurner 髂股静脉血栓形成，准备行血管成形术及狭窄部位支架置入术。

【初始接受的治疗方案】

左股总静脉（CFV）血管造影显示（图 4-322），典型的右髂总动脉（CIA）横跨左髂总静脉引起的狭窄。

用直径 10mm 血管成形球囊进行血管成形术，并将 Palmaz 4014 Maxi 支架（Cordis / Johnson & Johnson）安装在 12mm 球囊血管成形导管上。目的是在将支架放置在狭窄部位后，将 Palmaz 支架扩张至更大的直径。大型 Palmaz 支架可扩展至 25mm，同时保持环向强度，但无法预先安装。

【治疗过程中遇到的问题】

刚开始的血管成形术是平稳的，用手将 Palmaz 支架压在 12mm 血管成形术导管上。然而，在狭窄部位进行充气过程中，支架扩张并从球囊移位至下腔静脉（IVC）。X 线下观察到支架沿着 IVC 向上到达右心房，穿过三尖瓣并停留在肺动脉瓣下方的右心室流出道中。

【影像学检查】

在造影 / 介入导管室成像。

【并发症】

移位后的 Palmaz 支架置入右心室流出道，有心脏穿孔和心律不齐的危险。

【处理并发症的可行方案】

• 操作支架，使其进入肺动脉。

• 取回支架并在腔静脉中更换。

• 致电心脏外科团队在心脏搭桥下进行开放式手术取出支架。

【并发症的最终处理方案】

血管内治疗，导管辅助导丝穿过支架内腔，

血管成形球囊导管沿着导丝穿过支架内腔（图4-323 和图4-324）。球囊充气后，支架无法继续前进，将其轻轻撤回右心房，并格外小心，以免卡在三尖瓣附件上。将支架放置于髂静脉汇合处，但部分扩张的支架不能定位于左髂静脉狭窄

范围内。为了减小 Palmaz 支架的直径，圈套器被拉到支架上，但是失败了（图4-325）。

与心脏外科医师讨论后，将支架推进至上腔静脉（SVC）（图4-326），并用主动脉瓣膜成形球囊扩张至直径 25mm（图4-327 和图4-328）。使用

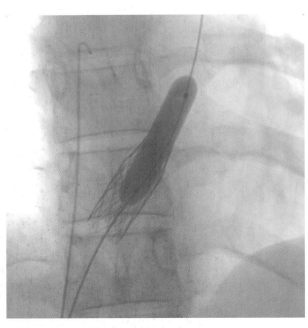

▲ 图 4-323 X 线片显示成功地将导丝通过支架后，在移位支架中打开球囊

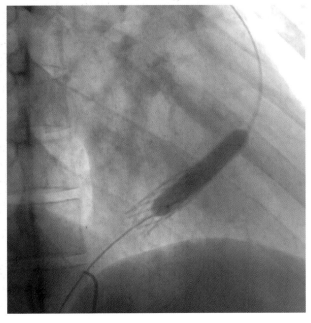

▲ 图 4-324 在 X 线监视下，利用球囊介导，仔细地将支架从心脏取回至下腔静脉

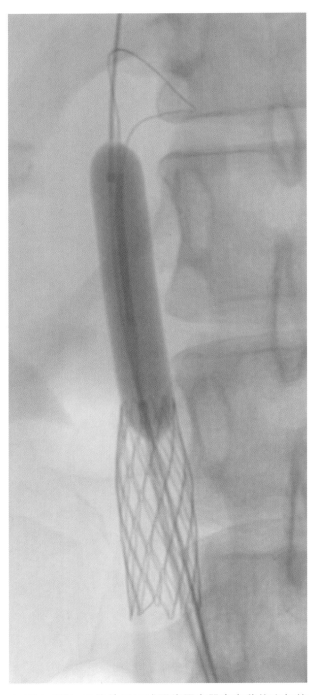

▲ 图 4-325 X 线片显示试图将圈套器套在移位支架的周围

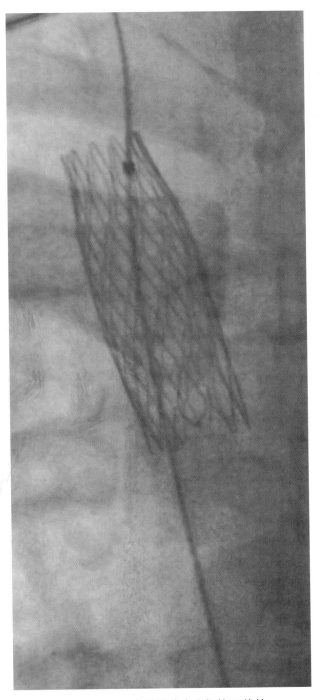

▲ 图 4-326　上腔静脉内支架的 X 线片

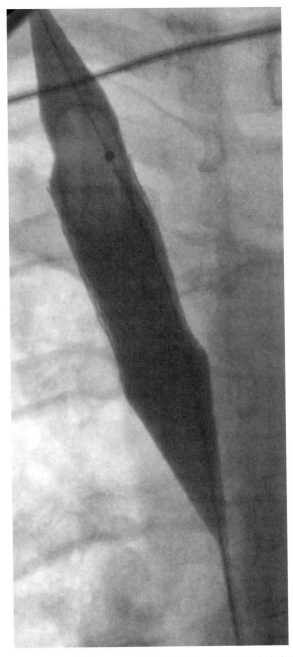

▲ 图 4-327　使用 25mm 瓣膜成形球囊扩张上腔静脉中的支架

相同的瓣膜成形球囊对左髂静脉狭窄进行血管成形术（图 4-329）。静脉内未放置支架（图 4-330）。

3 年后的胸部 X 线检查随访显示支架仍在原位。该患者无临床症状，无股静脉血栓形成（图 4-331）。

【并发症分析】

实际上，与使用自膨式支架相比，大直径球囊扩张支架的定位更加困难，因为自膨式支架可以更容易地重新取回和重新放置。在这案例中，支架在展开过程中不能很好地固定在静脉壁上，一旦球囊部分充气，支架就会脱落和移位。

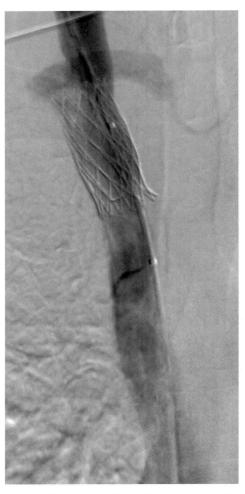

▲ 图 4-328 数字减影静脉造影显示支架扩张后上腔静脉中的血流不受干扰

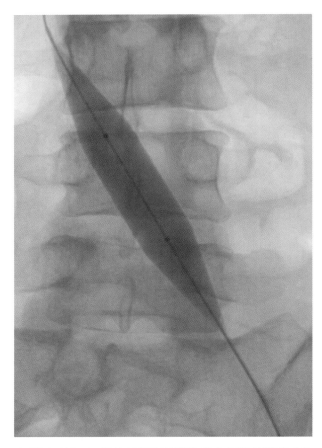

▲ 图 4-329 X 线片显示左髂总静脉中扩张的瓣膜成形术球囊

【预防策略与关键信息】

• 当在髂静脉或腔静脉置入支架时，请使用一根较长的导丝。如果支架发生移位，它将被导丝束缚到腔内，并且无法自由进入右心室。

• 在非常大的静脉中，自膨式镍钛合金支架比球囊扩张支架更容易定位和控制。

• 必须非常小心地清除三尖瓣上的支架，以免损坏瓣膜小叶附件，否则可能导致严重的三尖瓣功能不全。

拓展阅读

[1] Bagul NB, Moth P, Menon NJ, Myint F, Hamilton G. Migration of superior vena cava stent. J Cardiothorac Surg. 2008;3:12

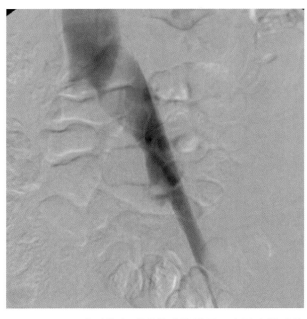

▲ 图 4-330 术后数字减影静脉造影显示左髂内静脉的血流轻度增强

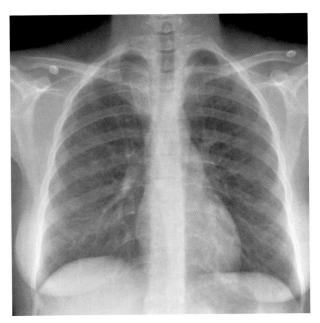

▲ 图 4-331　患者 3 年后胸部 X 线片显示上腔静脉中的支架仍在原位

[2] Basu NN, Motallebzadeh R, Wendler O. A stranger in the heart: vena caval stent migration. Eur J Cardiothorac Surg 2005;28(5):770

14. 直接支架置入术中髂外动脉破裂

【病史】

患者女性，85 岁，行动能力和健康状况良好。因左腿间歇性跛行，在血管外科就医。标准化跑步机测试，患者可无痛行走 100m；但是，患者主诉每天下午的舞蹈活动中都会出现下肢症状。无创影像学检查诊断为左髂外动脉长段闭塞。患者转科至介入放射科准备接受血管成形术治疗。

【初始接受的治疗方案】

无。

【治疗过程中遇到的问题】

逆行穿刺左股总动脉置入 10cm 长 6F 标准血管鞘，经鞘管置入 0.035 英寸亲水涂层导丝配合 4F 多功能导管通过狭窄段。交换猪尾导管至肾下腹主动脉后，行数字减影血管造影示左髂外动脉 5cm 长闭塞，右髂外动脉有短段狭窄（图 4-332）。由于斑块负荷高且钙化严重，故决定进行直接支

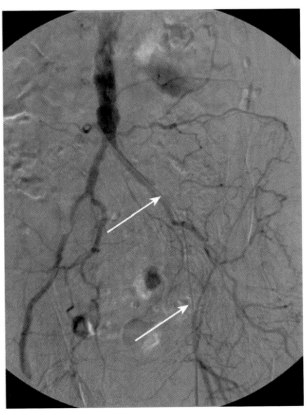

▲ 图 4-332　数字减影血管造影显示左髂外动脉闭塞（白箭），右髂外动脉狭窄

架置入术。右髂外动脉正常段管腔直径为 7mm，故选择 7mm×60mm 的球扩支架放置左侧钙化严重的狭窄段血管腔内。充盈球囊释放支架且保持充盈压力在工作压力范围时，球囊突然发生破裂，患者自觉盆腔内剧烈锐痛。X 线检查显示支架已经展开，但有轻微的残余狭窄（图 4-333）。DSA X 线下经鞘推注对比剂，见对比剂外渗至腹膜后间隙（图 4-334）。

【影像学检查】

通过血管鞘进行血管造影。

【并发症】

左侧髂外动脉破裂。

【处理并发症的可行方案】

- 以扩张的球囊进行填塞。
- 覆膜支架置入。

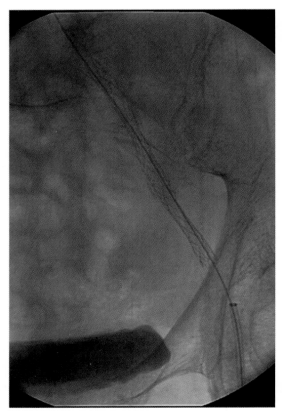

▲ 图 4-333　X 线片显示球囊破裂以后支架完全释放，局部存在狭窄

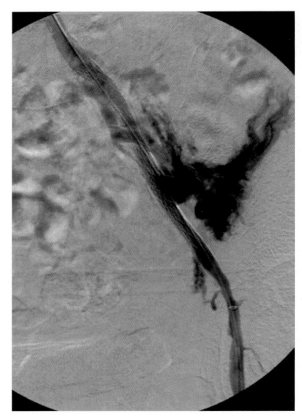

▲ 图 4-334　数字减影血管造影显示髂外动脉壁大范围缺损伴对比剂外渗

- 用弹簧圈或者血管塞栓塞髂外动脉，之后行股动脉 – 股动脉搭桥。
- 如果腔内治疗失败，行外科血管修补术。

【并发症的最终处理方案】

为了封闭局部破裂的血管，立即交换引入直径 7mm 的球囊并充盈。随后置入覆膜支架（覆膜镍钛合金支架，9mm×60mm），封闭破裂血管（图 4-335）。患者在治疗过程中血流动力学受到影响，但液体扩容后复苏反应良好。介入治疗术后 CT 显示中度腹膜后血肿，延伸至左肾旁间隙（图 4-336）。患者康复并恢复舞蹈训练。

【并发症分析】

当血管存在偏心性严重钙化时，进行球囊扩张可能导致血管破裂。充盈球囊时，当球囊在血管壁上施以 8 个标准大气压快速释放时（具体压力取决于球囊的类型），血管便可能发生破裂。而当前高压球囊的额定爆破压力可以达 18 个标准大气压，甚至更高。在临床实践中，有时会使球囊达到这样的压力来治疗严重狭窄的病变。本患者中，球囊支架虽在额定压力内释放，但仍造成了较大的动脉损伤和潜在的致命性出血。术中立即进行球囊封堵，可防止继发严重的心血管损害，并继以覆膜支架成功封闭动脉损伤。

【预防策略与关键信息】

- 髂动脉破裂是血管成形术和支架置入术中一个潜在的致命并发症。
- 术中应随时准备应对血管破裂，并做好覆膜支架置入的准备。
- 谨慎选择球囊和支架的直径，特别是在处理严重病变的动脉时。

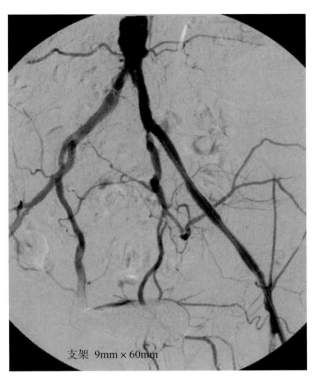

▲ 图 4-335 覆膜支架置入后造影，没有发现活动性出血征象

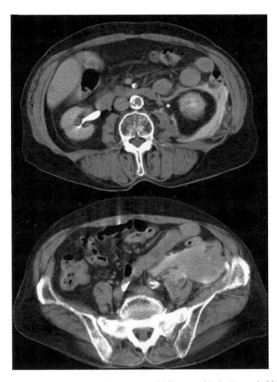

▲ 图 4-336 介入治疗术后即刻行 CT 检查显示中等量的腹膜后血肿，范围至左肾旁间隙水平

拓展阅读

[1] Allaire E, Melliere D, Poussier B, Kobeiter H, Desgranges P, Becquemin JP. Iliac artery rupture during balloon dilatation: what treatment? Ann Vasc Surg 2003;17(3):306–314

[2] Chong WK, Cross FW, Raphael MJ. Iliac artery rupture during percutaneous angioplasty. Clin Radiol 1990;41(5):358–359

[3] Cooper SG, Sofocleous CT. Percutaneous management of angioplasty-related iliac artery rupture with preservation of luminal patency by prolonged balloon tamponade. J Vasc Interv Radiol 1998;9(1 pt 1):81–83

[4] Formichi M, Raybaud G, Benichou H, Ciosi G. Rupture of the external iliac artery during balloon angioplasty: endovascular treatment using a covered stent. J Endovasc Surg 1998;5(1):37–41

[5] Hamdan MF, Maguire BG, Walker MA. Balloon-expandable stent deformation during deployment into the iliac artery: a procedural complication managed conservatively. Vascular 2012;20(4):233–235

[6] Kufner S, Cassese S, Groha P, et al. Covered stents for endovascular repair of iatrogenic injuries of iliac and femoral arteries. Cardiovasc Revasc Med 2015;16(3):158–162

[7] Molpus WM, McCowan TC, Eidt JF. External iliac artery rupture during angioplasty: control by balloon tamponade. South Med J 1991;84(9):1138–1139

[8] Ozkan U, Oguzkurt L, Tercan F. Technique, complication, and longterm outcome for endovascular treatment of iliac artery occlusion. Cardiovasc Interv Radiol 2010;33(1):18–24

[9] Park JK, Oh SJ, Shin JY. Delayed rupture of the iliac artery after percutaneous angioplasty. Ann Vasc Surg 2014;28(2):491.e1–e4

[10] Redman A, Cope L, Uberoi R. Iliac artery injury following placement of the memotherm arterial stent. Cardiovasc Interv Radiol 2001;24(2):113–116

[11] Reed H, Shandall A, Ruttley M. Iliac artery rupture during percutaneous angioplasty. Clin Radiol 1991;43(2):142–143

[12] Sato K, Orihashi K, Hamanaka Y, Hirai S, Mitsui N, Chatani N. Treatment of iliac artery rupture during percutaneous transluminal angioplasty: a report of three cases. Hiroshima J Med Sci 2011;60(4):83–86

[13] Scheinert D, Ludwig J, Steinkamp HJ, Schröder M, Balzer JO, Biamino G. Treatment of catheter-induced iliac artery injuries with selfexpanding endografts. J Endovasc Ther 2000;7(3):213–220

[14] Trehan V, Nigam A, Ramakrishnan S. Cardiovasc Interv Radiol 2007;30(1):108–110

[15] Vorwerk D, Günther RW. Percutaneous interventions for treatment of iliac artery stenoses and occlusions. World J Surg 2001;25(3):319–326

[16] Yeo KK, Rogers JH, Laird JR. Use of stent grafts and coils in vessel rupture and perforation. J Interv Cardiol 2008;21(1):86–99

[17] Zollikofer CL, Salomonowitz E, Castaneda-Zuniga WR, Brühlmann WF, Amplatz K. The relation between arterial and balloon rupture in experimental angioplasty. AJR Am J Roentgenol 1985;144(4):777–779

15. 用挤压支架技术治疗腘动脉支架错位

【病史】

患者女性，82 岁，有长期的周围血管疾病

史，原位静脉旁路术后 4 周出现左腿静息痛。临床分型为 Rutherford Ⅱa 期急性肢体缺血。经多学科讨论，决定采用局部溶栓的方法，挽救旁路血管和肢体。

【初始接受的治疗方案】

在逆行穿刺右股总动脉并置入 5F 鞘后，以 0.035 英寸导丝和 RIM 型导管（Cordis/ Johnson & Johnson）配合进入左髂动脉。交换多功能导管，在亲水涂层导丝的配合下进入闭塞的股静脉旁路（图 4-337）。将 5mg 重组组织型纤溶酶原激活药（rt-PA）弹丸式注射到旁路血管近端，以 rt-PA，1 mg/h 启动局部低剂量溶栓。继而推注 5000U 肝素后，以 1000U/h 的速度静脉滴注肝素。溶栓 24h 后，造影显示旁路血管成功再通（图 4-338）；但是发现腘动脉第二段中重度狭窄。即决定以腔内治疗的方式处理该段病变，以最大限度增加静脉旁路的流出道血流。

【治疗过程中遇到的问题】

在亲水涂层导丝辅助下将 45cm 的 6F 血管鞘置入左股总动脉内，将 6mm×600mm 的自膨式支架在导丝引导下送至病变血管区域释放，并用 6mm×60mm 的球囊后扩。支架释放后即刻造影显示支架段血流"缓慢"（图 4-339）。2min 后，右前斜位（right anterior oblique，RAO）再次造影显示腘动脉完全闭塞（图 4-340）。此时患者已出现明显的静息痛。

【影像学检查】

选择性血管造影。

【并发症】

支架阻塞。由于导丝的错位，导致支架远端放置在腘动脉的侧支血管内（图 4-341）。

【处理并发症的可行方案】

• 纠正导丝位置进行血管腔内处理，在错位的支架管腔外再放置 1 个自膨式支架，进行血

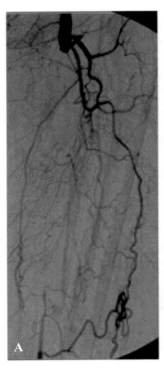
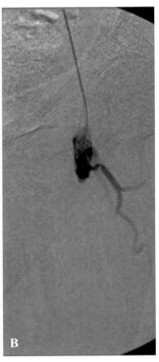
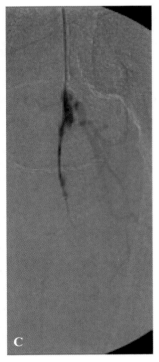

▲ 图 4-337　A. 股动脉隐静脉旁路急性闭塞；B. 选择性股总动脉造影；C. 将多功能导管头端置于旁路血管近端，并注射 5mg rt-PA

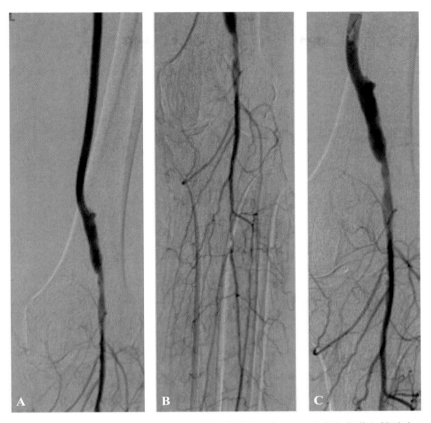

▲ 图 4-338　溶栓后的第 1 天，静脉旁路完全通畅，腘动脉流出道血管狭窄

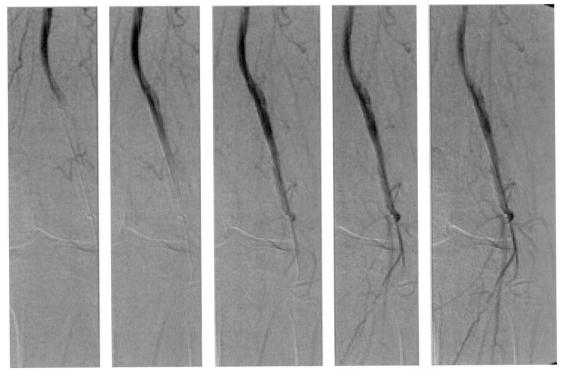

▲ 图 4-339　支架放置后的第 1 次血管造影显示"血流缓慢"

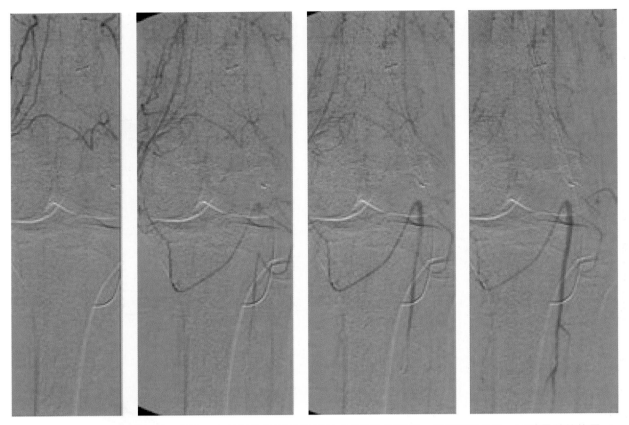

▲ 图 4-340　支架置入后几分钟，右前斜位造影观察见腘动脉流出道闭塞。值得注意的是，远端导丝的位置不在腘动脉走行区，明显位于侧支血管内

管成形术和挤压支架术。

• 外科手术，膝下动脉血管搭桥旁路手术。

【并发症的最终处理方案】

亲水涂层导丝配合 bern 型造影导管穿过错位支架的网眼（图 4-342）。注射对比剂确定导管位于远离支架的腘动脉腔腔内。交换硬导丝后，将另一枚 6mm×100mm 的自膨式支架引入病变血管区域。6mm 球囊后扩张，"挤压"之前置入的支架（图 4-343），恢复腘动脉血流。进一步长时间扩张支架使之更为通畅，造影示病变段仅有轻度残余狭窄（图 4-344）。静脉旁路血管和新放置的腘动脉支架保持 ≥ 12 个月的通畅，之后患者失访。

【并发症分析】

仔细查看斜位图像可以发现，导丝远端锚定于腘动脉侧支血管内，此侧支动脉在后 - 前位 X线片上与腘动脉走行一致（图 4-345）。支架远端延伸到侧支血管内导致支架无法充分扩张。异位的支架影响了血流并造成血管阻塞。由于该发症起病快，即刻便造成肢体急性缺血，因而需要紧急处理。在本患者中，通过微创血管腔内挤压支架技术成功开通血管，并达到术前的治疗目标，即解决腘动脉狭窄问题。

J 形亲水涂层导丝是外周介入常用的导丝。在操作中确实有进入分支血管的可能。在多数情况下，通过 X 线检查便可明确导丝的位置。在少数情况下，如本患者中，导丝的位置看似正确，但实际则是在某个特定的投照角度下侧支血管与目标血管"平行重叠"。为了避开该陷阱，术中需要变换投照角度，以便从不同的位置和方向来观察病变，避免此类并发症的发生。另外，当导

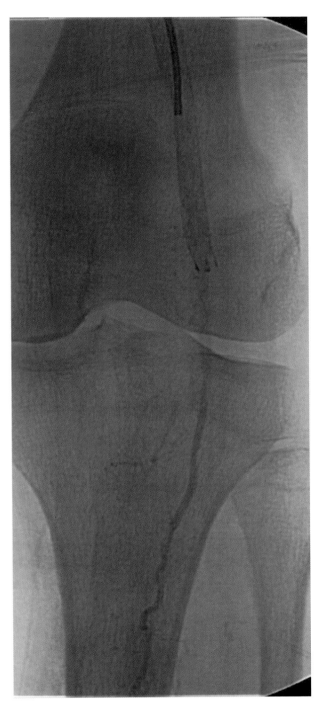

▲ 图 4-341 直接向腘动脉注射对比剂证实了支架远端位置异常，支架在侧支动脉内展开

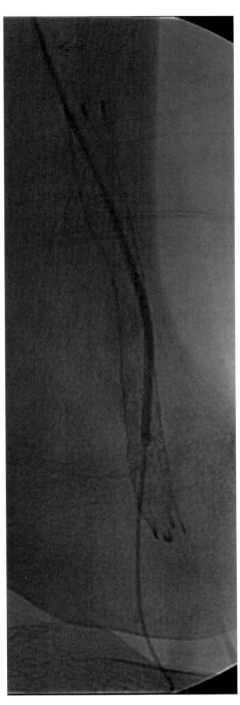

▲ 图 4-342 X 线片可见导管和导丝穿过了位置不佳的支架网眼

管经过靶血管狭窄段后，采用选择性血管造影也可以确保导管及导丝在正确位置。

虽然该患者私下也与其他医院的同道沟通过，但不久后他们仍出现了类似的情况。

【预防策略与关键信息】

• 小心操作，一定要知晓导丝的远端位置。

• 在手术过程中变换不同投照位置行血管造影，确保导丝在位。

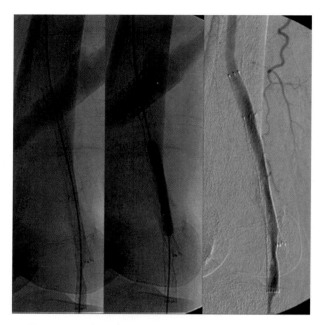

▲ 图 4-343 腘动脉 X 线片和血管造影图像显示第 2 个支架挤压原支架后的形态

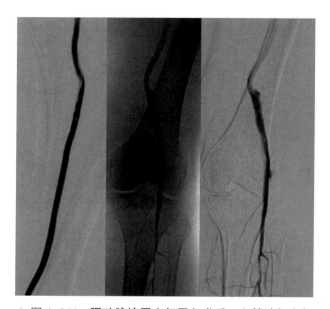

▲ 图 4-344 腘动脉挤压支架置入术后，血管腔仅有轻度残余狭窄

- 在支架释放前，确认腔内导管和导丝的位置在病变段血管的远端，如可通过 Y 阀注射对比剂确认。

- 请注意，即便使经验丰富的术者也可能出现少见的并发症。

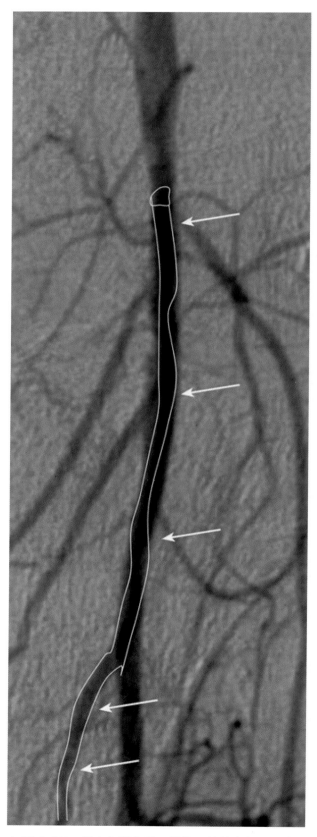

▲ 图 4-345 侧支血管在后 – 前位 X 线片上与腘动脉平行（白箭）——这是一个危险的陷阱

拓展阅读

[1] Cho YJ, Han SS, Lee SC. Guidewire malposition during central venous catheterization despite the use of ultrasound guidance. Korean J Anesthesiol 2013;64(5):469–471

[2] Dawson DL, Terramani TT, Loberman Z, Lumsden AB, Lin PH. Simple technique to ensure coaxial guidewire positioning for placement of iliac limb of modular aortic endograft. J Interv Cardiol 2003;16(3):223–226

[3] Vogel B, Strothmeyer A, Cebola R, Katus H, Blessing E. Crush implantation of a self-expanding interwoven stent over a subintimally recanalized standard stent in a TASC D lesion of the superficial femoral artery. Vasa 2012;41(6): 458–462

16. 动脉血栓内膜剥脱术中"盲法"置支架误入血管内膜下

【病史】

患者男性，72岁，双侧髂动脉亚急性闭塞，就诊于周边地区医院的外科。患者有长期的周围血管疾病史。此外，患者重度吸烟，并伴有冠状动脉性心脏病、高胆固醇血症和糖尿病等并发症。

【初始接受的治疗方案】

外科手术建立双侧腹股沟入路，应用Fogarty导管和环剥器行髂动脉血栓内膜切除术。

【治疗过程中遇到的问题】

由于术中无法建立足够的血流通道，因而在双侧髂外动脉内置入球扩式支架。然而，仍无法使血流通畅。患者被转诊至三级医院进行血管腔内治疗。

【影像学检查】

经肱动脉造影。

【并发症】

经左侧肱动脉入路行数字减影血管造影显示右髂外动脉闭塞，左髂外动脉重度狭窄(图4–346)。显然，支架被置入在血管内膜下（图4–347）。

【处理并发症的可行方案】

· 开通血管及置入支架。

· 主动脉股动脉旁路搭桥手术。

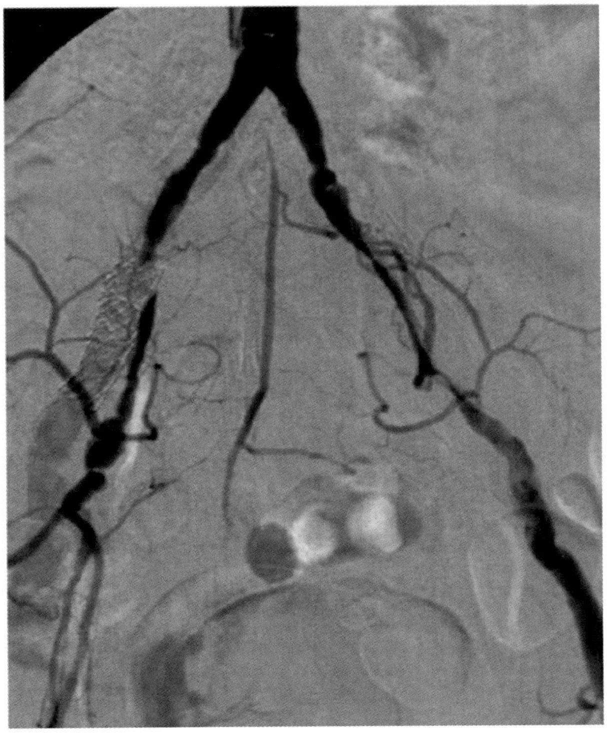

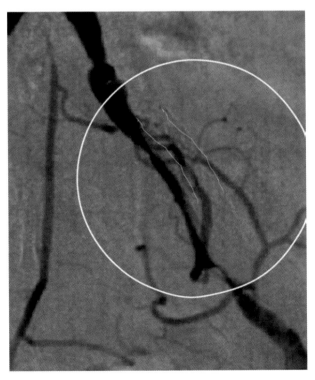

▲ 图 4–346　经左肱动脉数字减影血管造影（DSA）示右髂外动脉闭塞，左髂外动脉近乎闭塞

▲ 图 4–347　放大的数字减影血管造影图像（圆圈）显示左髂外动脉支架位于内膜下

【并发症的最终处理方案】

置入 90cm 长的 6F 长鞘至肾下腹主动脉，以 125cm 长的多功能导管和 0.035 英寸亲水涂层导丝配合通过闭塞的左髂外动脉。经导管注射对比剂确定导管头位于真腔内（图 4-348）。在血管腔内置入 2 个球扩支架后造影显示血流通畅（图 4-349）。右髂外动脉不能从肱动脉入路开通（图 4-350）。因此，穿刺右股总动脉并置入 6F 鞘。逆行入路多次尝试仍无法开通右髂总动脉的真腔。然后，使用 6F 重返真腔导管（Outback，Cordis/ Johnson & Johnson）后建立通道进入血管真腔（图 4-351）。然后置入球扩支架使管腔恢复畅通。随访期间的 CTA 显示先前置入的支架在内膜下，新置入的支架在位并挤压了原支架（图 4-352）。

【并发症分析】

外科血栓内膜剥脱术失败后，在手术室内用分辨率较低的 C 臂引导方式进行支架置入，几乎是"盲法"置入支架。由于导管和导丝位置不清

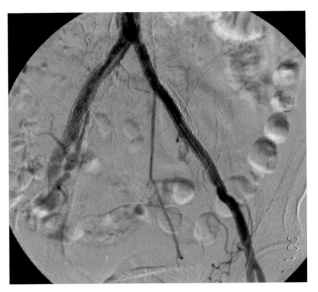

▲ 图 4-349　再次置入支架后，左髂动脉恢复通畅

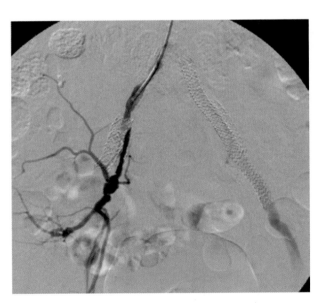

▲ 图 4-350　经肱动脉入路尝试开通右髂外动脉失败

晰，导致支架被置入血管内膜下。经肱动脉入路血管腔内技术处理这一并发症，并采用"压迫支架"技术再放置支架。

【预防策略与关键信息】

• 复杂的主动脉 - 髂动脉疾病的血管腔内治疗应配备好的血管造影设备。

• 对于所有的主动脉髂动脉病变，无论 TASC

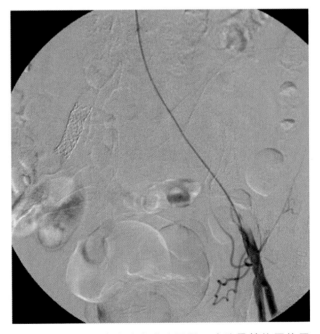

▲ 图 4-348　左髂外动脉成功再通，确认导管位置位于血管腔内

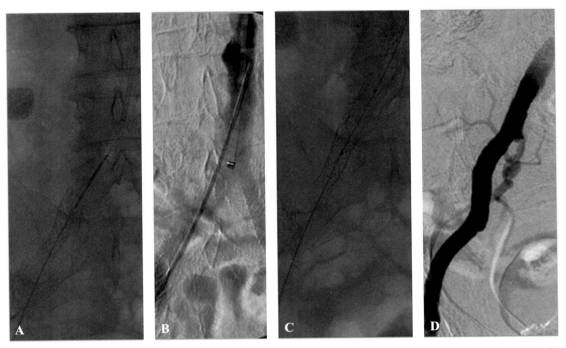

▲ 图 4-351　**A.** 使用返回真腔装置逆行再通右髂动脉；**B.** 通过造影证实导管头位于血管腔内；**C** 和 **D.** 新的支架置入后进行 **X** 线检查和血管造影

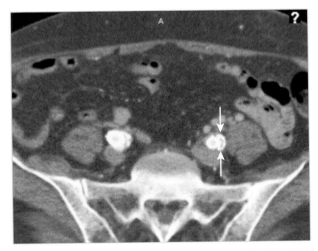

▲ 图 4-352　血管腔内补救手术后行 CT 血管成像显示两侧髂动脉通畅，可见被挤压的位于内膜下的支架（白箭）

分型如何，都应考虑采用"血管腔内治疗优先"的原则。

· 因内膜下放置支架引起的动脉闭塞可以通过血管腔内治疗技术（如重返真腔导管、挤压支架技术）和血管旁路手术来修正。

[1] De Donato G, Bosiers M, Setacci F, et al. 24-month data from the BRAVISSIMO: a large-scale prospective registry on iliac stenting for TASC A & B and TASC C & D lesions. Ann Vasc Surg 2015;29(4):738–750

[2] Vogel B, Strothmeyer A, Cebola R, Katus H, Blessing E. Crush implantation of a self-expanding interwoven stent over a subintimally recanalized standard stent in a TASC D lesion of the superfi cial femoral artery. Vasa 2012;41(6) :458–462

（五）特殊的流程和器械

1. 腹主、胸主动脉瘤腔内修复术

（1）在主动脉瘤腔内修复术中支架意外覆盖肾动脉主干。

【病史】

患者男性，62 岁，肾下腹主动脉瘤直径 5.5cm，计划进行多学科协作下的血管内动脉瘤修复术（EVAR）。基于 CT 扫描的结果选择主动脉髂动脉支架。为了避免 I 型内漏的发生，支架的覆膜段涵盖了肾下腹主动脉的瘤颈部。根据 CT 图像预设置入支架时 X 线投射的角度，如头侧倾斜的角度及侧向倾斜的角度；右肾动脉的起始部比对侧低几毫米（足侧）。

【初始接受的治疗方案】

外科手术建立左右腹股沟区动脉入路后，经右腹股沟入路送入支架的主体，通过从左侧置入的猪尾导管确定支架肾上锚定段的位置。支架主体放置到位并释放后，置入对侧支架腿部并释放。对置入支架进行球囊扩张后行血管造影显示右肾动脉被完全覆盖，其内无对比剂填充（图 4-353）。

【治疗过程中遇到的问题】

右肾动脉被支架的覆膜段完全覆盖。

【影像学检查】

通过 X 线检查准确评估覆膜段位置和被覆盖的肾动脉开口位置，评估右肾动脉的准确开口位

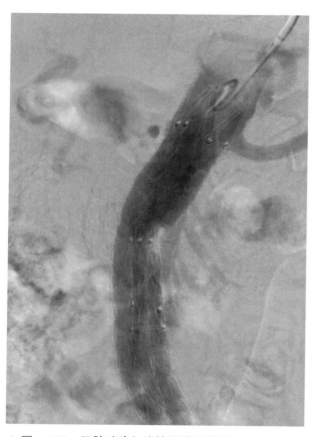

▲ 图 4-353　经肱动脉入路放置猪尾导管至主动脉内于肾动脉水平行血管造影术。造影显示左肾动脉对比剂充盈，而右肾动脉未见显影

置。尝试使肾动脉充盈对比剂以作进一步的评估。

【并发症】

肾动脉主干急性医源性闭塞。

【处理并发症的可行方案】

• 将导丝从一侧腹股沟经支架穿到另一侧腹股沟，并小心地在两端拉出后，试着将支架主体下拉；这种操作不太可能成功，因为支架主体上的锚定钩子已经将主体固定在了肾上主动脉水平。

• 通过同侧逆行入路进行血管内操作，使用现有的右侧腹股沟或左侧腹股沟的通路，试图进入肾动脉；也就是说，用右侧内乳腺导管与 0.014 英寸或 0.018 英寸的导丝配合。一旦进入成功，就可以通过支架置入推开支架覆膜段进入动脉血管内以恢复血流。

• 经肱动脉入路血管内治疗，按照上述步骤操作。

• 通过手术即刻取出支架（开放式手术）。

【并发症的最终处理方案】

经左侧肱动脉入路行血管腔内治疗。放置 90cm 长的 6F 长鞘，以 4F 多功能导管与 0.014 英寸导丝配合，成功地进入右肾动脉（图 4-354）。0.014 英寸的导丝可进入肾动脉，但直接推送支架失败，通过 0.014 英寸导丝在覆膜部分建立进入肾动脉的通道也失败了。因此，第 2 根 0.014 英寸（双导丝技术）的导丝通过多功能导管被置入肾动脉，目的是为后继的操作提供更多支撑，预扩张采用 4mm×40mm 单轨球囊（图 4-355）。预扩后支架置入再次失败。再次球囊扩张，然后将血管鞘推送至肾动脉（图 4-356）内。然后，将球扩支架中心定位于动脉开口处，小心地后撤长鞘，使支架保持稳定位置（图 4-357）。释放支架（图 4-358）后血管造影显示血流可顺利进入肾动脉（图 4-359）。

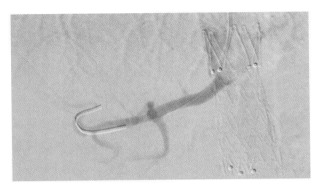

▲ 图 4-354　通过放置在支架覆膜部起始处的多用途导管进行右肾动脉血管造影术，注意，**0.014** 英寸导丝已经进入肾动脉

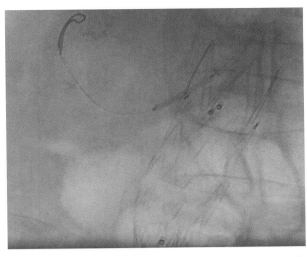

▲ 图 4-357　**X** 线显示支架（**6mm×18mm**）中心已位于肾动脉开口处

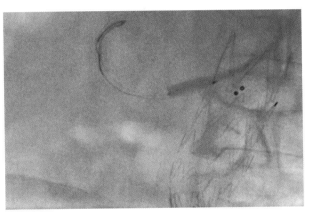

▲ 图 4-355　**X** 线下应用 **4mm×40mm** 单轨球囊反复预扩张，第 **2** 根 **0.014** 英寸导丝已进入肾动脉

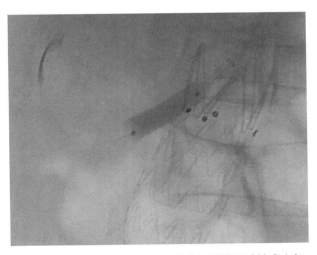

▲ 图 4-358　**X** 线下以 **8** 个标准大气压扩张球扩式支架

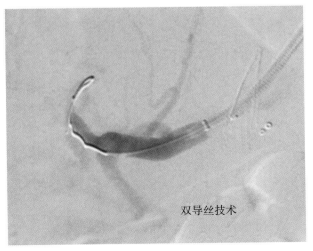

双导丝技术

▲ 图 4-356　通过 **6F** 鞘行右肾动脉造影，**6F** 鞘已通过支架进入肾动脉主干

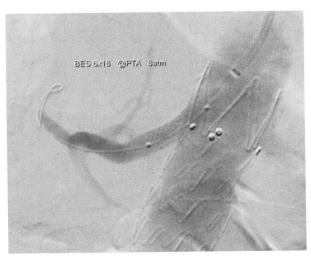

▲ 图 4-359　支架放置后血管造影，导丝和抽气后的球囊还在原处

【并发症分析】

可能是支架释放过程中失控或速度过快，或者对支架覆膜部分位置的误判，导致肾动脉主干开口被覆盖。

【预防策略与关键信息】

- 支架的定位和推送不要过快。

- 尽量将收缩压控制在 90～100mmHg 的较低水平。

- 建议患者屏住呼吸，以完成困难的操作步骤，如支架定位（或在全身麻醉的情况下，建议麻醉医师暂停患者呼吸）。

- 在手术难度大或解剖结构复杂的患者中，可在支架释放前进行血管造影，以明确导管或患者的位置相较于前一次造影有无变化。

- 在不明确的情况下，改变 X 线投影角度，以便将支架上的定位标记（如此患者支架的标记点）保持在同一投影水平，以确定和预判支架的覆膜段覆盖区域。

拓展阅读

[1] Adu J, Cheshire NJ, Riga CV, Hamady M, Bicknell CD. Strategies to tackle unrecognized bilateral renal artery occlusion after endovascular aneurysm repair. Ann Vasc Surg 2012;26(8):1127.e1–e7

[2] Bracale UM, Giribono AM, Vitale G, Narese D, Santini G, Del Guercio L. Accidental coverage of both renal arteries during infrarenal aortic stent graft implantation: cause and treatment. Case Rep Vasc Med 2014;2014:710742

[3] Hedayati N, Lin PH, Lumsden AB, Zhou W. Prolonged renal artery occlusion after endovascular aneurysm repair: endovascular rescue and renal function salvage. J Vasc Surg 2008;47(2):446–449

[4] Hiramoto JS, Chang CK, Reilly LM, Schneider DB, Rapp JH, Chuter TA. Outcome of renal stenting for renal artery coverage during endovascular aortic aneurysm repair. J Vasc Surg 2009;49(5):1100–1106

(2) 动脉瘤腔内修复术中支架移位——近端 IA 型内漏的处理。

【病史】

患者男性，68 岁，发现腹主动脉瘤，最大直径为 6.8cm。并发症包括高血压、糖尿病和慢性阻塞性肺疾病。

【初始接受的治疗方案】

腹主动脉瘤腔内血管修复术。由于瘤颈弯曲和口部扩张的原因，所以只能选用比较柔软的支架系统，Aorfix endograft（Lombard Medical）的特点符合该临床要求。Aorfix 是一种非常灵活的模块化支架系统，由圆形镍钛合金框架覆以聚酯织物构成。支架主体上端的"鱼口"状结构便于准确释放于肾动脉下方，但需要精准调整支架的方向（图 4-360）。理想状态下支架展开后，上端的槽口紧贴环绕肾动脉开口，鱼嘴的前峰部定位于肠系膜上动脉开口的下方（图 4-361）。

【治疗过程中遇到的问题】

在进行对侧下肢动脉插管过程中，发生了支架扭曲（图 4-362）。在支架展开后，支架向尾部移位，并发生了大范围的近端 I A 型内漏（图 4-363）。

【影像学检查】

术中数字减影血管造影（DSA）。

【并发症】

I A 型内漏。

【处理并发症的可行方案】

- 球囊扩张再次塑型。

- 可使用袖口支架延长近端。

- 置入裸支架（如 the giant Palmaz 支架 P4014 or P5014 [Cordis/Johnson & Johnson]）。

- 用弹簧圈、胶水、凝血酶，或者其他栓塞剂，如 N-BCA（Trufill, Cordis）"组织胶"或 Onyx（Ev3）封闭内漏管腔。

- 转换为开腹手术进行修复（如果血管内修复方法失败）。

【并发症的最终处理方案】

术中立即用 Aorfix 近端延长支架（袖口支架）修补内漏，袖口支架是一种短支架，有 4 对倒钩，1 个接缝，头端和支架主体形状一样呈鱼嘴形状（图 4-364 至图 4-367）。

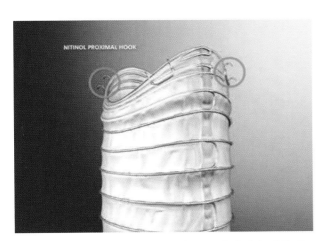

▲ 图 4-360 **Aorfix** 支架的顶端被设计成"鱼嘴"状，有镍钛合金的倒钩用来在腹主动脉肾下段固定支架

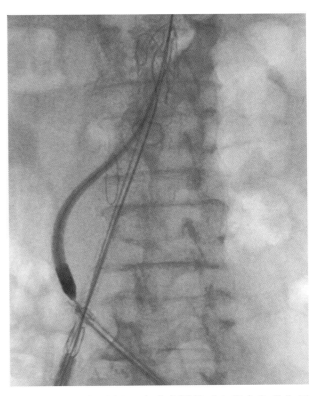

▲ 图 4-362 在对侧下肢动脉插管时支架主体发生了扭曲

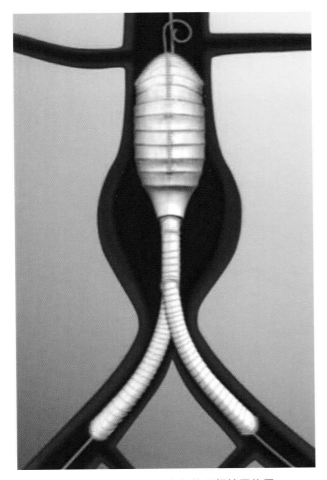

▲ 图 4-361 **Aorfix** 支架的理想放置位置

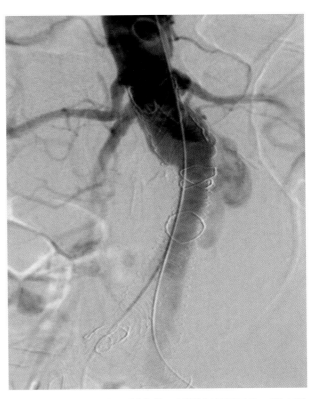

▲ 图 4-363 支架向尾端移位，近端出现明显 I A 型内漏

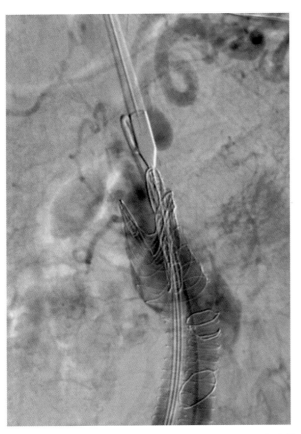

▲ 图 4-364　**38mm 长袖口式延长支架定位准确，准备释放**

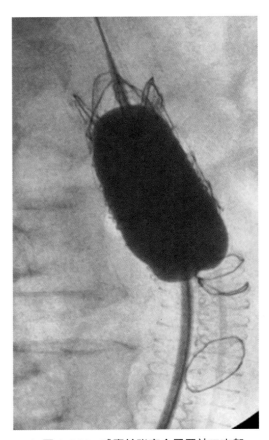

▲ 图 4-366　球囊扩张完全展开袖口支架

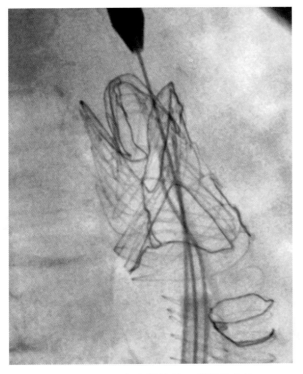

▲ 图 4-365　完全释放袖口式延长支架

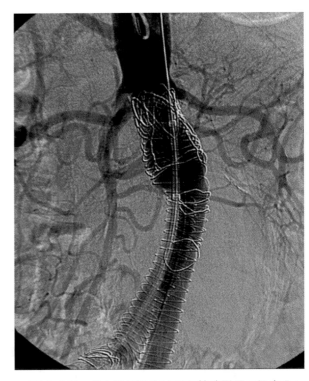

▲ 图 4-367　术中最后数字减影血管造影显示没有 I A 型内漏

【并发症分析】

支架置入术中，在行对侧下肢动脉插管时，支架发生扭曲。

【预防策略与关键信息】

- 尽管相对少见，但刚开始释放支架过程中可能会发生显著的支架移位和（或）扭转。

- 在进行对侧下肢动脉插管时，不要过度用力，特别是在使用如 Aorfix 比较柔软的支架时，发生支架推移和扭曲的风险较高。

- 为了保持支架近端"鱼嘴"的正确方向，在操作过程中应将支架的远端始终保持在视野内。

- 在进行对侧肢体动脉的选择性插管时，确保始终有一名操作成员抓紧主传送系统，使之保持在原位。

- 对于 I 型内漏，首先尝试用腔内治疗技术进行修复。

拓展阅读

[1] Bastos Goncalves F, Hoeks SE, Teijink JA, et al. Risk factors for proximal neck complications after endovascular aneurysm repair using the endurant stentgraft. Eur J Vasc Endovasc Surg 2015;49(2):156–162

[2] Bryce Y, Rogoff P, Romanelli D, Reichle R. Endovascular repair of abdominal aortic aneurysms: vascular anatomy, device selection, procedure, and procedure-specific complications. Radiographics 2015;35(2):593–615

[3] Jayia P, Constantinou J, Morgan-Rowe L, Schroeder TV, Lonn L, Ivancev K. Are there fewer complications with third generation endografts in endovascular aneurysm repair? J Cardiovasc Surg (Torino) 2013;54(1):133–143

[4] Valente T, Rossi G, Rea G, Pinto A, Romano L, Davies J, Scaglione M. Multidetector CT findings of complications of surgical and endovascular treatment of aortic aneurysms. Radiol Clin North Am 2014;52(5):961–989

(3) 胸主动脉瘤腔内修复术后，髂动脉斑块脱落移位进入腹主动脉。

【病史】

患者女性，69 岁，既往吸烟、高血压病史，因发现胸降主动脉瘤长期随访观察，现在瘤腔最大直径为 61mm，$D_3 \sim D_{12}$ 的长度为 26cm。胸主动脉瘤是在 3 年前发现的，其直径逐渐增大（在1 年内增加 > 6mm）。行 CTA 检查评估主动脉和髂股动脉的形态（图 4–368）。

【初始接受的治疗方案】

基于 CTA 图像和临床特征，多学科讨论后给出的意见是置入 2 个 Zenith TX2 支架（Cook Medical）行腔内修复术。经皮穿刺右股总动脉建立通道，将 5F 标记猪尾导管引入胸主动脉注射对比剂。手术切开皮肤游离组织暴露左股总动脉。股髂动脉血管壁严重钙化，所以选择了表面有亲水涂层的 Zenith TX2 支架。病变胸主动脉形态特点，胸主动脉近段锚定区直径为 34mm，远段直径为 29mm，决定置入 2 个 Zenith TX2 支架，直径分别为 38mm 和 40mm。第 1 个支架（38mm×186mm）在离左侧锁骨下动脉开口以远 25mm 处释放，第 2 个支架（40mm×126mm）向下延伸至腹主动脉释放，支架远端在肠系膜上

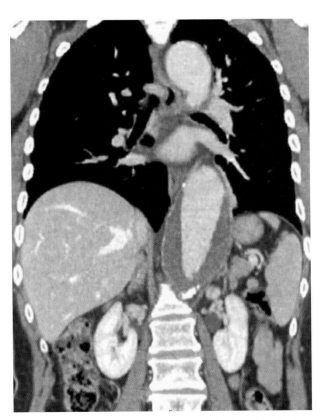

▲ 图 4–368　CT 血管成像冠状面重建显示胸降主动脉瘤，$D_3 \sim D_{12}$ 的长度为 26cm

动脉（SMA）起始处的上方，腹腔干被完全遮蔽。为了避免术后发生支架交错，2 枚支架的重叠段 > 5cm。使用球囊导管（Coda, Cook Medical）扩张支架的近远端，以及相互重叠的区域。

在手术结束时进行数字减影血管造影（DSA），证实动脉瘤完全隔绝，腹主动脉、肠系膜上动脉、髂动脉和股动脉内的血流正常。手术关闭左股总动脉切口，右股动脉穿刺点压迫止血。术后无异常，3 天后患者出院，临床情况良好。

【治疗过程中遇到的问题】

出院 1 个月随访时，CTA 显示 2 枚支架内血流正常，没有内漏，肾动脉以下的腹主动脉腔内存在一些钙化物质（图 4-369），术前 CT 示患者动脉弥漫性钙化，但原本位于左髂总动脉的钙化在此次术后 CT 中未见显示[1-3]。因此，腹主动脉中漂浮的钙化物质应是从左 CIA 脱落的钙化斑块，该斑块在支架置入的过程中被剥离（图 4-370）。

【影像学检查】

未行影像学检查。

【并发症】

没有急性不良事件发生，但有潜在的远端栓塞风险。

【处理并发症的可行方案】

• 药物保守治疗（阿司匹林，100mg/d）。
• 血管腔内治疗方法，在肾动脉开口以下再置入 1 个支架。
• 外科手术（如果以上方法失败）。

【并发症的最终处理方案】

由于患者完全无症状，多学科（血管外科、心胸外科、介入放射科医师）共同制订了患者采用阿司匹林的治疗方案，并且制订了患者 CTA 定期随访的计划。第一年每 6 个月，之后每年行 CTA 检查。随访 4 年，患者临床情况良好，无任何症状，CTA 无明显改变（图 4-371）。发现胸主动脉瘤逐渐缩小（从最大直径 61mm 到 40mm）。

【并发症分析】

由于大直径的胸主动脉支架装置的外径在 20～26F，一些关于该种支架入路导致的并发症曾被报道，如动脉破裂、动脉夹层和动脉狭窄[4, 5]。上述并发症无疑与髂动脉严重钙化有关。支架推送装置外表面的亲水涂层可以减少摩擦力，但如该患者所示，增加了斑块移位的风险。

【预防策略与关键信息】

必须在 X 线下输送支架系统。因为亲水涂层

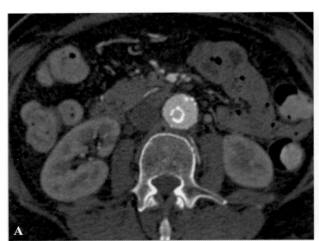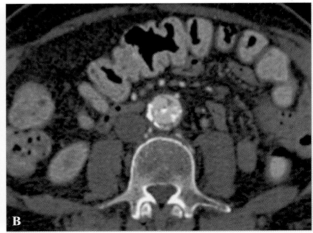

▲ 图 4-369　1 个月随访 CT 血管成像显示降主动脉瘤已经完全隔绝。在腹主动脉肾下水平，主动脉腔内可见钙化物质，血流通畅

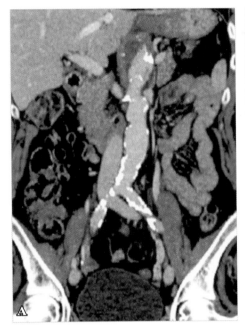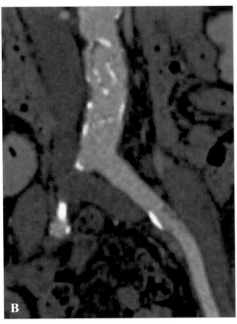

◀ 图 4-370　对比治疗前后的 CT 图像，可以清楚地显示术后左髂总动脉壁钙化灶明显减少。术后腹主动脉腔内可见钙化物质

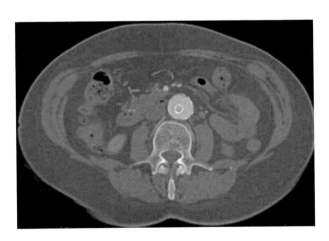

▲ 图 4-371　随访 4 年，在腹主动脉的同一部位可见明显的钙化物，主动脉形态无变化，内腔血流无变化

降低了操作人员能够感受到的阻力。

参考文献

[1] Heilmaier C, Koester A, Moysidis T, Weishaupt D, Kröger K. Abdominal aortic calcification and its distribution in normal-sized and aneurysmatic abdominal aortas. Vasa 2014;43(2):132–140

[2] Chuang ML, Leslie RW, Massaro JM, et al. Distribution of abdominal aortic calcium by computed tomography: impact of analysis method on quantitative calcium score. Acad Radiol 2013;20(11):1422–1428

[3] Hofmann Bowman MA, McNally EM. Genetic pathways of vascular calcification. Trends Cardiovasc Med 2012;22(4):93–98

[4] Toggweiler S, Leipsic J, Binder RK, et al. Management of vascular access in transcatheter aortic valve replacement: part 2: Vascular complications. JACC Cardiovasc Interv 2013;6(8):767–776

[5] Tsetis D. Endovascular treatment of complications of femoral arterial access. Cardiovasc Interv Radiol 2010;33(3): 457–468

（4）近端密封不充分导致动脉瘤修复出现 I 型内漏。

【病史】

患者男性，68 岁，有高血压和血脂异常病史，腹部超声发现腹主动脉瘤（AAA），CTA 评估主动脉和髂股动脉的形态。

AAA 的横径为 4.5cm，长径为 8cm；动脉瘤颈的长度和直径分别为 29mm 和 34mm。对该患者行血管内动脉瘤修复术（EVAR）。

【初始接受的治疗方案】

由于髂动脉迂曲且直径较小，因此选择 Ovation 腹主动脉支架系统（TriVascular），该系统由 3 部分构成，其主体通过柔性、亲水涂层的超薄型导管（外径 14F）放置。支架主体由近端裸露的镍钛合金支架（用于肾上固定）和覆以聚四氟乙烯（PTFE）的膜段构成。为使近端密封并给予主动脉支架髂支适当的支撑，支架体包含1个可扩张环管系统，环管内可由液体聚合物填充，多聚物在注射进入环管后可硬化，增加支架的径向力，有利于对主动脉支架至其远端髂动脉区域起到了固定，以及密封作用。

由于支架的尺寸较小，因此在2个股总动脉（CFA）的水平上预先置入了2个Prostar XL（Abbott Vascular）。

主动脉支架主体通过右侧超硬导丝（Lunderquist，CookMedical）导入。将直径5F的猪尾管经左侧放置在主动脉肾上水平造影。

主动脉支架（直径29mm×80mm）放置后注射多聚物以达到有效的密封。待多聚物硬化后（20min）放置对侧（18mm×100mm）和同侧支架延伸段（16mm×100mm）。

接下来的数字减影血管造影（DSA）显示近端附着位点有内漏（ⅠA型），提示动脉瘤未完全消除（图4-372）。

【治疗过程中遇到的问题】

内漏定义为在移植物的外部，以及动脉瘤囊内有持续的血流流动。本例由于置入支架近端密封不足发生了Ⅰ型内漏（ⅠA型）。

【影像学检查】

未应用。

【并发症】

已知Ⅰ型内漏与囊内压升高，动脉瘤扩张和动脉瘤破裂有关。建议在确诊时立即进行治疗。一般情况下，Ⅰ型内漏由于其动脉瘤扩张，以及破裂的风险需立即进行手术干预。

【处理并发症的可行方案】

• 血管内治疗：近端支架置入，动脉瘤栓塞。
• 手术干预。

【并发症的最终处理方案】

于肾动脉开口下方，动脉瘤颈部水平放

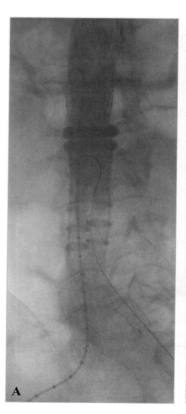
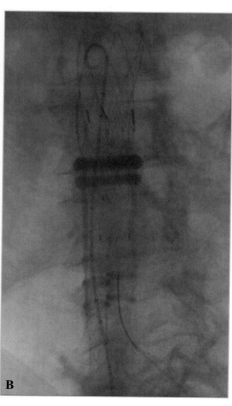

▲ 图4-372 数字减影血管造影显示由于近端附着位点的内漏（ⅠA型），动脉瘤未完全隔绝

置了近端延伸支架（直径为 32mm，Excluder，WL Gore & Associates）并使用顺应性球囊导管（Coda，Cook Medical）扩张（图 4-373）。

随后的血管造影显示血流持续进入动脉瘤囊。

考虑到患者不适合进行外科手术，于是采取了血管腔内治疗。Ovation 支架的结构特征也是外科手术被认为难以实施的一个因素。将微导管（2.7F Progreat，Terumo）送入支架和主动脉壁之间的空隙中（图 4-374），然后对内漏进行微弹簧圈栓塞和 Onyx（Medtronic）注射（图 4-375）。

栓塞后造影证实了动脉瘤已完全填塞。

1 年的随访过程中，患者情况良好，无任何相关症状，3 年后的 CTA 未见 I 型内漏复发，以及动脉瘤进展（图 4-376）。

【并发症分析】

I 型内漏是由于近端和远端支架密封不充分所导致的。由于在动脉瘤腔中仍有持续的血流冲击，I 型内漏可能导致动脉瘤的破裂。建议在诊断的同时进行治疗。

早期（围术期）内漏定义为在 EVAR 术后立即完成血管造影时发现的内漏，此内漏类型可通过 EVAR 术后即刻的血管造影发现。它与随访期间发生的延迟内漏有所区别。I 型内漏预后不佳，立即对其进行手术处理或者血管内治疗是必要的。

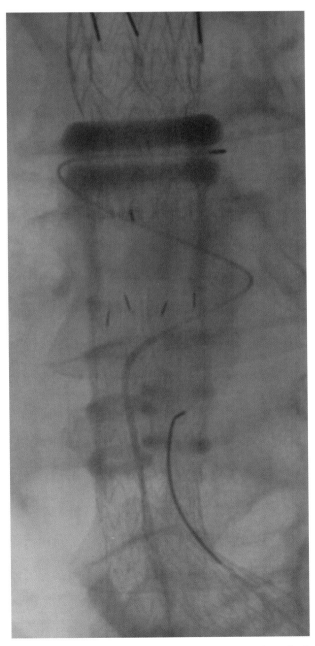

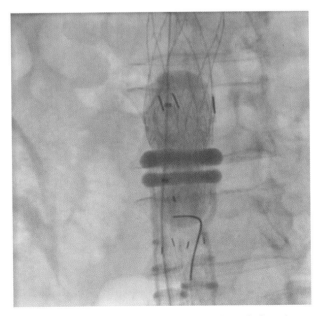

▲ 图 4-373 将近端支架延伸段放置在动脉瘤颈水平，然后使用顺应性球囊导管扩张

▲ 图 4-374 将微导管（2.7F）推进到覆膜支架和主动脉壁之间的空隙

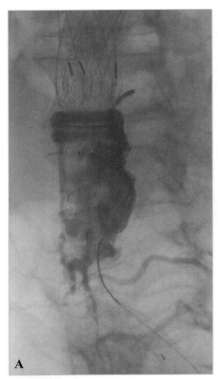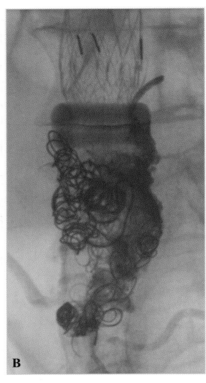

◀ 图 4-375　对内漏进行微弹簧圈栓塞和 Onyx 治疗

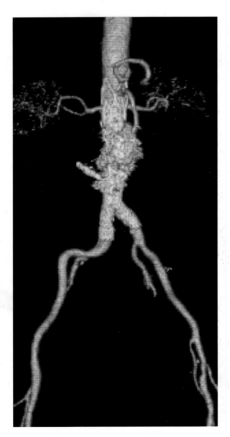

▲ 图 4-376　3 年后的 CTA 未显示 I 型内漏复发及动脉瘤进展

【预防策略与关键信息】

- 选择适合的患者和制订充分的术前治疗方案对于预防 I 型内漏来说很重要。
- I 型内漏的高危因素与动脉瘤的几种形态学特征相关，包括动脉瘤过大、钙化严重、颈部较宽和成角过大。
- 术中因素（如支架的类型、支架尺寸过大、锚定段有残腔）都是支架移位和 I 型内漏的原因。

拓展阅读

[1] Chun JY, Morgan R. Transcatheter embolisation of type 1 endoleaks after endovascular aortic aneurysm repair with Onyx: when no other treatment option is feasible. Eur J Vasc Endovasc Surg 2013;45(2):141–144

[2] Faries PL, Cadot H, Agarwal G, Kent KC, Hollier LH, Marin ML. Management of endoleak after endovascular aneurysm repair: cuff s, coils, and conversion. J Vasc Surg 2003;37(6):1155–1161

[3] Ghouri M, Krajcer Z. Endoluminal abdominal aortic aneurysm repair: the latest advances in prevention of distal endograft migration and type 1 endoleak. Tex Heart Inst J 2010;37(1):19–24

[4] Hobo R, Kievit J, Leurs LJ, Buth J; EUROSTAR collaborators. Influence of severe infrarenal aortic neck angulation on complications at the proximal neck following endovascular AAA repair: a EUROSTAR study. J Endovasc Ther 2007;14(1):1–11

[5] Kim SM, Ra HD, Min SI, Jae HJ, Ha J, Min SK. Clinical significance of type 1 endoleak on completion angiography. Ann Surg Treat Res 2014;86(2):95–99

[6] Venermo MA, Arko FR III, Salenius JP, Saarinen JP, Zvaigzne A, Zarins CK. EVAR may reduce the risk of aneurysm rupture despite persisting type 1a endoleaks. J Endovasc Ther 2011;18(5):676–682

(5) 降主动脉支架置入修复后的异常血压差。

【病史】

患者男性，31岁，既往车祸导致峡部水平处的胸降主动脉破裂，使用 Relay 支架（Bolton Medical）修复。手术顺利，手术后的影像学检查显示破裂段修复良好，无对比剂外渗。

事故 3 年后，患者出现无力，双侧跛行 [踝臂指数（ABI）0.6]，头痛和视觉障碍症状。行 CT 血管成像（CTA）后，提示支架远端内腔有充盈缺损（图 4–377），考虑与血栓形成或局部夹层可能。

患者入院后，临床评估显示上肢严重高血压（血压 180/110mmHg），下肢严重低血压（血压 108/70mmHg）。

在多学科讨论后，决定进行再次血管内治疗。

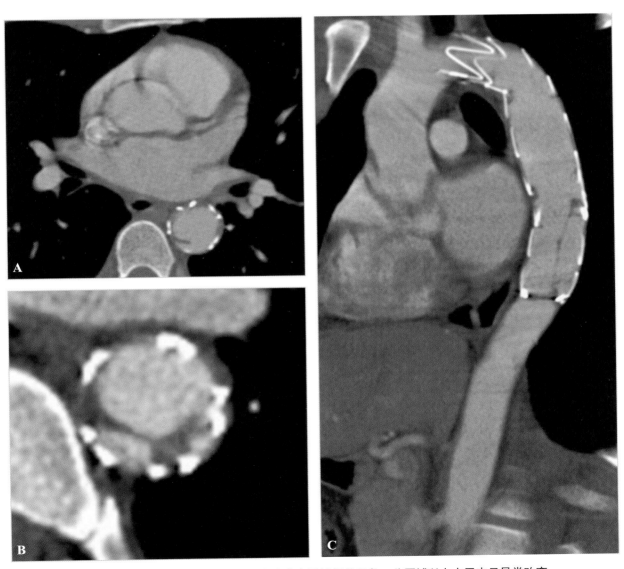

▲ 图 4-377　轴位 CTA 显示支架内存在充盈缺损的现象，此区域以上水平未见异常改变

【初始接受的治疗方案】

CTA 显示远端支架内的血流异常。怀疑有血栓或者局部夹层。此外还进行了食管超声心动图的检查，但最终诊断仍不明确。

【治疗过程中遇到的问题】

仍不明确。

【影像学检查】

计划用血管造影来评估支架内的血流动力学特征。

【并发症】

上肢与下肢之间血压差应与胸主动脉支架内血流改变相关。

【处理并发症的可行方案】

• 不做处理，随访。

• 药物治疗（抗凝）。

• 血管内治疗[1]。

 - 血管成形术。

 - 置入覆膜支架或者裸支架。

 - 联合以上两种治疗方法。

 - 延长支架远端。

• 手术干预[2]。

【并发症的最终处理方案】

通过在原支架内置入 1 个 Valiant（26mm×22mm×150mm，Medtronic）支架进行干预。置入第 2 个支架后的数字减影血管造影（DSA）显示病变部位重度狭窄（图 4-378）。使用 Reliant 主动脉球囊（Medtronic）对支架进行后扩张（图 4-379）。第 2 个支架释放后其远端延伸至前一个支架远端 2cm 处。手术结束行造影提示支架处位置理想，降主动脉全程血流畅通（图 4-380）。

【并发症分析】

胸主动脉支架边缘晚期血栓或夹层形成是一种非常少见的并发症。

在支架置入后 1 周，CTA 显示支架内血流正常。

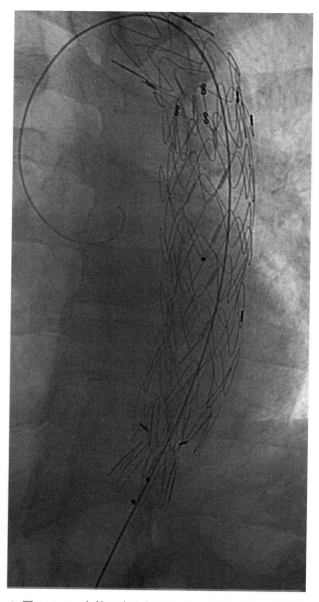

▲ 图 4-378　在第 2 个支架置入后，数字减影血管造影（DSA）显示病变部位重度狭窄

术后患者上肢和下肢之间没有异常血压差，提示该并发症已治愈。

【预防策略与关键信息】

• 这是一种很少见的并发症，也很难去预测。尽管如此，支架置入后合适的药物治疗仍是必要的，如阿司匹林、双重抗血小板治疗或者其他抗凝血药[3]。

• 其他类似患者也曾在文献中报道过。

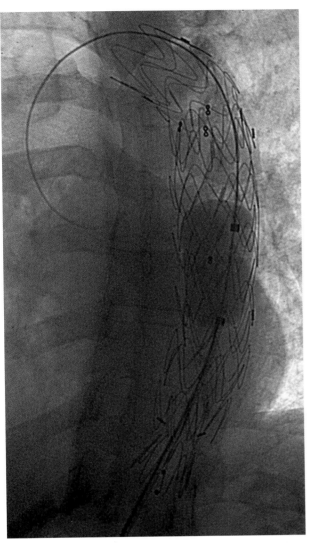

▲ 图 4-379　使用球囊对第 2 个支架进行球囊扩张

参考文献

[1] Khoynezhad A, Azizzadeh A, Donayre CE, et al; RESCUE investigators. Results of a multicenter, prospective trial of thoracic endovascular aortic repair for blunt thoracic aortic injury (RESCUE trial). J Vasc Surg 2013;57(4):899–890
[2] Kumpati GS, Patel AN, Bull DA. Thrombosis of a descending thoracic aortic endovascular stent graft in a patient with factor V Leiden: case report. J Cardiothorac Surg 2014;9:47
[3] Mirakhur A, Appoo JJ, Kent W, Herget EJ, Wong JK. Delayed intimal blowout after endovascular repair of aortic dissection. J Vasc Interv Radiol 2013;24(10):1471–1475

　　(6) 动脉瘤腔内修复过程中的支架迁移覆盖肾动脉。

【病史】

　　患者男性，67 岁，嗜烟（＞ 30 支 / 天），高

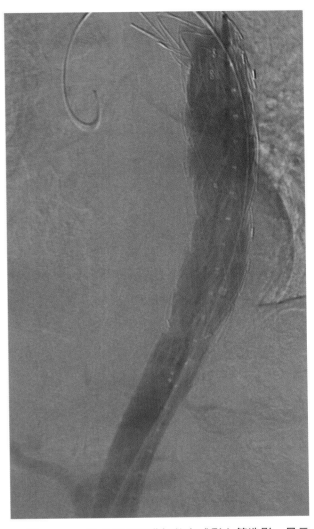

▲ 图 4-380　手术结束后进行数字减影血管造影，显示支架位置理想，降主动脉全程血流畅通

血压，慢性肾病（肌酐 4.6mg/dl），胸主动脉瘤腔内治疗术后。其腹主动脉瘤（AAA）直径在过去 1 年增至 56mm × 50mm（年增速＞ 1cm）。

　　由于肾功能不全，行 CT 平扫证实了上述病变（图 4-381）。经过多学科讨论后，计划进行腔内介入治疗。

【初始接受的治疗方案】

　　操作在局部麻醉下进行，双侧股动脉（CFA）外科切开。

　　主动脉覆膜支架（Excluder-26mm × 14mm × 140mm，WL Gore & Associates）的主体经左股

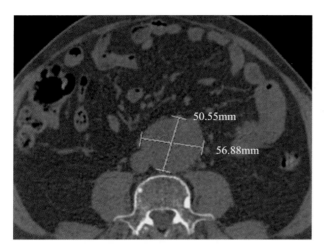

▲ 图 4-381 轴位 CT 平扫显示动脉瘤直径为 56mm×50mm

动脉被置入，且置于肾动脉开口的下端。

支架锚定区是根据首次主动脉造影确定的（图 4-382），该造影确诊了 AAA，由于患者肾功能不全，术中尽可能少使用对比剂，因而支架到位后未再次造影。

【治疗过程中遇到的问题】

在送入对侧鞘管时观察到覆膜支架的上缘位置发生了变化，上移至 L_1 椎体下缘的上方（图 4-383）。

支架移位后造成了双侧肾动脉开口闭塞。

【影像学检查】

进行 X 线检查，必要时进行增强造影。

【并发症】

慢性肾功能不全患者双侧肾动脉闭塞。

【处理并发症的可行方案】

· 腔内治疗：通过动脉球囊或者导丝环将覆膜支架向下拉。

· 肾脏支架。

· 手术干预（如果腔内治疗）。

【并发症的最终处理方案】

从右股动脉通路插入一根标准的亲水性导丝（0.035 英寸 Terumo）配合 Simmons 1 导管，将其导入左髂总动脉（CIA）。导丝用圈套器

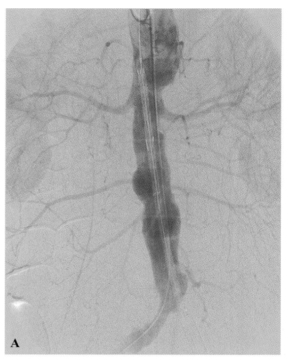

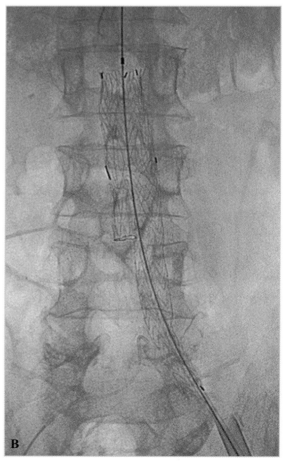

▲ 图 4-382　A. 首次血管造影证实了腹主动脉瘤的存在；B. 确定肾动脉开口定位

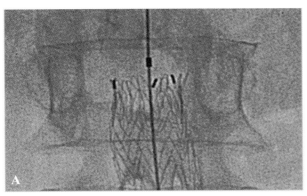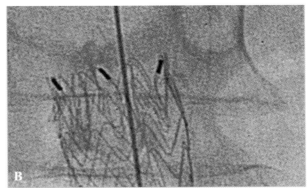

▲ 图 4-383 **A**. 在经右股动脉通路置入对侧鞘管前，未减影图像显示的支架的位置；**B**. 在置入对侧鞘管后的图像中，覆膜支架的上缘位于 **L₁** 椎体的下缘上方，覆盖了双侧肾动脉

（30mm）缠住，并从股动脉入路拉出。下拉导丝的 2 个末端，将支架下拽至肾动脉下方的正确位置。造影显示支架位于肾下，肾动脉血流恢复正常（图 4-384）。

为了重塑支架主体和其髂支的形态，采用球囊扩张（33mm），然后置入支架的对侧髂支（图 4-385）。

末次血管造影显示覆膜支架和其交叉的分支（"芭蕾舞女"样）无内漏（图 4-386）。4 年后随访，CT 检查显示动脉瘤直径进一步缩小，支架形态正常（图 4-387）。

【并发症分析】

在通过右股动脉通路置入鞘管时，覆膜支架可能向上移位，其根本原因有可能是支架未完全黏附于主动脉壁。

【预防策略与关键信息】

• 这种并发症是相当罕见的 [1, 2]。为了预防它，其他作者对肾动脉在不同呼吸期像的位置变

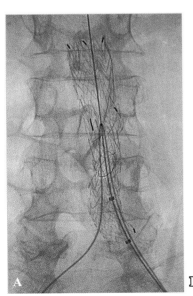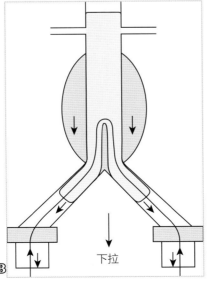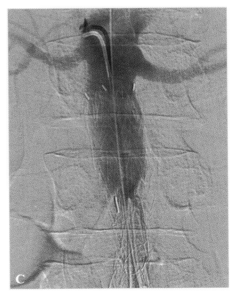

▲ 图 4-384 **A 和 B**. 经右股动脉通路置入 1 根标准的亲水性导丝并通过 **Simmons 1** 导管将其导入左髂总动脉（**CIA**）。导丝经圈套器（**30mm**）抓捕，并由左股动脉入路拉出。下拉导丝的两端，将支架下拽至准确位置，上缘位于肾动脉下方。**C**. 随后的造影显示双侧肾动脉通畅

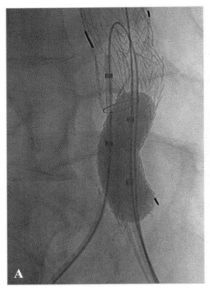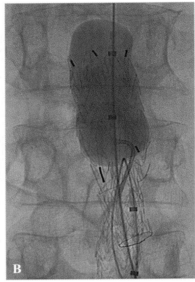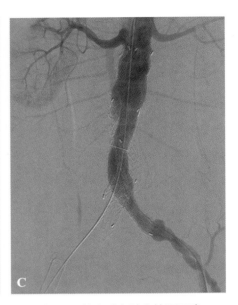

▲ 图 4-385　**A 和 B.** 采用 **33mm** 球囊重塑在"下拽"过程中产生形变的覆膜支架；**C.** 扩张后右髂支放置正确

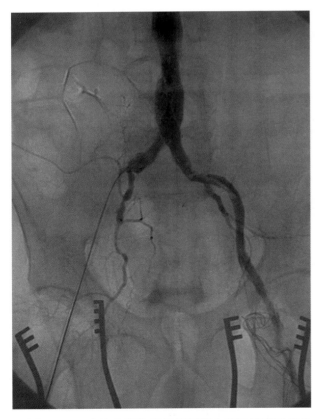

▲ 图 4-386　末次血管造影显示覆膜支架及其交叉的分支形态正常，没有内漏的表现

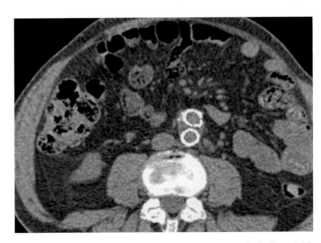

▲ 图 4-387　4 年后随访的 CT 检查显示动脉瘤进一步缩小，支架形态正常

化进行了研究[3]。

- 我们建议在支架放置后立即对其主体进行扩张，然后置入支架对侧分支。

- 上述的挽救方案并不容易施行，而且并非适用于所有类型的覆膜支架。该操作有严重损伤动脉壁的风险。

- 当此方案无法施行时，应选择双侧肾动脉支架。如若难以施行，应进行手术干预。

参考文献

[1] Adu J, Cheshire NJ, Riga CV, Hamady M, Bicknell CD. Strategies to tackle unrecognized bilateral renal artery occlusion after endovascular aneurysm repair. Ann Vasc Surg 2012;26(8):1127.e1–e7
[2] McWilliams RG, Fisher RK, Lawrence-Brown M. Renal artery rescue after EVAR. J Endovasc Ther 2013;20(3):295–297
[3] Scavée V, Banice R, Parisel A, et al. Influence of respiratory cycle on proximal renal artery motion: an angiographic study in patients undergoing endovascular aneurysm repair. Acta Chir Belg 2012;112(1):65–68

（7）动脉瘤腔内治疗选择错误支架规格。

【病史】

患者男性，86 岁，发现 10cm 肾下腹主动脉瘤（AAA），拟行血管内动脉瘤修复术（EVAR）。

【初始接受的治疗方案】

根据 CT 血管成像（CTA）检查结果，拟行经皮腹主髂动脉 EVAR。选用 Zenith（Cook Medical）支架。支架主体部分规格为 32mm×140mm，双侧髂支规格为 24mm×90mm。

【治疗过程中遇到的问题】

当支架主体通过右股总动脉放置时，发现输送系统太短（图 4–388）。

【影像学检查】

进一步的血管造影评估。

【并发症】

未能将支架置于肾下的目标区域，遂动脉瘤未能完全封闭。

【处理并发症的可行方案】

• 释放支架并对其头侧进行进一步的构建。

• 在近端添加 1 个支架，然后放置支架主体，再按照常规步骤进行 EVAR。

• 将经皮路径改为手术切开，建立髂动脉通道。

• 如果患者可以耐受，改为开放式手术。

【并发症的最终处理方案】

将 1 个手术室常备的 34mm 胸主动脉支架（Zenith）放置在动脉瘤近端（图 4–389），再释

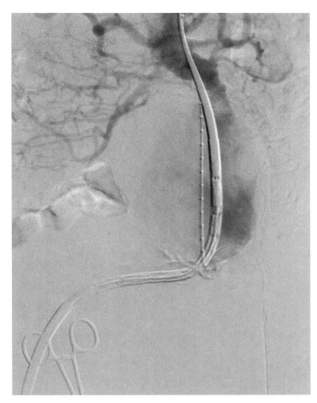

▲ 图 4–388 血管内动脉瘤修复术主体通过右股总动脉置入。将输送系统完全推送至腹股沟入口时，支架的近端仍仅位于动脉瘤的中间，提示输送系统过短

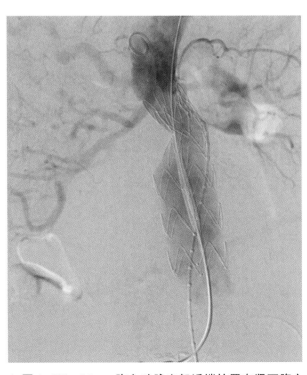

▲ 图 4–389 34mm 胸主动脉支架近端放置在肾下腹主动脉瘤内

放分叉型支架主体和 24mm 的髂支。按照常规步骤进行了球囊塑形。即刻血管造影显示近端的 I 型内漏，随后通过放置 38mm Zenith 短覆膜支架消除内漏（图 4-390）。

【并发症分析】

尽管 EVAR 传送系统过短非常罕见。但当患者体型高大或髂动脉过度迂曲扩张时应留意。

【预防策略与关键信息】

手术室的常备器材往往可以解决不时之需。

拓展阅读

[1] Jordan WD Jr, Moore WM Jr, Melton JG, Brown OW, Carpenter JP; Endologix investigators. Secure fixation following EVAR with the Powerlink XL System in wide aortic necks: results of a prospective, multicenter trial. J Vasc Surg 2009;50(5):979–986

(8) 主动脉腔内修复术后通路相关性血栓形成。

【病史】

患者女性，63 岁，经超声诊断为腹主动脉瘤。经腹部 CT 血管成像（CTA）显示局灶性的偏心性肾下腹主动脉瘤（AAA）（图 4-391）。

【初始接受的治疗方案】

患者进行了经皮腔内局灶性腹主动脉瘤修复。在超声引导下使用微穿刺套件建立右股总动脉（CFA）通路。由于腹主动脉支架输送装置较粗大，在通路建立后，置入 2 把血管缝合器——ProGlide（Abbott Vascular）进行"预缝合"。随访进行诊断性的腹主动脉造影（图 4-392）。将 1 根 0.035 英寸的超硬 Amplatz 导丝（Boston Scientific）置于腹主动脉内。通过 18mm×60mm 的球囊导管置入 12mm×41mm 的球囊扩张支架。在右侧腹股沟处放置 1 个 12F 的鞘管。支架被置入并放置在腹主动脉瘤处，随后进行血管造影（图 4-393）。预埋缝合器缝合右腹股沟区血管入路。术中未发现并发症。

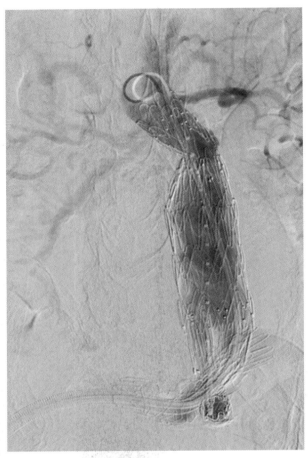

▲ 图 4-390　血管造影显示，放置 38mm 短覆膜支架后，近端 I 型内漏的封堵情况令人满意

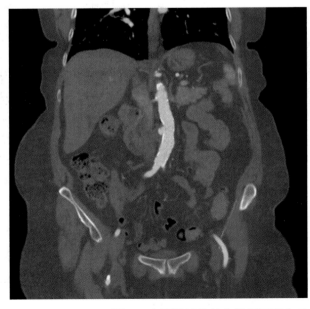

▲ 图 4-391　CTA 提示 1 个局灶性的偏心性肾下腹主动脉瘤

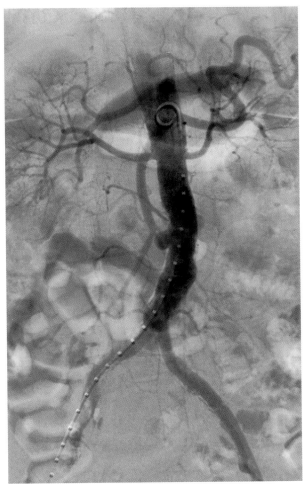

▲ 图 4-392　局灶性的偏心性腹主动脉瘤的数字减影血管造影（DSA）图像

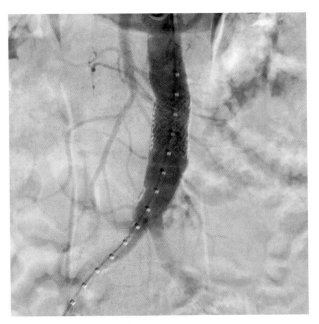

▲ 图 4-393　血管内动脉瘤修复术中 12mm×41mm 球囊扩张支架放置后血管造影

【治疗后遇到的问题】

手术后 1 周，患者在上楼时出现急性右腿疼痛，并逐渐加重。患者被送至急诊进行进一步的评估。

【影像学检查】

CTA。

【并发症】

右髂外动脉（EIA）在右股总动脉（CFA）起始部位闭塞（图 4-394）。与血管穿刺点或者血管通路血栓形成相关。

【处理并发症的可行方案】

• 血管腔内治疗：通过左股总动脉入路越过主动脉分叉处行溶栓治疗及血管成形术。

• 股动脉 - 股动脉旁路搭桥术。

【并发症的最终处理方案】

经左侧 CFA 通路进行了腔内治疗。6F 的 Balkin 导管鞘（Cook Medical）被放置在主动脉分叉上方，并进行了诊断性的血管造影（图 4-395）。用 10mg 动脉内重组组织型纤溶酶原激活药（rt-PA）进行脉冲式喷射溶栓。溶栓后，右 EIA 远端原血管缝合器缝合位点处的严重狭窄实现了再通（图 4-396）。随访行 7mm×40mm 球囊成形术，患处血流明显改善，仅存轻微狭窄（＜ 20%）（图 4-397）。术后对左侧血管穿刺点进行人工压迫止血。

【并发症分析】

在此患者中，为置入腹主动脉支架导入大尺寸的血管鞘，发生了通路相关的血栓形成。最终通过溶栓术和血管形成术治疗了该并发症。

【预防策略与关键信息】

• 在放置大尺寸的动脉鞘时应该进行大剂量的

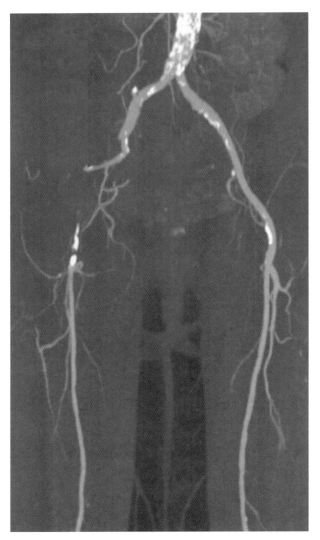

▲ 图 4-394　CTA 最大密度投影（MIP）成像显示右髂外动脉闭塞

肝素化。

- 为了预防通路有关的血栓形成，在大尺寸血管鞘置入后应该对鞘管腔进行充分冲洗。
- 对复杂血管内手术后的患者应密切监测，如果有通路相关狭窄，应及早介入。

拓展阅读

[1] Mathisen SR, Zimmermann E, Markström U, Mattsson K, Larzon T. Complication rate of the fascia closure technique in endovascular aneurysm repair. J Endovasc Ther 2012; 19(3):392–396

[2] Ye P, Chen Y, Zeng Q, He X, Li Y, Zhao J. Long-term follow-up of the femoral artery after total percutaneous endovascular aortic

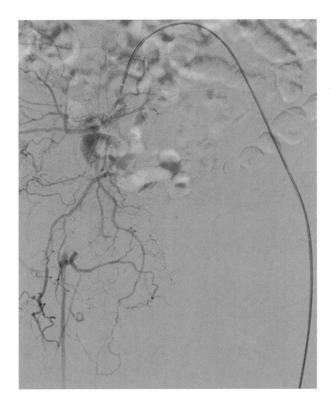

▲ 图 4-395　从对侧腹股沟置入导管鞘后的右髂动脉选择性血管造影

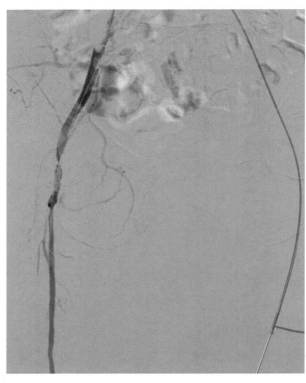

▲ 图 4-396　溶栓术后，右髂外动脉远端原血管缝合器缝合位点处的严重狭窄实现了再通

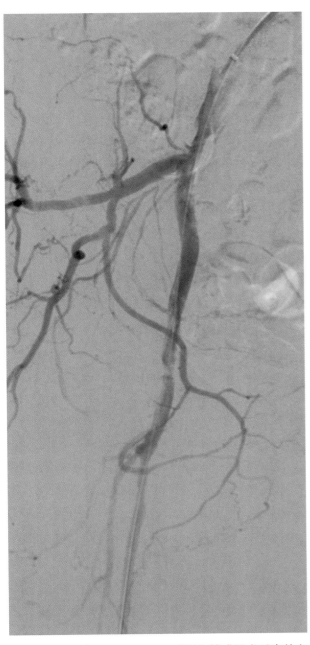

▲ 图 4-397　行 **7mm×40mm** 球囊血管成形术后患处血流明显改善，仅存轻微狭窄

repair with preclose technique using a vascular closure device. Nan Fang Yi Ke Da Xue Xue Bao 2014;34(5):747-750

(9) 动脉瘤腔内修复成功 4 个月后下肢闭塞。

【病史】

患者男性，80 岁，超声检查中发现肾下腹主动脉瘤（AAA）。进一步的 CTA 证实了这一发现（图 4-398）。

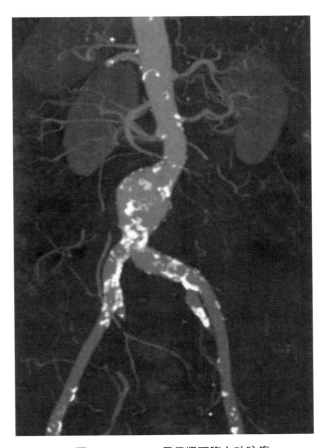

▲ 图 4-398　CTA 显示肾下腹主动脉瘤

【初始接受的治疗方案】

患者接受了肾下 AAA 的腔内修复治疗。在超声引导下使用微穿刺套件构建了双侧股总动脉（CFA）通路。由于腹主动脉支架置入要求在双侧腹股沟区都有较大的通路，置入了两把血管缝合器——ProGlide（Abbott Vascular）进行"预缝合"。并进行了诊断性的腹主动脉造影（图 4-399）。经右侧腹股沟通路置入了 1 个 0.035 英寸，长 300cm 的 Lunderquist 导丝（Cook Medical）于腹主动脉内。以 2F 增量对右侧通路进行逐级扩张至 18F。经右侧腹股沟通路的 18F 血管鞘置入 24mm×58mm 支架主体部分至双侧肾动脉开口下方。随后从对侧通路插管并放置 16mm×60mm 的对侧髂支支架。继而在同侧放置 16mm×48mm 的髂支支架，并对所有支架放置处和支架连接

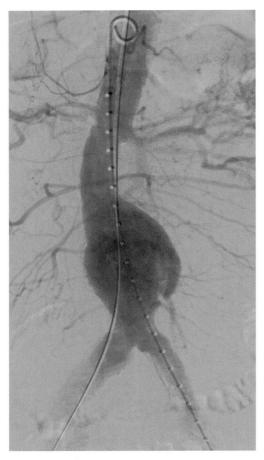

▲ 图 4-399　腹主动脉瘤的数字减影血管造影图像

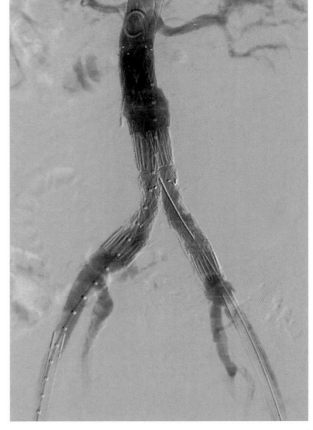

▲ 图 4-400　动脉瘤腔内修复术后数字减影血管造影显示动脉瘤被隔绝

处进行顺应性球囊扩张。腹主动脉血管造影提示没有 Ⅰ 型和 Ⅲ 型内漏的表现（图 4-400）。最后完成双侧腹股沟血管穿刺点的缝合，术中无并发症。

【治疗后遇到的问题】

初次治疗后 4 个月，患者在平地上行走不到一个街区时，出现急性右腿疼痛。于是进行了双侧动脉超声检查。

【影像学检查】

CTA。

【并发症】

腹主动脉支架的右髂支闭塞（图 4-401 和图 4-402），左侧 CFA 和血管通路通畅。

【处理并发症的可行方案】

• 通过同侧的经皮血管通路进行腔内治疗。

• CFA-to-CFA 旁路搭桥术。

【并发症的最终处理方案】

超声引导下穿刺双侧 CFA 进行腔内治疗。置入 6F 血管鞘。采用 40cm，5F 的 Kumpe 弯导管和 0.035 英寸 × 145 cm 长的 Rosen 导丝，经闭塞段置于腹主动脉支架主体内。由于后继操作需要在双侧腹股沟区都建立较粗的血管通路，因而置入了两把缝合器——ProGlide（Abbott Vascular）进行"预缝合"。并进行了诊断性的腹主动脉造影（图 4-403）。用 10mg 重组组织型纤溶酶原激活药（rt-PA）进行动脉内脉冲式喷射溶栓。溶栓

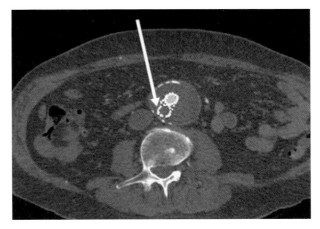

▲ 图 4-401　CTA 示腹主动脉支架的右髂支闭塞（白箭）

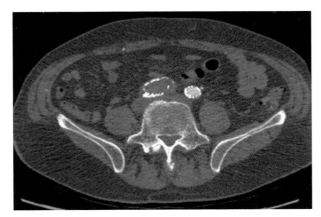

▲ 图 4-402　CTA 示腹主动脉支架的右髂支闭塞

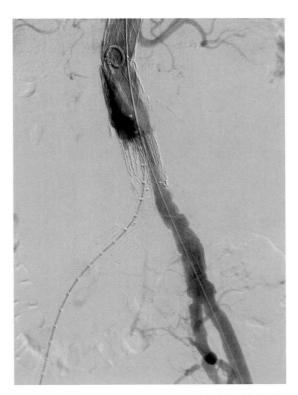

▲ 图 4-403　经闭塞段置管后的诊断性血管造影

后在两侧置入 12mm×60mm 球囊扩张支架（图 4-404），然后在右髂外动脉（EIA）处置入延伸的覆膜支架分支（图 4-405）。最后完成双侧腹股沟的缝合，术中未出现并发症。

【并发症分析】

在本例中，腹主动脉支架右支有迟发性血栓形成，提示这不是血管通路相关的血栓形成。

【预防策略与关键信息】

- 在放置大尺寸血管鞘时，应当采用大剂量肝素化。
- 在大型血管鞘置入后应该进行积极的冲洗以预防通路相关的血管内血栓形成。
- 对复杂血管内手术后的患者应密切监测，如果有通路相关狭窄，应及早介入。

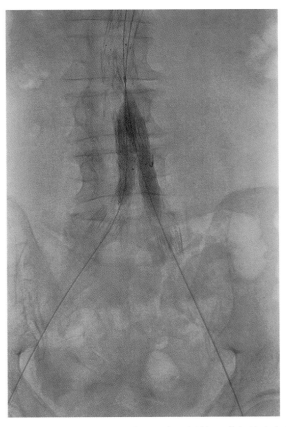

▲ 图 4-404　脉冲式喷射溶栓后在两侧放置球囊扩张支架

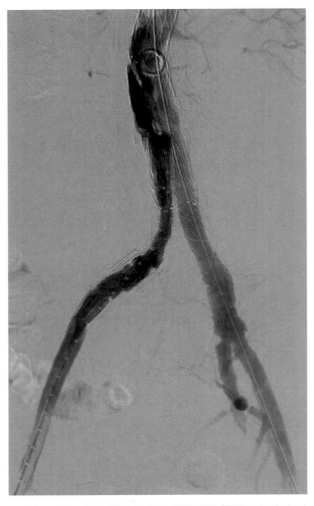

▲ 图 4-405　于右髂外动脉放置延伸的覆膜支架分支后的血管造影

- 即使在理想的解剖和最佳的手术技术下，放置腹主动脉支架仍有造成肢体血管闭塞的风险。

拓展阅读

[1] Conway AM, Modarai B, Taylor PR, et al. Stent graft limb deployment in the external iliac artery increases the risk of limb occlusion following endovascular AAA repair. J Endovasc Ther 2012;19(1):79–85

[2] Coulston J, Baigent A, Selvachandran H, Jones S, Torella F, Fisher R. The impact of endovascular aneurysm repair on aortoiliac tortuosity and its use as a predictor of iliac limb complications. J Vasc Surg 2014;60(3):585–589

[3] Lau YF, Senaratne J, Ghatwary T. Re. "Endograft limb occlusion in EVAR: iliac tortuosity quantified by three different indices on the basis of pre-operative CTA." Eur J Vasc Endovasc Surg 2014;48(6):711–712

[4] Mantas GK, Antonopoulos CN, Sfyroeras GS, et al. Factors predisposing to endograft limb occlusion after endovascular aortic repair. Eur J Vasc Endovasc Surg 2015;49(1):39–41

[5] O'Neill S, Collins A, Harkin D. Limb occlusion after endovascular repair of an abdominal aortic aneurysm: beware the narrow distal aorta. Ir J Med Sci 2012;181(3):373–376

[6] Rancic Z. Commentary on: "Endograft limb occlusion in EVAR: iliac tortuosity quantified by three different indices on the basis of preoperative CTA." Eur J Vasc Endovasc Surg 2014;48(5):534–535

[7] Ronsivalle S, Faresin F, Franz F, et al. A new management for limb graft occlusion after endovascular aneurysm repair adding a Vollmar ring stripper: the unclogging technique. Ann Vasc Surg 2013;27(8):1216–1222

[8] Taudorf M, Jensen LP, Vogt KC, Grønvall J, Schroeder TV, Lönn L. Endograft limb occlusion in EVAR: iliac tortuosity quantified by three different indices on the basis of preoperative CTA. Eur J Vasc Endovasc Surg 2014;48(5):527–533

[9] Taudorf M, Schroeder TV, Lönn L. Response to letter to the editor: "Re: Endograft limb occlusion in EVAR: iliac tortuosity quantified by three different indices on the basis of pre-operative CTA." Eur J Vasc Endovasc Surg 2014;48(6):712

[10] Van Zeggeren L, Bastos Gonçalves F, Van Herwaarden JA, et al. Incidence and treatment results of Endurant endograft occlusion. J Vasc Surg 2013;57(5):1246–1254

[11] Wu MS, Boyle JR. Strategies that minimize the risk of iliac limb occlusion after EVAR. J Endovasc Ther 2012;19(1):86–87

（10）当感觉一切顺利时：1 名非复杂型血管内动脉瘤修复术（EVAR）患者出现的分支支架放置错位。

【病史】

患者 64 岁，因发现左髂总动脉（CIA）4cm 大小的动脉瘤，而决定接受血管内动脉瘤修复术（EVAR）。术前检查发现动脉瘤瘤体靠近主动脉分叉部，因此决定采用分支型覆膜支架腔内置入。

【初始接受的治疗方案】

手术在全麻下进行。切开暴露股动脉后，逆行置入股动脉鞘。左侧髂内动脉插管成功后用弹簧圈栓塞。随后，经右股动脉入路引入猪尾导管行数字减影血管造影（DSA）（图 4-406）。支架主体置入前，我们将从右股动脉引入的猪尾导管回撤，并将其定位在右侧髂动脉内。经左侧股动脉入路置入支架主体后，我们在右股动脉入路的导管内重新引入导丝，正位 X 线下见导丝和导管顺利经主体支架的分支开口处进入主体内（图

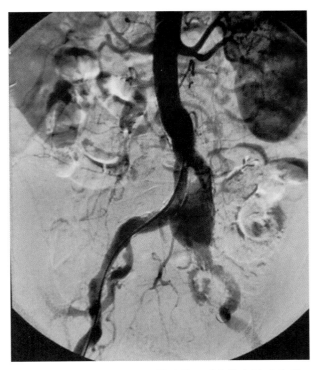

▲ 图 4-406 数字减影血管造影见孤立的左髂动脉瘤

4-407）。接着，我们将带有亲水涂层的导丝置换为硬导丝，并由右侧入路置入对侧分支支架（图4-408）。

【治疗过程中遇到的问题】

此时经左侧入路引入造影导管行术后造影显示，从右侧置入的分支支架没有插入到主体的分支开口内。实际上先前的导丝是经支架的腹侧，在支架外走行的。因此，左髂动脉的动脉瘤腔没有被隔绝，右侧分支支架被错位置入了主体支架外，近心端位于动脉瘤腔内（图 4-409）。

【影像学检查】

计划进一步行动脉造影评估。

【并发症】

分支支架错位，动脉瘤隔绝失败。

【处理并发症的可行方案】

• 经血管内再次插管主体的分支开口，并置入第 2 枚覆膜分支支架的腔内处理策略。

• 改行开放式动脉瘤修复手术。

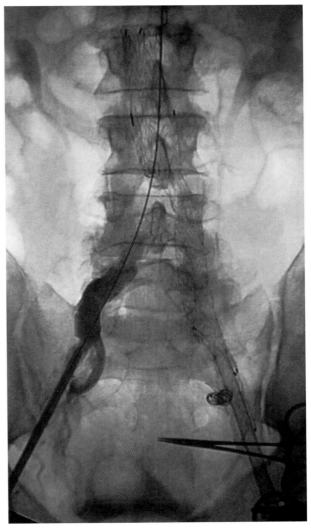

▲ 图 4-407 正位 X 线显示导丝的走行已穿入了主体支架的分支开口内

【并发症的最终处理方案】

首先，我们尝试从右侧使用造影导管在亲水涂层滑导丝的引导下插管主体支架的分支开口。然而，由于血管腔内已有 1 枚完全打开的错位放置的支架阻塞了通道，这一尝试未能成功。其次，我们从左侧入路，采用 Rösch 肠系膜下动脉导管（RIM）以"翻山"后顺行的方式将 1 根导丝引入主体支架的右侧分支开口（图 4-410）。导丝通过主体开口后，用抓捕器将其从右侧股动脉入路的鞘管中牵出（图 4-411）。建立双侧贯通通路后，

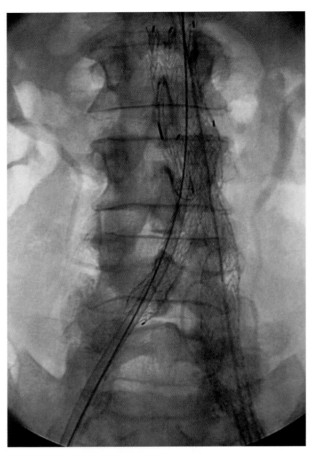

▲ 图 4–408　分支支架完全展开，但是错位

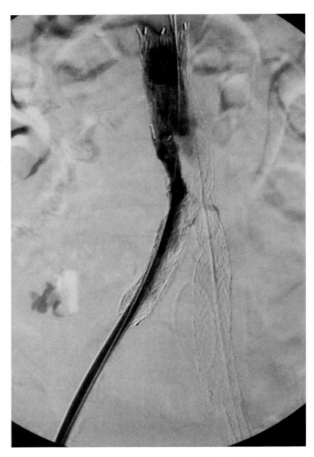

▲ 图 4–409　通过右股动脉入路插入长鞘至动脉瘤的造影显示，对比剂可进入瘤腔，动脉瘤隔绝失败

将导丝置换为加硬导丝，并沿导丝置入 1 枚新的对侧分支支架（图 4–412）。此后我们用半顺应性球囊进行了常规的后扩张，并"压缩"了原先错位的支架，如 CT 血管成像（CTA）所示（图 4–413）。

【并发症分析】

该患者术前评估属于相对简单的 EVAR 患者，然而最终发生了严重的并发症，甚至差点需要转外科处理。在这位患者的处理过程中，最重大的错误就是术者忘记了在支架近心段水平旋转猪尾导管，通过这一简单操作来确认导丝位置是否位于主体支架腔内，然后再放置分支支架。因为该患者的主动脉并没有瘤样扩张，所以导丝走行看上去是竖直的，投影位置与分支开口部重叠，看上去位置正确，酿成错误。

【预防策略与关键信息】

• 释放支架前，应严格遵循支架置入的操作规范，即使是看上去简单的患者也是如此。这些规范步骤应包括选择分支开口时 ≥ 2 个不同的透照角度确认导丝已进入分支开口处，以及做猪尾导管旋转试验。

• 对于复杂患者，应在术前准备好多种不同型号的分支支架，以备补救之用。

拓展阅读

[1] Bryce Y, Rogoff P, Romanelli D, Reichle R. Endovascular repair of abdominal aortic aneurysms: vascular anatomy, device selection, procedure, and procedure-specific complications. Radiographics 2015;35(2):593–615

[2] Törnqvist P, Dias N, Sonesson B, Kristmundsson T, Resch T. Intraoperative cone beam computed tomography can help avoid reinterventions and reduce CT follow up after infrarenal EVAR. Eur J Vasc Endovasc Surg 2015;49(4):390–395

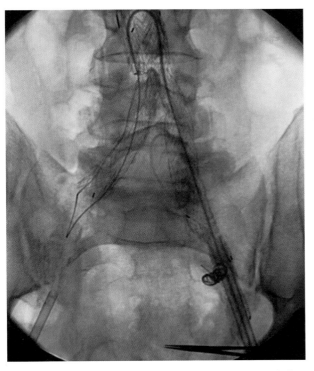

▲ 图 4-410 使用 1 个头端呈钩状襻形的罗氏肠系膜下导管，经左股动脉入路"翻山"插入主体支架的分支开口处

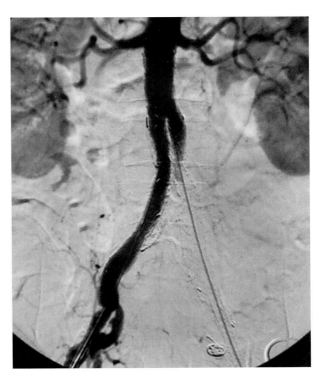

▲ 图 4-412 置入第 2 枚分支支架后的最终结果，图中可见错位放置的支架被新支架压缩变形

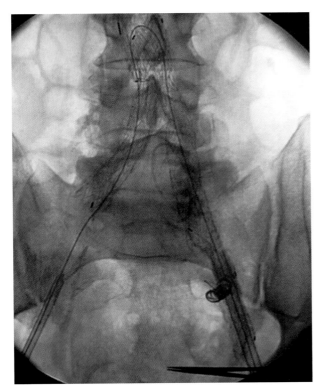

▲ 图 4-411 将导丝从右股动脉入路牵出

2. 主动脉弓上动脉支架置入

0.035 英寸亲水涂层导丝丢失。

【病史】

患者男性，55 岁，因与基底动脉狭窄相关的严重神经系统症状，经内科治疗无效后决定接受支架置入术。

【初始接受的治疗方案】

手术在全麻下进行。术中置入 1 枚 3mm×11mm 的药物洗脱支架（DES），术中最后一次造影显示结果满意（图 4-414）。

【治疗过程中遇到的问题】

手术结束后，我们将 6F 长鞘退至腹股沟水平，并重新送入 0.035 英寸导丝。术者计划将该导丝保留在位，来进行保护退鞘血管缝合器专用鞘安置的操作。然而操作过程中突然发现鞘中导丝消失不见，并且 X 线检查发现已经被冲入髂外

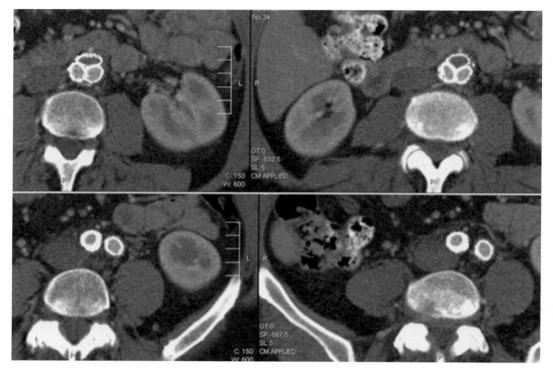

▲ 图 4-413　CTA 显示压缩变形的错位支架位于 2 枚现在有正常血流灌注的分支支架的腹侧

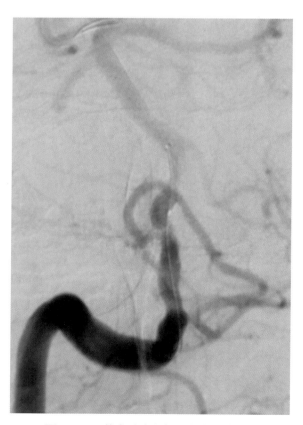

▲ 图 4-414　基底动脉支架置入术后造影结果

动脉内（图 4-415）。在股动脉鞘末端髂外动脉内抓捕导丝硬头的所有尝试均未获成功（图 4-416）。

【影像学检查】

X 线检查。

【并发症】

亲水涂层导丝异位滑入体内。

【处理并发症的可行方案】

• 置入管腔更大的鞘，以便更好操纵导丝，使其进入鞘的开口。

• 尝试抓捕导丝远端成角的软头。

【并发症的最终处理方案】

最终采用了抓捕器抓捕导丝远端成角的软头的方法取出导丝（图 4-417）。

【并发症分析】

分析认为并发症的发生源于亲水涂层导丝在退鞘过程中发生了失控的推进，鞘管内的持续冲鞘液流将亲水涂层导丝冲进体内。

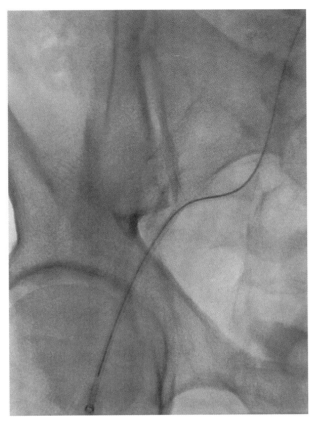

▲ 图 4-415　X 线下见开始退鞘前送入的 0.035 英寸交换导丝已经缩回鞘内

【预防策略与关键信息】

• 推进导丝的操作应时刻保持在 X 线引导下进行，尤其在导丝是带有亲水涂层的时候。

• 要注意导丝的长度，不要把导丝掉到体内。

拓展阅读

[1] Barbiero G, Cognolato D, Polverosi R, Guarise A. Percutaneous retrieval of a radiolucent foreign body from an EVAR device by combining different image modalities. Cardiovasc Interv Radiol 2009;32(4):785–788

[2] Sheth R, Someshwar V, Warawdekar G. Percutaneous retrieval of misplaced intravascular foreign objects with the Dormia basket: an effective solution. Cardiovasc Interv Radiol 2007;30(1):48–53

3. 栓塞手术

(1) 主动脉瘤腔内修复术前进行侧支动脉栓塞时微弹簧圈移位。

【病史】

患者男性，72 岁，计划行血管内动脉瘤修复

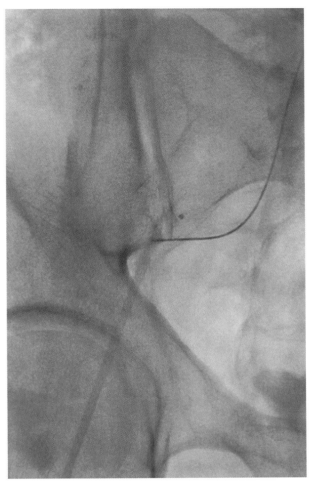

▲ 图 4-416　X 线下尝试在鞘末端的髂外动脉内抓捕导丝硬头均失败

术（EVAR）。在介入术前 CT 检查中发现存在一支管径较宽的肠系膜下动脉（IMA）。

【初始接受的治疗方案】

为预防 Ⅱ 型内漏，我们安排在 EVAR 术前先择期为该患者行 IMA 弹簧圈栓塞术。术中采用股动脉逆行穿刺入路，此后用可通过 0.038 英寸导丝的双弯襻形肾动脉导管（renal double-curve，RDC）选择性插管 IMA 起始端。此后采用同轴推进方式，经造影导管引入了一条 2.7F 微导管，向前推进至 IMA 主干的中段。在 X 线引导下，我们采用专用的弹簧圈推进导丝在局部释放了一枚 0.018 英寸的复杂型螺旋弹簧圈（6mm×6mm）。

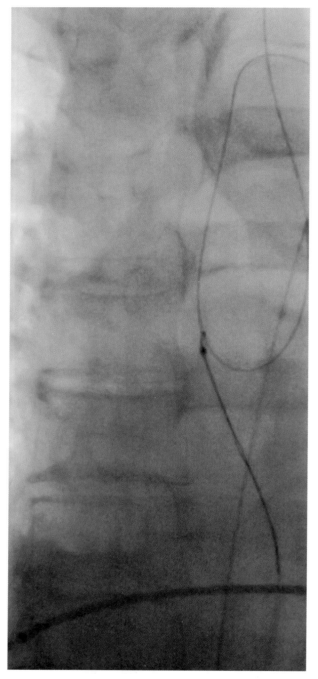

▲ 图 4-417　经血管腔内，用抓捕器在右心房水平套取导丝远端成角的软头以最终取出导丝

【治疗过程中遇到的问题】

可能由于患者血压较高，并且弹簧圈和血管壁之间缺乏足够的固定力，弹簧圈释放后瞬间便移位至直肠上动脉、左结肠动脉及乙状结肠动脉三支分叉处（图 4-418）。

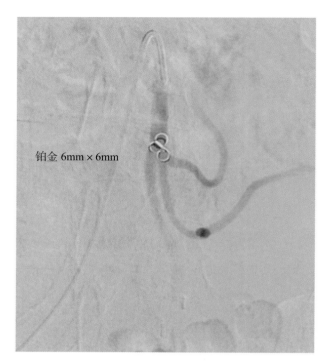

铂金 6mm × 6mm

▲ 图 4-418　选择性动脉造影已发现推送式 0.018 英寸铂金微弹簧圈发生了移位

【影像学检查】

动脉造影。

【并发症】

没有急性不良事件，但是有潜在的远端血管闭塞，并进一步引起肠道缺血的可能。

【处理并发症的可行方案】

- 保守治疗，如肝素化 / 抗凝。
- 利用已经在位的 5F RDC 导管（指引导管）进行腔内处理。
- 用小口径的类抓捕器材料套取弹簧圈，我们考虑可以用急性缺血性卒中介入治疗中采用的取栓支架去抓捕弹簧圈。
- 转外科手术处理（如果介入腔内处理失败的话）。

【并发症的最终处理方案】

最终我们利用了已经在位的指引导管，送入了一条直径 20～30mm 的多头抓捕器。我们在弹簧圈周围反复旋转抓捕器直到该异物可被固定并安全拖动，然后便将其取出（图 4-419 和图 4-420）。此后我们置换了 1 个 5F 的指引导管，将其远端放入 IMA 开口端 1cm 深的位置。然后置入了一枚 6mm 直径的血管封堵器（Amplatzer Vascular Plug Ⅱ）完成了栓塞术（图 4-421）。

【并发症分析】

弹簧圈的直径和长度不合适，未能根据血管直径、血压和血流情况进行选择应该是弹簧圈释放后即刻发生移位的原因。

【预防策略与关键信息】

• 在无创影像分析过程中，精确测量靶血管的准确径线，并据此选择合适的弹簧圈型号。

• 如果存在潜在弹簧圈移位高风险的话，可选择径向力较高的器材以达到可控释放的目的，如可解脱弹簧圈或者血管封堵器。

• 采用脚手架原理，先放置高径向力的弹簧圈形成网篮，然后向此支撑结构内堆积多枚弹簧圈。

• 采用锚定技术，将弹簧圈的远端先放入非主要分支内。

• 常备多种型号的抓捕器以抓捕异物。

• 可能的话尽量采用血管封堵器而不是弹簧圈。

(2) 为进一步行选择性内照射治疗做准备时发生弹簧圈移位。

【病史】

患者男性，56 岁，肝脏双叶有结直肠癌肝转移病灶，且在一线及二线化学药物治疗后肝转移病灶进一步进展，准备行选择性内照射治疗（selective internal radiation therapy，SIRT）。术前 CT 动脉重建显示肝动脉、胃右动脉和胃十二指肠动脉（gastroduodenal artery，GDA）无明显解剖异常。GDA 起始端可见 1 个钙化斑块。

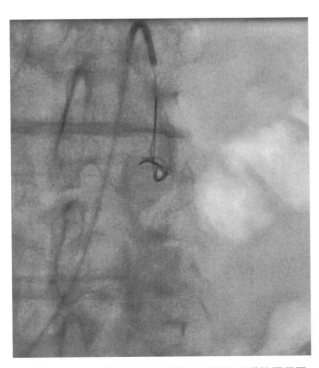

▲ 图 4-419　X 线检查见抓捕器已经展开于弹簧圈周围

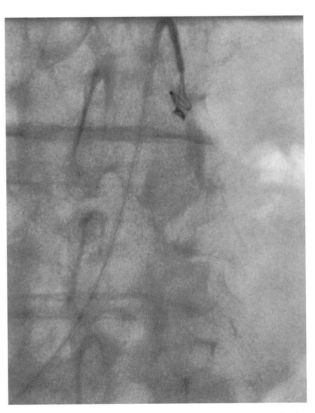

▲ 图 4-420　通过反复旋转抓捕器让弹簧圈与其交缠，最初放置的 5F 双弯襻形肾动脉导管仍保留在位，作为抓捕过程的导引导管用

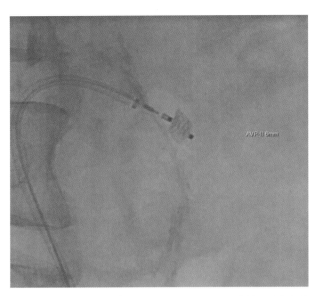

▲ 图 4-421　送入 1 根软的弯头 Terumo 导丝，通过此导丝送入 1 根 5F 鞘管进入肠系膜下动脉近端。此后成功将 1 枚 6mm 直径的血管封堵器（Amplatzer Vascular Plug Ⅱ）放入血管内，锚定于肠系膜下动脉近端，保护了肠系膜血管沟通网内的血流及肠道的动脉血液灌注

【初始接受的治疗方案】

SIRT 治疗：①初次治疗计划是栓塞 GDA、胃右动脉（right gastric artery，RGA）和其他造影能见到的有潜在风险的胃或十二指肠动脉分支。术中我们用 5F 西蒙 Ⅰ 型导管成功插管腹腔干，然后用 2.7F 微导管试图插管 GDA，但是即使用 0.014 英寸导丝反复尝试仍不能成功。最后我们换用了 5F 罗氏肠系膜下动脉导管（RIM），将其头端挂在 GDA 开口处，并经此同轴推进微导管，方可将后者送入 GDA 内（图 4-422）。此后我们向 GDA 内送入 2 枚 6mm×30mm 的可解脱弹簧圈以封闭该血管。再行动脉造影显示弹簧圈位置满意。② SIRT 治疗的第 2 步计划在第 1 步后 8 天进行，计划注入总钇剂量的 60% 进入肝右动脉供血区域，40% 进入肝左动脉供血区域。

【治疗过程中遇到的问题】

微导管成功退入 5F 导管。然而将 RIM 导管退出 GDA 起始端的时候，一枚弹簧圈的末端弹

入了肝左动脉（图 4-423）。

【影像学检查】

动脉造影及核素成像。

【并发症】

没有急性不良事件，但是有弹簧圈顺着 GDA、肝总动脉、肝固有动脉一直延伸进了肝左动脉。有潜在可能最终导致这几支动脉中的任何一支闭塞。

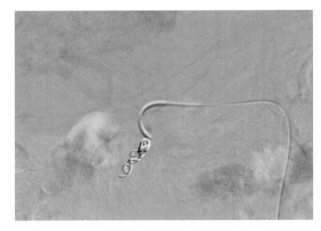

▲ 图 4-422　5F 罗氏肠系膜下导管置于胃十二指肠动脉内，并推送多枚弹簧圈堆积成团

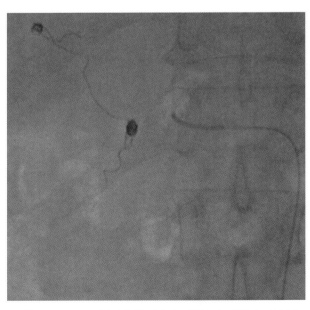

▲ 图 4-423　5F 罗氏肠系膜下导管退出至肝总动脉时，弹簧圈发生了移位，自胃十二指肠动脉顺着肝总动脉延伸进了肝左动脉

【处理并发症的可行方案】

• 彻底栓塞肝左动脉，然后将所有 SIRT 放射剂量经肝右动脉输送。

• 尝试腔内处理，取出移位的弹簧圈。

• 放弃手术，也不再进行下一步 SIRT 治疗，这起码不会引起更大的风险。因为肝脏有门脉供血，所以即使肝动脉闭塞了也不至于使肝脏发生缺血性功能受损。

【并发症的最终处理方案】

我们把 1 根 5F Destination 鞘管（Terumo）放入肝总动脉。采用同轴技术通过鞘管依次引入 1 根 5F Cobra2（C2）导管和 1 根 2.7F 微导管。我们尝试把微导丝引入肝左动脉并从血管腔内套取弹簧圈。结果导丝直接进入了胃右动脉。由于本来作为 SIRT 的准备手术，这条动脉就是栓塞的靶血管，我们便顺水推舟，向 RGA 内放入了 2 枚 3mm×3.3cm 的弹簧圈，达到了满意的栓塞效果（图 4-424）。此后，我们将微导丝放入肝左动脉的段分支，接触移位的弹簧圈的远端，尝试沿

微导丝推进抓捕器导管，结果由于后者硬度过高跟进性不足失败了。所以，我们重新引入微导管至肝左动脉的段分支平弹簧圈末端的位置，然后通过微导管引入了 1 根 7mm 的 0.018 英寸鹅颈抓捕导丝。此后我们采用常规抓捕技术将弹簧圈捕获，然后将其牵拉回微导管，最后通过 5F C2 导管取出体外（图 4-425）。

最终，GDA 和 RGA 都获得了满意的栓塞效果，患者也被送去做了内照射治疗前的核素检查（图 4-426）。

【并发症分析】

术中我们非常小心，已经把邻近导管的操作控制到了最精细的程度以减少对弹簧圈的干扰，但弹簧圈还是发生了移位。

【预防策略与关键信息】

• 放置弹簧圈后撤回导管时，还是应该尽量小心不要扰动弹簧圈，不论后者的支撑结构是否稳定。

• 在 SIRT 前做预防性栓塞手术时，如果任何

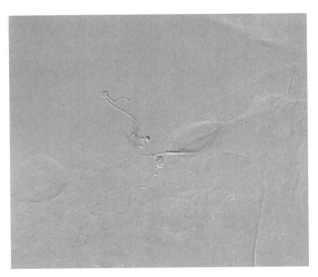

▲ 图 4-424 当尝试进入肝左动脉的时候，微导管反而立刻进入了胃右动脉，术者便利用这一机会在胃右动脉开口端放入了弹簧圈。图中可见 1 根 2.7F 微导管、1 根 5F C2 导管和 1 根 5F Destination 鞘管。鞘管位于肝总动脉内

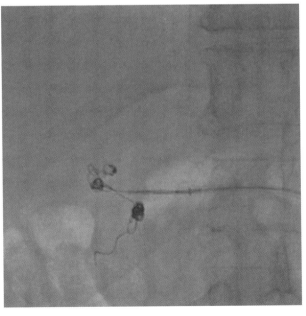

▲ 图 4-425 弹簧圈已经钩住。弹簧圈和微导管一起撤入 5F C2 导管内并从动脉鞘中撤出

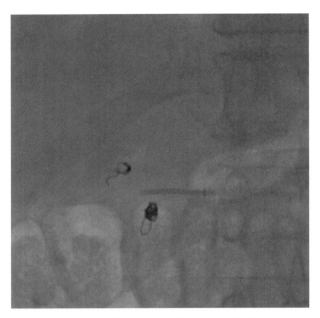

▲ 图 4-426　X 线片证实已"成功"地用弹簧圈栓塞了胃右动脉和胃十二指肠动脉

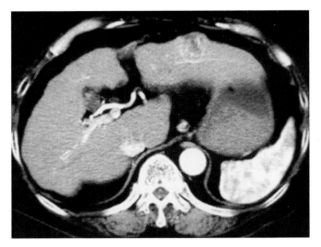

▲ 图 4-427　腹部 CT 见肝左外叶腹侧表面下的肿瘤呈不均匀强化

潜在靶血管有机会被栓塞，就栓塞它！在本例中，我们在尝试取回移位的弹簧圈时，不经意地选入了 RGA，我们便就地栓塞了这条血管。

(3) 肝细胞癌化学药物治疗栓塞术后胃溃疡。

【病史】

患者男性，80 岁，既往有丙肝病史多年，来院就诊行肝左叶肝细胞癌（hepatocellular carcinoma，HCC）的化学药物治疗栓塞治疗（图 4-427）。

【初始接受的治疗方案】

选择性插管肝左动脉发出的肿瘤供血动脉后，我们进行了碘化油为基础的化学药物治疗栓塞（图 4-428 和图 4-429）。

【治疗过程中遇到的问题】

化学药物治疗栓塞治疗后不久，患者便诉上腹部痛。

【影像学检查】

胃镜。

动脉造影重新评估腹腔干和肝动脉情况。

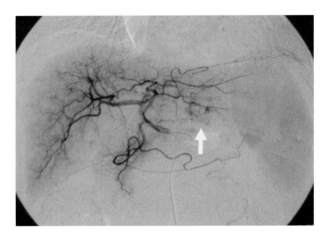

▲ 图 4-428　肝总动脉造影显示 S_3 段 1 个肿瘤染色影（白箭）

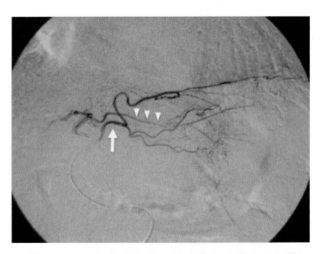

▲ 图 4-429　1 根微导管送至肿瘤供血动脉内（白箭），但是这一动脉起自脐点部位近端，后证实为副胃左动脉。注意与插管的这条动脉走行重叠的另一条动脉才是 S_2 段动脉（箭头），也是真正的肿瘤供血动脉

【并发症】

第2天，胃镜发现一个巨大胃溃疡（图4-430）。

【处理并发症的可行方案】

护胃治疗。

【并发症的最终处理方案】

经护胃治疗，溃疡最终愈合。2周后，我们还针对肿瘤进行了第2次化学药物治疗栓塞治疗。

【并发症分析】

微导管插入了副胃左动脉，该处的胃黏膜染色非常像肿瘤染色，因此这是1例异位栓塞导致的胃缺血损伤。

【预防策略与关键信息】

• 在对左外叶肿瘤行化学药物治疗栓塞的时候，要注意辨别副胃左动脉的存在，以预防异位栓塞。

• 副胃左动脉的报道发生率为3%～21%，且该动脉总是从肝左动脉靠近脐点的地方发出。

• 副胃左动脉供血区域的胃黏膜染色看上去可以跟左外叶肿瘤非常相似。

拓展阅读

[1] Huang CM, Chen QY, Lin JX, et al. Short-term clinical implications of the accessory left hepatic artery in patients undergoing radical gastrectomy for gastric cancer. PLoS One 2013;8(5):e64300. doi:10.1371/journal.pone.0064300

[2] Ishigami K, Yoshimitsu K, Irie H, et al. Accessory left gastric artery from left hepatic artery shown on MDCT and conventional angiography: correlation with CT hepatic arteriography. AJR Am J Roentgenol 2006;187(4):1002–1009

(4) 肝细胞癌化学药物治疗栓塞术后肝脓肿。

【病史】

患者男性，72岁，既往有丙肝病史多年，肝功能为Child-Pugh分级B期，来院就诊行肝右叶细胞癌（HCC）的化学药物治疗栓塞治疗。

【初始接受的治疗方案】

动脉造影显示1个巨大肿瘤染色，并有动静脉瘘（AVF）（图4-431），位于肝右叶内。我们只用了吸收性明胶海绵颗粒栓塞，以避免肺的异位栓塞或AVF导致的化学药物治疗性肺损伤（图4-432）。

【治疗后遇到的问题】

化学药物治疗栓塞后5天，该患者出现了发热 > 38℃ 的情况，并有白细胞增多（ 34.2×10^9 /L）

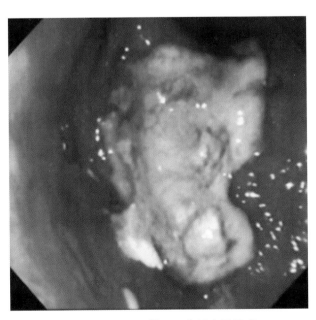

▲ 图4-430 胃镜见1个巨大胃溃疡

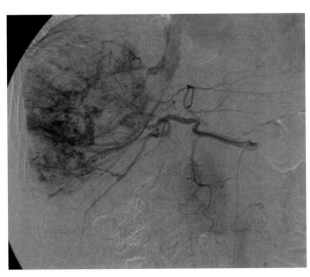

▲ 图4-431 肝总动脉造影显示1个富血供肿瘤染色并发动静脉瘘

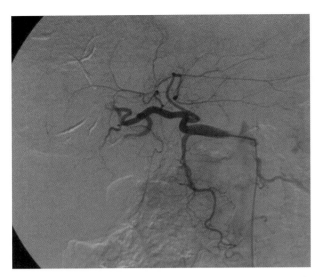

▲ 图 4-432　由肝右动脉内推注吸收性明胶海绵栓塞肿瘤

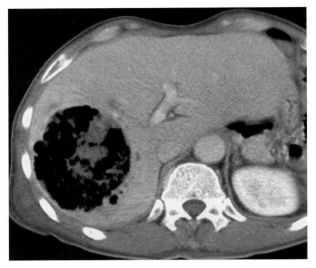

▲ 图 4-433　腹部 CT 见 1 个含气的包块，提示肝脓肿形成

和 C 反应蛋白水平升高（12mg/L）。血培养提示大肠埃希菌阳性。

【影像学检查】

腹部超声。

腹部增强 CT。

【并发症】

栓塞导致的肿瘤显著坏死继发了肝脓肿（图 4-433）。

【处理并发症的可行方案】

• 抗生素。

• 经皮脓肿引流。

• 手术切除。

【并发症的最终处理方案】

我们选择了经皮脓肿引流（图 4-434）处理。1 个月后，虽然患者的病情有所改善，但还是为他做了肝右叶切除术以求根治性治疗（图 4-435）。

【并发症分析】

患者无胆道手术病史，栓塞导致的大体积肿瘤的广泛坏死为大肠埃希菌定植提供了条件。

【预防策略与关键信息】

• 栓塞或化学药物治疗栓塞术后发生肝脓肿的

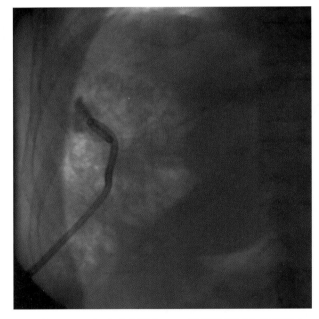

▲ 图 4-434　经皮穿刺置入 12F 猪尾导管至含气病灶内

风险总体较低，发生率为 0.2%～2%。

• 相关症状与栓塞后综合征相似（发热、恶心、呕吐、腹部疼痛）。但是，如果这些症状在栓塞后≥ 5 天才开始，或者持续> 5 天，则应考虑脓肿形成。

• 处理方案包括抗生素治疗、引流和手术，但是预防性抗生素使用的效果目前尚不确定。

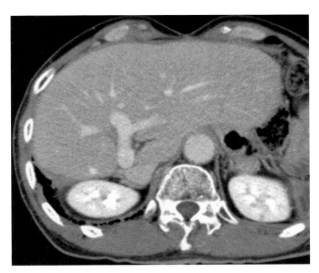

▲ 图 4-435　肝右叶切除术后 1 年 6 个月复查腹部 CT 未见肿瘤复发

- 既往有胆道重建手术史是一个确定的脓肿形成的风险因子。

拓展阅读

[1] Brown DB, Geschwind JF, Soulen MC, Millward SF, Sacks D. Society of Interventional Radiology Position Statement on Chemoembolization of Hepatic Malignancies. J Vasc Interv Radiol 2006;17(2 Pt 1):217–223

(5) 杂交式胸主动脉夹层腔内修复术后Ⅱ型内漏进行栓塞时发生弹簧圈移位。

【病史】

患者女性，66 岁，因主动脉夹层接受了杂交式胸主动脉腔内修复术（TEVAR）并全弓置换术治疗。本次因右头臂干动脉结扎不完全出现Ⅱ型内漏来院治疗。

【初始接受的治疗方案】

我们经右肱动脉入路，采用弹簧圈对 15mm 宽的右头臂干动脉进行栓塞。

【治疗过程中遇到的问题】

因为动脉管径较大，依据扩大比例原则，我们首先选择了 20mm 直径的可解脱弹簧圈，来建立一个紧密的网篮。然后我们采用生理盐水推注

的方式置入了多枚 8mm 带纤维的微弹簧圈，以达到网篮内的致密填塞。然而，最后一枚微弹簧圈发生了移位，从近端脱出，迁移到了右颈总动脉（图 4-436）。

【影像学检查】

X 线检查紧密检测移位的弹簧圈的动向。

【并发症】

患者并没有即刻的不良反应，但是存在脑动脉栓塞的风险。

【处理并发症的可行方案】

- 立刻徒手按压发生弹簧圈移位的一侧颈部，以预防进一步弹簧圈移位（因为移位的后果尚不可测）。
- 立刻肝素化，预防带纤毛的弹簧圈周围形成血栓。
- 在弹簧圈远心端防止一枚球囊，预防弹簧圈向远处移位。
- 用回收器械取回微弹簧圈。

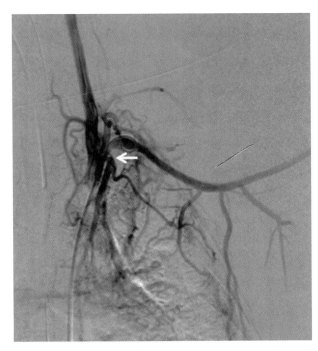

▲ 图 4-436　栓塞右侧头臂干的过程中，最后一枚弹簧圈从血管近端脱出（白箭）。术者立刻用手压迫住了患者颈部

• 开放式手术取出弹簧圈（如果腔内方式失败的话）。

【并发症的最终处理方案】

弹簧圈移位的瞬间，操作者即用手按住了患者的右颈部。在全身肝素化后，小心地送入一条4mm圈径的微抓捕器导管，通过同一指引导管（图4-437），到达移位的弹簧圈远心端。此后我们回撤导管并旋转抓捕器的套圈，将微弹簧圈的近端成功捕获并收回（图4-438和图4-439）。

【并发症分析】

输送弹簧圈的微导管在管径很宽的头臂干动脉内并不稳定，用盐水用力推注最后一枚微弹簧圈产生的反作用力把微导管推出了锁骨下动脉起始端。因为此时从右锁骨下动脉血流是反向的，微弹簧圈容易被血流带入颈总动脉。

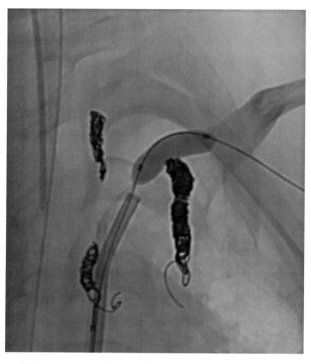

▲ 图 4-438　用微抓捕器的套圈捕获微弹簧圈，并将其拉回至右锁骨下动脉

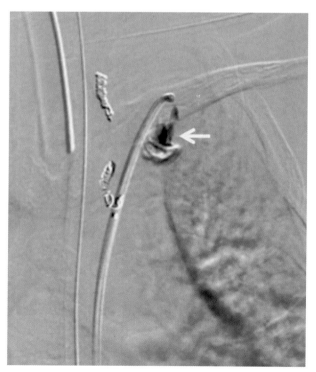

▲ 图 4-437　微弹簧圈的近心端弹出并向上移位至颈总动脉，远端则仍留在弹簧圈团内，把微抓捕器的套圈置入超过移位的微弹簧圈的位置，并将后者的近心端抓住（白箭）

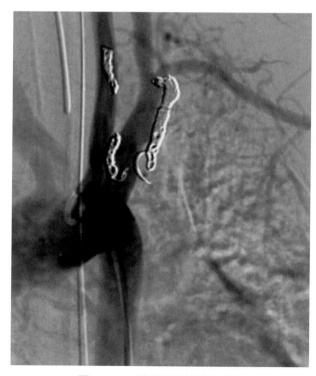

▲ 图 4-439　微弹簧圈被成功移除

【预防策略与关键信息】

· 用盐水冲管的技术不适用于在关键重要的血管内输送弹簧圈，如弓上动脉。

· 导丝推送弹簧圈更适合用在这些部位，或者采用可解脱弹簧圈，尤其是当微导管在靶血管内位置不稳定的时候。

· 合理选择弹簧圈型号也是预防移位的重要策略。

· 导管室应常备抓捕器等回收装置。

(6) 髂动脉瘤腔内修复术预行髂内动脉栓塞时发生弹簧圈移位。

【病史】

患者男性，76 岁，为行血管内动脉瘤修复术（EVAR）来院。在术前的 CT 图像上可以见到髂总动脉（CIA）管径显著扩张。术前计划置入一枚覆膜支架，覆盖瘤体及髂内动脉（ⅡA）开口处，将远端放入同侧的左髂外动脉（EIA）内。在 EVAR 术前，计划首先行ⅡA 血管封堵器栓塞术，以预防Ⅱ型内漏。

【初始接受的治疗方案】

ⅡA 封堵器栓塞由右股动脉逆行入路"翻山"完成。我们先用 1 根 4F、0.038 英寸的 Bern 导管插管ⅡA。最初的计划是引入 1 根指引导管或者大的鞘管到ⅡA 内，但是血管走行迂曲未能成功。此后换用 1 根 6F、45cm 长鞘并经鞘内引入 Bern 导管。我们由右股动脉入路将 1 根 0.014 英寸导丝经 6F 长鞘送入体内，并经左股动脉的 1 根 4F 血管鞘引出体外，用这 1 根导丝固定 6F 长鞘的位置以防其随着髂血管被牵拉变形而移位（图 4-440 和图 4-441）。在 X 线引导下。我们用 0.035 英寸的亲水涂层导丝将 1 枚 0.035 英寸的复杂螺旋构型 MReye 弹簧圈送入ⅡA 内。

【治疗过程中遇到的问题】

可能是因为弹簧圈推送过程中用力不均，在

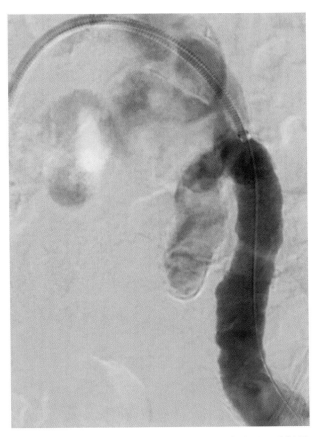

▲ 图 4-440 经 6F 鞘管行选择性髂总动脉造影，该鞘管用 1 根 0.014 英寸导丝固定

开始放置弹簧圈后不久，其中一枚弹簧圈就移位到了 CIA 内（图 4-442）。

【影像学检查】

动脉造影。

【并发症】

未发生急性并发症，但是存在 CIA 内弹簧圈周围血栓形成的风险。

【处理并发症的可行方案】

· 保守治疗，如肝素化或抗凝。

· 经 4F Bern 导管（已在位，作为指引导管）腔内处理。

· 用小直径抓捕器取出弹簧圈。

· 开放式手术处理（如果腔内处理失败的话）。

【并发症的最终处理方案】

我们通过已经在位的导管进行了腔内处理。

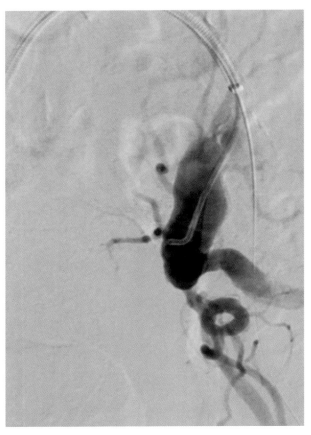

▲ 图 4-441　选择性造影显示 **4F Bern** 导管安全地留置在 ⅡA 内，位于髂内动脉分叉处前缘，靠近前支和后支

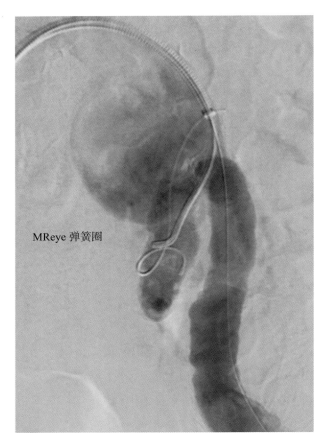

MReye 弹簧圈

▲ 图 4-442　选择性动脉造影显示 1 枚弹簧圈末端突入髂总动脉内，该弹簧圈其余部分还在 ⅡA 内

我们将一个多爪的抓捕器（圈径 20～30mm）放入髂内动脉，旋转抓捕器，在 ⅡA 内捕获弹簧圈，并继续旋转直到弹簧圈牢固缠绕并可被安全取出（图 4-443）。ⅡA 栓塞术此后继续进行，并再置入 4 枚较小的 MReye 弹簧圈后完成（图 4-444）。

【并发症分析】

弹簧圈型号与血管管径不匹配，导管稳定性欠缺，弹簧圈推出速度过快，这些都导致了弹簧圈放入后即刻发生移位。

【预防策略与关键信息】

· 在弹簧圈栓塞前应通过无创影像学检查等手段准确测量靶血管管径，以选择合适型号的栓塞材料。

· 如果潜在的弹簧圈移位风险很高，应采用径向支撑力较高的器械以达到可控释放，如可解脱弹簧圈，或者在这种情况下应使用血管封堵器。

· 弹簧圈栓塞时，应采用先放置一枚高径向支撑力的弹簧圈构成网篮，然后再向网篮内不断累积多个小弹簧圈的技巧。

· 采用锚定技术，把弹簧圈的末端先放入不重要的分支内。

· 用较大直径的鞘管或者指引导管，以保证入路的指引管位置安全稳定，不会被弹簧圈放置过程所产生的反作用力顶开。

· 导管室应常备多种型号的抓捕器以取出异物。

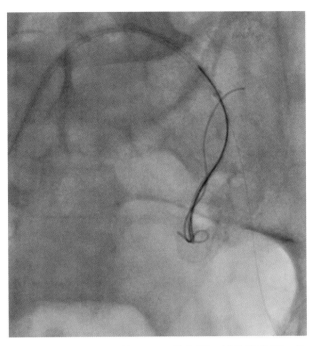

▲ 图 4-443　旋转抓捕器张开的套圈，捕获弹簧圈。先前置入的 **4F** 的 **Bern** 导管仍保持在位，用作抓捕过程的指引导管

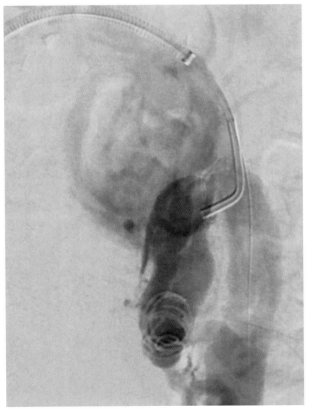

▲ 图 4-444　放入 **4** 枚 **0.035** 英寸铂金弹簧圈后造影显示手术效果满意

[1] Barbiero G, Cognolato D, Polverosi R, Guarise A. Percutaneous retrieval of a radiolucent foreign body from an EVAR device by combining different image modalities. Cardiovasc Interv Radiol 2009;32(4):785–788

[2] Sheth R, Someshwar V, Warawdekar G. Percutaneous retrieval of misplaced intravascular foreign objects with the Dormia basket: an effective solution. Cardiovasc Interv Radiol 2007;30(1):48–53

4. 机械取栓治疗，溶栓治疗，斑块旋切治疗

（1）股浅动脉开环支架与动脉粥样硬化斑块切除装置的相互影响。

【患者】

患者男性，80 岁，拟对初次介入治疗 6 个月后的支架内再狭窄（ISR）进行处理。股浅动脉（SFA）初次治疗中，在股浅动脉近端置入 2 枚自膨支架（SES：6mm×60mm，6mm×40mm），支架间部分重叠。彩色多普勒超声检查提示重度支架内再狭窄（ISR）。因此，计划对该患者再次行介入治疗。

【初始接受的治疗方案】

右侧股动脉顺行穿刺，0.014 英寸亲水涂层导丝配合 4F 单弯端孔导管成功再通重度狭窄段血管（图 4-445）。使用 Silver Hawk LS（Ev3）旋切设备开始进行斑块旋切治疗（图 4-446）。该技术虽然尚未被临床试验结果认可，但被认为对于内膜重度增生是一种潜在、合适的治疗方案。

【治疗过程中遇到的问题】

在斑块切除装置顺利运行并切割数次后，开始与支架互相影响。表现为该装置与支架远端相互缠绕（图 4-447）。虽然稍加外力可以将斑块切除装置回撤，但会导致远端支架向内折叠至近端支架内（图 4-448）。无法在不使支架移位的情况下完全撤出该装置。

【影像学检查】

采用放大的血管造影和 X 线检查行进一步评

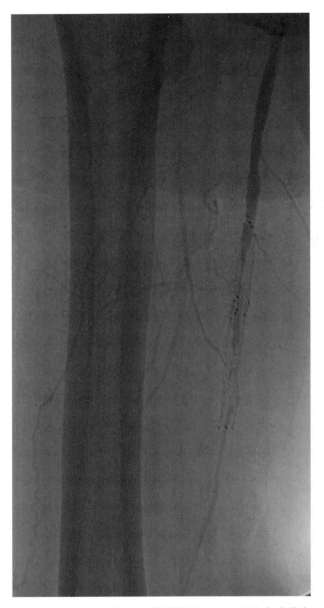

▲ 图 4-445　未减影的血管造影图显示严重的内膜增生导致重度的股浅动脉支架内再狭窄及未置入支架段血管的狭窄

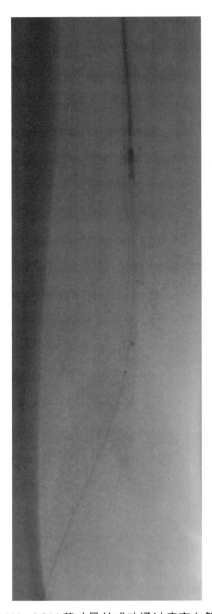

▲ 图 4-446　0.014 英寸导丝成功通过病变血管的 X 线片，斑块切除装置已到位

估（即明确产生支架拉伸的位置及寻找 2 枚支架衔接区）。

【并发症】

斑块切除装置与自膨支架缠绕导致支架折叠与部分断裂。

【处理并发症的可行方案】

• 用力强行回撤斑块切除装置，但是可能会导

致股浅动脉的严重损伤及支架结构损坏后产生的碎片颗粒致远端栓塞。

• 外科手术取出并血管重建。

【并发症的最终处理方案】

通知血管外科医师并实施了开放手术修补。切开至腹股沟，强行取出斑块切除装置（图 4-449）。释放一枚 6mm×200mm 的自膨支

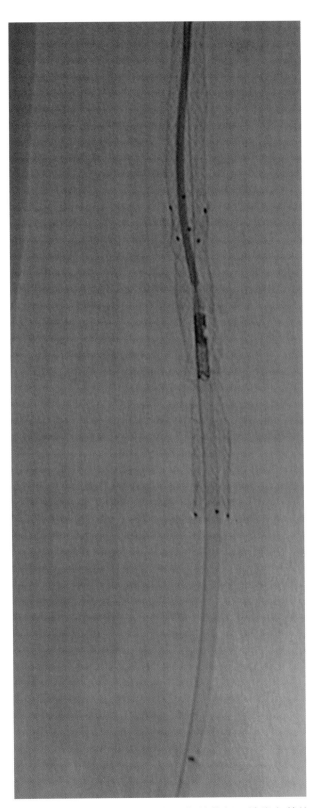

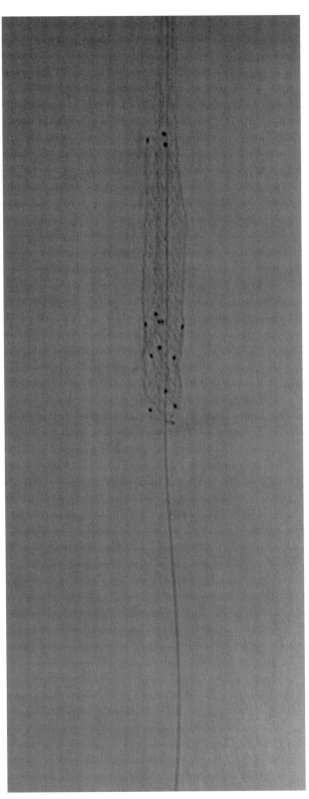

▲ 图 4-447　斑块切除装置与支架结构相互缠绕之前的放大 X 线片，斑块切除装置已成功运行数次

▲ 图 4-448　多次尝试回撤斑块切除装置后的放大 X 线片，支架支撑结构与斑块切除导管的金属部分相互缠绕，导致支架移位及支架结构损坏。无法回撤斑块切除装置

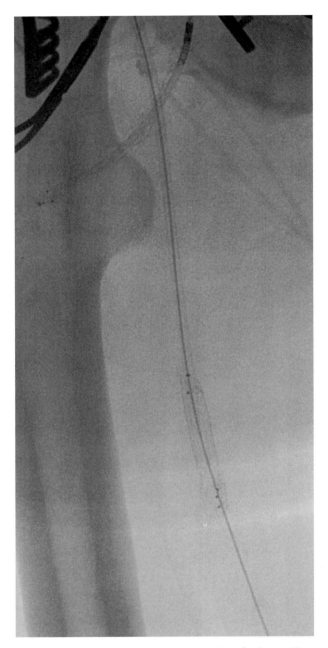

▲ 图 4-449　外科切开，用力移出斑块切割装置后的 **X** 线片

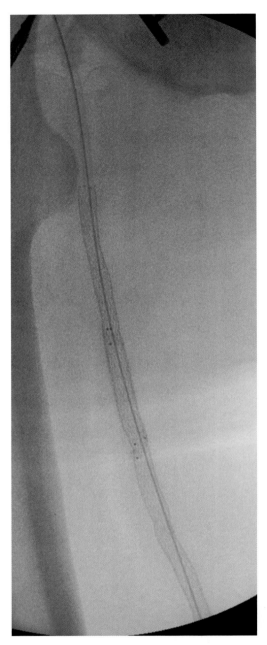

▲ 图 4-450　再次支架置入后的放大 **X** 线片
再次置入 1 枚 6mm×200mm 支架以治疗先前的病变血管区域及股浅动脉远端狭窄

架覆盖原支架及远端狭窄的股浅动脉区域（图 4-450）。最终的血管造影显示股浅动脉血流通畅，无残余狭窄（图 4-451）。

【并发症分析】

对置入 6 个月后的支架内再狭窄，超出斑块切除装置的常规使用范围，导致支架断裂及移位。

【预防策略与关键信息】

• 按使用说明谨慎操作器械，严格把握适应证（谨慎进行超常规的操作）。

拓展阅读

[1] Cook JR, Haery C, Montoya A. Potential contribution of open-

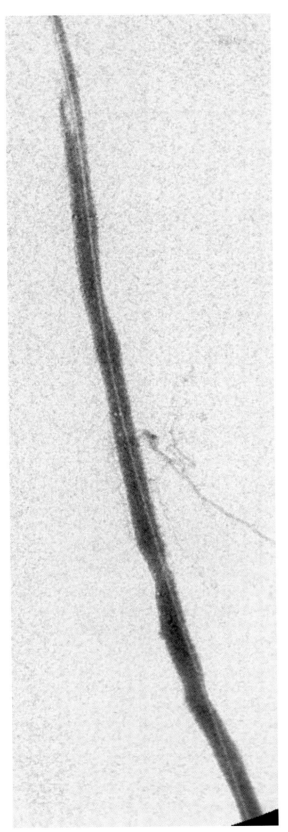

▲ 图 4-451　对近段及中段股浅动脉行支架置入并经皮腔内血管成形术（6mm）后的最终血管造影图

cell stent design to balloon entrapment and review of techniques to recover. J Invasive Cardiol 2011;23(8):E183–E187

[2] Kim JH, Jang WJ, Ahn KJ, et al. Successful retrieval of intravascular stent remnants with a combination of rotational atherectomy and a gooseneck snare. Korean Circ J 2012;42(7): 492–496

[3] Kimura M, Shiraishi J, Kohno Y. Successful retrieval of an entrapped Rotablator burr using 5 Fr guiding catheter. Catheter Cardiovasc Interv 2011;78(4):558–564

[4] Li Y, Honye J, Takayama T, Yokoyama S, Saito S. A potential complication of directional coronary atherectomy for in-stent restenosis. Tex Heart Inst J 2005;32(1):108–109

[5] Sakakura K, Ako J, Momomura S. Successful removal of an entrapped rotablation burr by extracting drive shaft sheath followed by balloon dilatation. Catheter Cardiovasc Interv 2011;78(4):567–570

（2）长时间溶栓治疗无效的血栓栓塞。

【病史】

患者男性，74岁，突发行走短距离后疼痛，无静息痛，至医院进一步诊疗。既往几年前曾因肾下腹主动脉瘤行主-双髂动脉人工血管修复术。因此，予该患者行右下肢诊断性顺行动脉造影，而不是经对侧入路"翻山"至患侧行血管内治疗。患者双侧股动脉搏动均可触及。

【初始接受的治疗方案】

顺行穿刺右股动脉，置入 6F 鞘管，行诊断性血管造影术。造影发现血栓栓塞导致腘动脉远端血管闭塞，包括胫前动脉、胫腓干、腓动脉与胫后动脉的起始段（图 4-452）。经多学科会诊一致同意，经 4F 单弯端孔导管局部溶栓治疗，重组组织型纤溶酶原激活药（rt-PA），1mg/h，持续 24h。24h 后血管造影与治疗前对比，显示腘动脉远端部分有小段的血栓，而腓动脉与胫后动脉通畅。胫前动脉仍闭塞（图 4-453）。决定继续局部溶栓 24h。在 48h 内共接受 48mg rt-PA 的局部溶栓治疗后，同一位置仍见残余血栓，但是胫前动脉部分再通（图 4-454）。

【治疗过程中遇到的问题】

膝下的血栓栓塞对溶栓治疗效果欠佳，经 48h 长时间的溶栓治疗后，仍有残余血栓。

【影像学检查】

仔细观察最后的血管造影图像，以计划进一

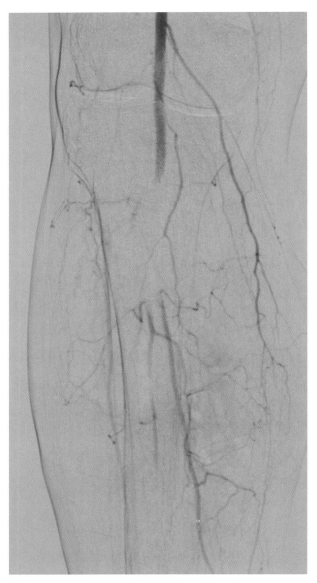

▲ 图 4-452　诊断性血管造影显示血栓栓塞导致腘动脉远端血管闭塞，包括胫前动脉、胫腓干、腓动脉及胫后动脉的起始段

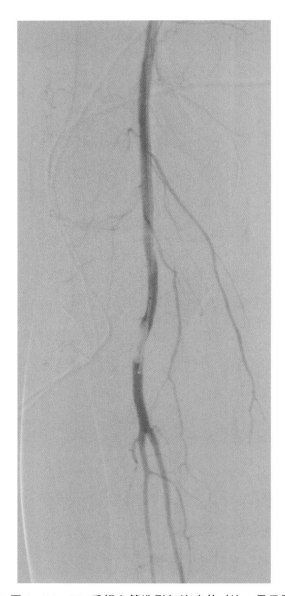

▲ 图 4-453　24h 后行血管造影与治疗前对比，显示腘动脉远端有小段的血栓，而腓动脉与胫后动脉通畅，然而胫前动脉仍闭塞

步的治疗。

【并发症】

目前，除了起初的血栓栓塞事件，并无并发症发生。

【处理并发症的可行方案】

• 继续低剂量纤溶治疗。

• 进一步血管腔内治疗，如经皮穿刺血栓抽吸术（PAT）。

• 外科切开取栓术。

【并发症的最终处理方案】

使用大腔导引导管（6F，0.07 英寸，单弯，强生）进行 PAT。5 次 PAT 操作后，血栓完全清除（图 4-455 至图 4-457）。为清除胫前动脉中的栓子，经 0.035 英寸亲水涂层导丝将 Envoy 导管引入胫前动脉起始部。经动脉灌注 0.2mg 硝酸甘油治疗血管痉挛。最终，血管造影示 3 根血管血

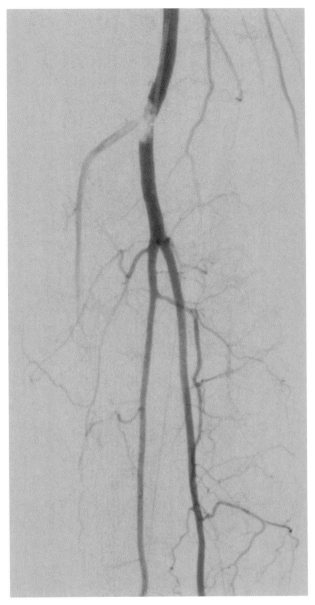

▲ 图 4-454　在 **48h** 内共接受 **48mg** 的 **rt-PA** 局部溶栓治疗后，同一位置仍见残余血栓，但是胫前动脉部分再通

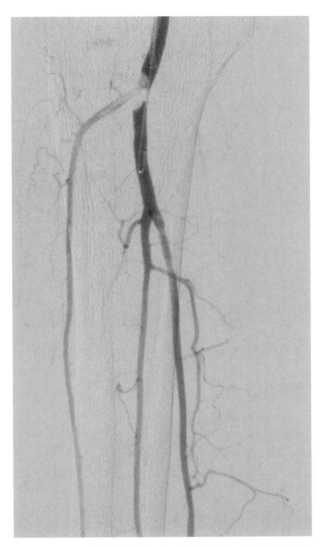

▲ 图 4-455　血管造影显示 **6F** 导管到位，准备沿导丝向血栓处推进

流通畅（图 4-458）。取出的栓子看起来像陈旧的白色血栓（图 4-459）。使用 Angioseal 封堵器（St. Jude Medical）成功封堵腹股沟血管穿刺点。

【并发症分析】

　　本例并没有真正的并发症发生。本病例强调的是，在局部溶栓治疗无效的情况下，PAT 是一种合适的备选腔内治疗方案。

【预防策略与关键信息】

• PAT 是一种简单、有效的腔内治疗血栓栓塞并发症的方法。

• 应常备大腔导管和 PAT 专用装置。

拓展阅读

[1] Brossmann J, Mueller-Huelsbeck S, Heller M. Percutaneous thrombectomy and mechanical thrombolysis. Rofo 1998;169(4):344–354

[2] Daly B, Patel M, Prasad A. The use of the Trellis-6 thrombectomy device in the management of acute limb ischemia due to native vessel occlusion: challenges, tips, and limitations. Catheter Cardiovasc Interv 2013;81(1):142–147

[3] Dorros G, Jamnadas P, Lewin RF, Sachdev N. Percutaneous

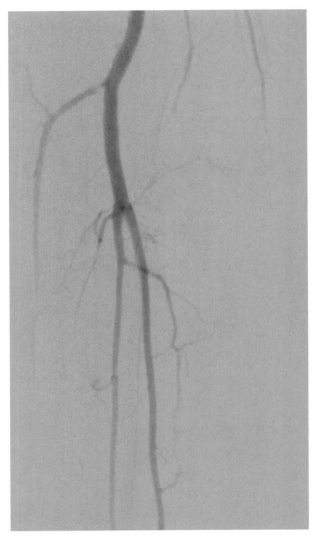

▲ 图 4-456 经 4 次经皮穿刺血栓抽吸术操作后，胫前动脉近端仍残余一些栓子

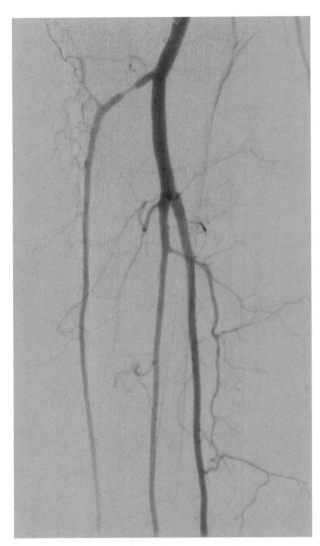

▲ 图 4-457 第 5 次经皮穿刺血栓抽吸术成功操作后，见胫前动脉痉挛

aspiration of a thromboembolus. Cathet Cardiovasc Diagn 1989;17(4):202–206

[4] Turnipseed WD, Starck EE, McDermott JC, et al. Percutaneous aspiration thromboembolectomy (PAT): an alternative to surgical balloon techniques for clot retrieval. J Vasc Surg 1986;3(3):437–441

（3）股浅动脉假性动脉瘤。

【病史】

患者女性，78 岁，肥胖，既往房颤及外周血管病史，因节段性股腘动脉局部血栓栓塞致左腿急性缺血入院。肢体缺血的临床分期为 Rutherford Ⅱ a 期，初始的治疗方案为长时间局部溶栓治疗。

【初始接受的治疗方案】

逆行穿刺右股总动脉，置入 5F 鞘管，经 J 型 0.035 英寸亲水导丝引入 4F 多用途导管至左侧股动脉。导丝轻易通过血栓段并将导管置于左股总动脉近端。弹丸式注射重组组织型纤溶酶原激活药（rt-PA）5mg，后维持 1mg/h 局部低剂量溶栓治疗。此外，经静脉途径予肝素（20000U/24h；1000U/h）。

【治疗过程中遇到的问题】

溶栓 1 天后，患者诉左侧大腿疼痛，并见左

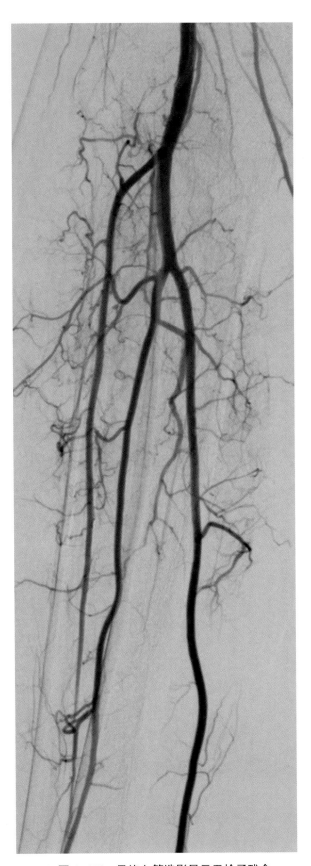

▲ 图 4-458　最终血管造影显示无栓子残余

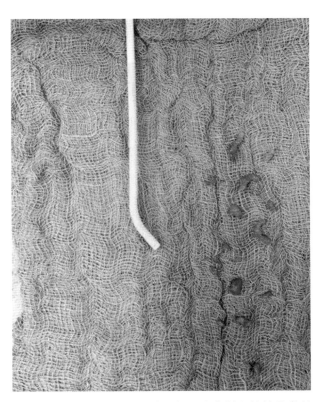

▲ 图 4-459　取出的栓子碎块与经皮穿刺血栓抽吸术所使用的 6F 大腔导管

大腿轻至中度肿胀。

【影像学检查】

CT 血管成像（CTA）。

【并发症】

CT 显示，患者左侧大腿比右侧轻度肿胀。股浅动脉近端有一个 2cm×1cm 的假性动脉瘤（图 4-460）。

【处理并发症的可行方案】

• 保守观察，停止溶栓。

• 血管腔内治疗（如覆膜支架置入、栓塞）。

• 经皮超声引导下的凝血酶注射。

• 外科手术（如果其他措施均失败）。

【并发症的最终处理方案】

将患者转运回介入放射科行选择性血管造影术。经导管注射对比剂证实一个椭圆形假性动脉瘤位于股浅动脉一个分支的起始部（图 4-461）。

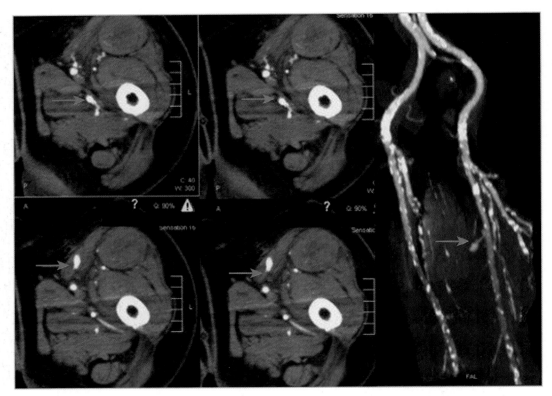

▲ 图 4-460　股动脉假性动脉瘤（红箭）层面的轴位图及相应的最大密度投影重建图

将 4F（5mm）的造影导管选择插入该假性动脉瘤内，并以常规可推送的 0.035 英寸铂金弹簧圈（6mm MReye 栓塞弹簧圈，Cook Medical）填塞动脉瘤（图 4-462）。经弹簧圈栓塞后，该假性动脉瘤几乎完全闭塞（图 4-463）。股浅动脉完全通畅后，停止局部溶栓治疗，共使用了 30mg rt-PA。

【并发症分析】

在局部溶栓治疗过程中，出血并发症并不罕见。本病例中可以推测，在 J 形亲水导丝通过闭塞段过程中对分支血管造成的医源性损伤，是造成该假性动脉瘤的主要原因。对该假性动脉瘤成功进行了腔内弹簧圈栓塞。在计划行溶栓治疗时，所有器械（穿刺针、导丝等）的谨慎操作对预防血管损伤及随之的出血性并发症至关重要。

【预防措施与关键信息】

- 对于接受溶栓治疗的患者，做好处理出血性并发症的准备。

- 避免多次穿刺。

- X 线下谨慎操作亲水涂层导丝，谨防分支血管损伤，尤其是计划行局部溶栓治疗的患者。

拓展阅读

[1] Abisi S, Chick C, Williams I, Hill S, Gordon A. Endovascular coil embolization for large femoral false aneurysms: two case reports. Vasc Endovasc Surg 2006;40(5):414–417

[2] DerDerian T, Hingorani A, Gallagher J, Ascher E. Use of duplex guided stent graft placement to prevent bleeding from previously thrombosed pseudo-aneurysms during thrombolytic therapy for acute popliteal artery occlusion. Vascular 2014;22(4): 302–305

[3] Imsand D, Hayoz D. Current treatment options of femoral pseudoaneurysms. Vasa 2007;36(2):91–95

[4] Kobeiter H, Lapeyre M, Becquemin JP, Mathieu D, Melliere D, Desgranges P. Percutaneous coil embolization of postcatheterization arterial femoral pseudoaneurysms. J Vasc Surg 2002;36(1):127–131

[5] Korn P, Khilnani NM, Fellers JC, et al. Thrombolysis for native arterial occlusions of the lower extremities: clinical outcome and cost. J Vasc Surg 2001;33(6):1148–1157

[6] Lichtenberg M, Käunicke M, Hailer B. Percutaneous mechanical thrombectomy for treatment of acute femoropopliteal bypass occlusion. Vasc Health Risk Manag 2012;8:283–289

[7] Miura T, Soga Y, Nobuyoshi M. Iatrogenic peroneal artery

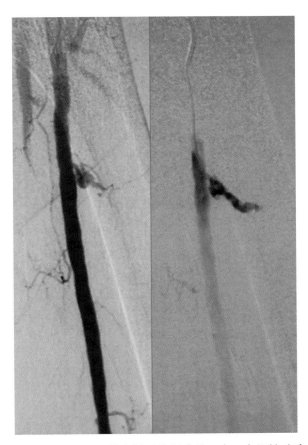

▲ 图 4-461 经导管注射对比剂确认，有 1 个假性动脉瘤位于股浅动脉一根分支血管的起始部

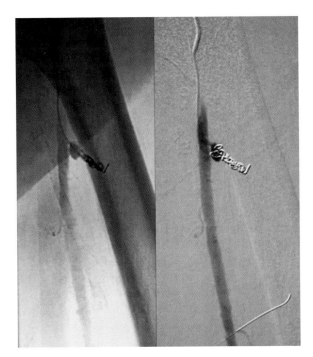

▲ 图 4-462 使用可推送的铂金弹簧圈栓塞动脉瘤过程中未减影及减影的血管造影

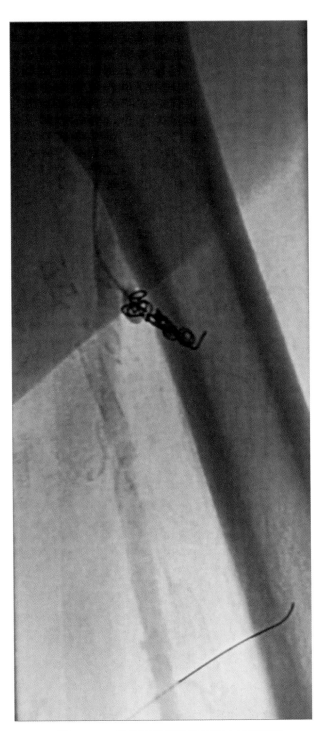

▲ 图 4-463 弹簧圈栓塞动脉瘤后未减影造影

pseudoaneurysm treated by transluminal coil embolization. Cardiovasc Interv Ther 2013;28(1):128–130

[8] Si TG, Guo Z, Hao XS. Can catheter-directed thrombolysis be applied to acute lower extremity artery embolism after recent cerebral embolism from atrial fibrillation? Clin Radiol 2008;63(10):1136–1141

[9] Swischuk JL, Fox PF, Young K, et al. Transcatheter intraarterial infusion of rt-PA for acute lower limb ischemia: results and

complications. J Vasc Interv Radiol 2001;12(4):423–430

[10] Tam M, Ahnood D, Tanqueray A, Wang W, Salter M. Endovascular treatment of a superfi cial femoral artery aneurysm using an Amplatzer Vascular Plug. Diagn Interv Radiol 2013;19(6):516–517.

5. 静脉介入治疗——动静脉瘘

(1) 经皮交换永久血透导管过程中遇到的问题。

【病史】

患者，79岁，左侧置入永久血透导管行长期血透，因血透导管失功、血透时间延长和导管回抽困难转至介入放射科。

【初始接受的治疗方案】

长期血透导管置入。

【治疗过程中遇到的问题】

没有明显的操作困难。

【影像学检查】

X线下注射对比剂显示导管头端有开裂的形状。虽然导管头端在血管腔内，但没有对比剂外溢征象，导管头端明显位置不良（位于上腔静脉上端）且方向不佳（紧靠上腔静脉壁）（图4-464）。

【并发症】

局部麻醉下手术暴露颈部靠近穿刺点附近的血透导管，于其中一个腔内置入硬的亲水导丝（Radiofocus，Terumo）。

试图移除原血透导管并经导丝交换置入1根新的血透导管。

移除原导管并经可撕脱鞘引入新的血透导管后，无法向前推送血透导管使之通过左侧无名静脉与上腔静脉交汇处（图4-464）。

保留导丝再次移除导管，并引入9F血管鞘。经血管鞘进行静脉造影显示左侧无名静脉（LIV）严重狭窄，符合血栓形成导致的充盈缺损（图4-465）。

【处理并发症的可行方案】

• 使用常规或高压球囊对狭窄部位行球囊扩张血管成形术。

• 狭窄部位行球囊血管成形术并行补救支架置入术。

• 狭窄部位直接行支架置入术。

• 对侧颈内静脉置管。

【并发症的最终处理方案】

使用12mm×40mm高压球囊对狭窄部位行球囊扩张成形术并尝试再次置入导管。导管仍然

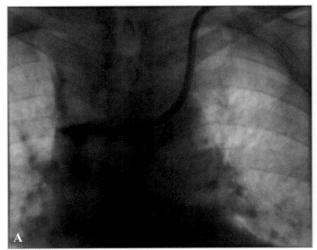
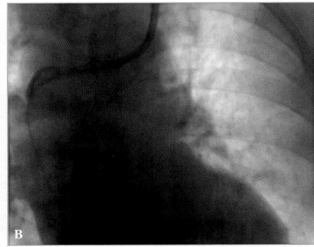

▲ 图4-464 **A.** 经血透导管的其中一腔注射对比剂，未见外溢征象。发现导管头端的位置及方向不良。**B.** 无法向前推送新的血透导管进入上腔静脉

不能进至上腔静脉。之后再次使用该球囊于左侧无名静脉－上腔静脉交汇处行血管成形术。随之可以引入血透导管，结束操作（图4-466）。

【并发症分析】

血透导管头端位置与方向不良，不仅导致血透导管无法使用，还引起左侧无名静脉－上腔静脉区域的血管狭窄与血栓形成。

【预防策略与关键信息】

• 对于长期依赖血液透析导管的慢性肾功能

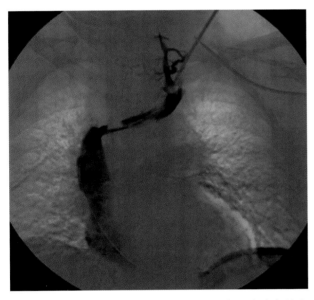

▲ 图4-465 静脉造影显示左侧无名静脉重度狭窄伴血栓形成可能。使用金属通隧道针建立皮下隧道

不全的患者，导管位置与方向不良是不容忽视的。

• 除外影响血透，导管位置不佳还会引起静脉狭窄，进而降低导管血流和（或）产生局部血液再循环。

• 球囊血管成形术是扩张狭窄静脉的有效方法。通常不需要置入支架，特别是当高压球囊问世后。

• 应尽可能少地使用永久性透析导管，以免发生严重并发症。

(2) 透析瘘失效患者中心静脉狭窄行切割球囊血管成形术时穿孔。

【病史】

患者男性，74岁，长期透析，左臂动静脉瘘（AVF）失效，被推荐至介入放射科行腔内治疗。

【初始接受的治疗方案】

原有的前臂动静脉瘘与左侧头静脉吻合。

【治疗过程中遇到的问题】

透析过程中高静脉压提示中心静脉狭窄。

【影像学检查】

于动静脉瘘近端顺行穿刺行血管造影评估中心静脉流出道，造影显示头静脉近锁骨下静脉汇合处次全闭塞（图4-467）。

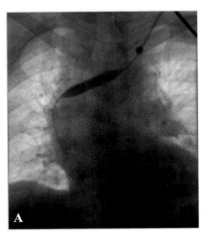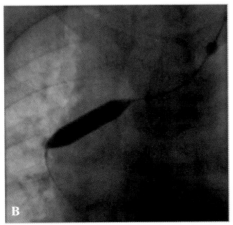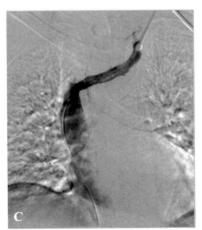

▲ 图4-466 使用 12mm×40mm 球囊对左无名静脉（A）、左无名静脉－上腔静脉交汇处（B）行经皮腔内血管成形术（PAT），效果良好（C）

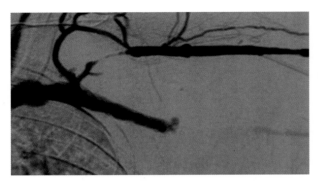

▲ 图 4-467　头静脉近锁骨下静脉汇合处次全闭塞

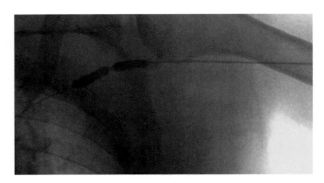

▲ 图 4-468　使用 6mm×40mm 标准经皮腔内血管成形术球囊行血管成形术，注意球囊切迹

【并发症】

于瘘近端置入 6F 鞘后，使用诊断导管与 0.035 英寸亲水导丝轻松通过狭窄段。使用 6mm×40mm 标准球囊行经皮血管扩张成形术后，仍残余重度狭窄（图 4-468 和图 4-469）。将导丝交换成 0.014 英寸导丝后，使用 6mm×20mm 切割球囊扩张残余狭窄。随后的血管造影显示对比剂外溢，提示血管穿孔（图 4-470）。

【处理并发症的可行方案】

- 球囊封堵破裂部位。
- 覆膜支架置入。
- 栓塞整个头静脉。
- 外科手术（如果腔内途径失败）。

【并发症的最终处理方案】

使用标准球囊（6mm×40mm）闭塞穿孔的部位并维持 10min。同时，静脉使用鱼精蛋白逆转肝素化。血管造影未见持续的出血征象（图 4-471）。超声检查未见相关的血肿形成。

【并发症分析】

严重慢性病变的静脉流出道有明显的重度狭窄。切割球囊行血管成形术导致血管穿孔。利用球囊封堵行腔内治疗，成功处理了并发症。

【预防策略与关键信息】

- 由于潜在的血管穿孔风险，中心静脉部位避免使用切割球囊。

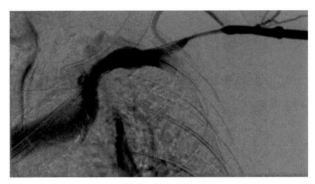

▲ 图 4-469　标准球囊扩张成形术后仍残余重度狭窄

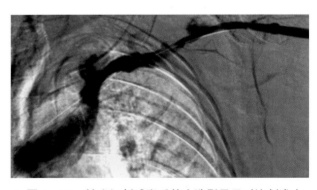

▲ 图 4-470　扩张切割球囊后首次造影显示对比剂渗出，提示血管穿孔

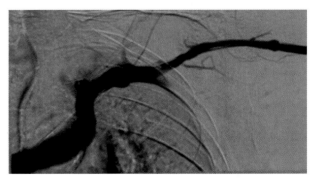

▲ 图 4-471　球囊封堵之后，血管造影未见持续的出血征象

• 切割球囊时应选择较小尺寸，以避免血管穿孔。

拓展阅读

[1] Backer M, Zangan S. Delayed presentation of rupture after venous angioplasty. Semin Interv Radiol 2007;24(3): 324–326

[2] Beathard GA. Management of complications of endovascular dialysis access procedures. Semin Dial 2003;16(4):309–313

[3] Bittl JA. Venous rupture during percutaneous treatment of hemodialysis fistulas and grafts. Catheter Cardiovasc Interv 2009;74(7):1097–1101

[4] Dale JD, Dolmatch BL, Duch JM, Winder R, Davidson IJ. Expanded polytetrafluoroethylene-covered stent treatment of angioplasty-related extravasation during hemodialysis access intervention: technical and 180-day patency. J Vasc Interv Radiol 2010;21(3):322–326

[5] Murakami R, Tajima H, Kumita S. Cutting balloon-associated hemodialysis fistula rupture after failed standard balloon angioplasty. Kidney Int 2006;70(5):825

[6] Rundback JH, Leonardo RF, Poplausky MR, Rozenblit G. Venous rupture complicating hemodialysis access angioplasty: percutaneous treatment and outcomes in seven patients. AJR Am J Roentgenol 1998;171(4):1081–1084

[7] Shemesh D, Goldin I, Zaghal I, Berelowitz D, Verstandig AG, Olsha O. Stent graft treatment for hemodialysis access aneurysms. J Vasc Surg 2011;54(4):1088–1094

[8] Valentin CN, Zangan SM. Axillary vein rupture after angioplasty. Semin Interv Radiol 2009;26(3):276–278

[9] Webb KM, Cull DL, Carsten CG III, Johnson BL, Taylor SM. Outcome of the use of stent grafts to salvage failed arteriovenous accesses. Ann Vasc Surg 2010;24(1):34–38

[10] Weng MJ, Chen MC, Liang HL, Pan HB. Treatment of hemodialysis vascular access rupture irresponsive to prolonged balloon tamponade: retrospective evaluation of the effectiveness of N-butyl cyanoacrylate seal-off technique. Korean J Radiol 2013;14(1):70–80

(3) 静脉端病变导致瘘失效。

【病史】

患者女性，68 岁，因慢性肾衰竭行血液透析，行右肱动脉 - 头静脉造瘘术，过去有左臂造瘘失败史（左桡动脉、左肱动脉造瘘失败）。透析团队汇报静脉压力低，透析效果不满意。

右颈内静脉置入 Permacath 导管后，将患者转诊以寻求进一步的检查及修复动静脉瘘可能。

【初始接受的治疗方案】

触诊确定瘘口位置并明确动脉血流充足后行血管造影术。引入 5F Kumpe 导管，刚好越过动脉吻合口后，至动静脉瘘的静脉侧。在没有使用止血带的情况下，对比剂反流至动脉远端且流入

道未见狭窄（图 4–472）。但是，头静脉连接处的近段 1/3 及中段 1/3 存在严重狭窄，并且头静脉末端（进入锁胸筋膜汇入锁骨下静脉处）存在更严重的成串狭窄（图 4–473）。

介入放射医师决定在处理近端狭窄前，先使用 6mm 高压球囊扩张最远端的狭窄段。血管成形术中的图像显示处于扩张状态的球囊整个大小并不一致（图 4–474）。

【治疗过程中遇到的问题】

在第一次扩张过程中和扩张后，患者右臂疼痛剧烈，予芬太尼和咪达唑仑镇痛镇静效果良

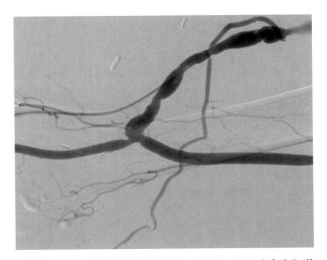

▲ 图 4–472 数字减影血管造影（DSA）显示动脉流入道无狭窄，头静脉连接处的近段及中段 1/3 处存在严重狭窄

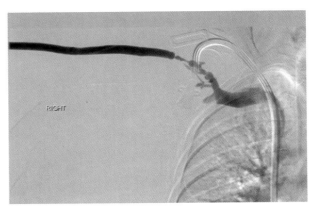

▲ 图 4–473 数字减影血管造影图像显示头静脉远端严重狭窄

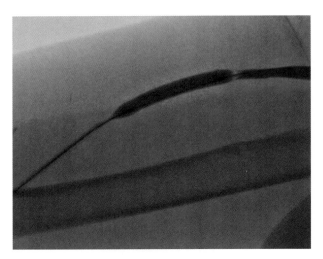

▲ 图 4-474　近端狭窄静脉内已扩张球囊的 X 线片，显示整个球囊扩张的尺寸不一致

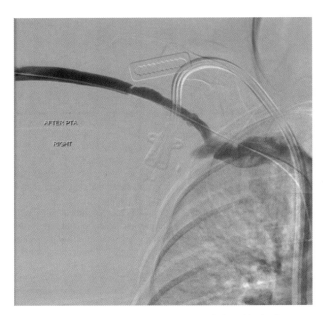

▲ 图 4-475　扩张成形部位的静脉原位破裂

好。但是血管造影显示扩张部位的静脉破裂（图 4-475）。

　　将该球囊接着推进至头静脉远端，以及与锁骨下静脉交汇处行血管成形术。扩张后造影显示单处残余狭窄（图 4-476）。

　　第 2 次一系列血管成形过程中，在闭塞静脉流出道后，从头静脉下段造影，显示大量对比剂渗出至血管外（图 4-477 和图 4-478）。

　【处理并发症的可行方案】

• 使用 100mm 长的小球囊行进一步长时间的扩张成形术。

• 或者连续使用多个覆膜支架，但会限制透析通道功能。

• 外科手术修补。

　【并发症的最终处理方案】

　　利用长球囊导管，通过一系列长时间的充盈以封堵破裂血管，结果导致透析造瘘完全失去功能。患者现依靠中心静脉通路透析。

　【并发症分析】

　　透析瘘的静脉端管壁会增厚以适应动脉压力。增厚的血管壁主要成分为胶原蛋白，而胶原蛋白拉伸达到极限后就会发生破裂。

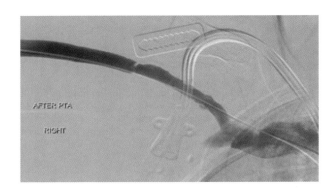

▲ 图 4-476　血管成形术后血管造影显示单处残余狭窄

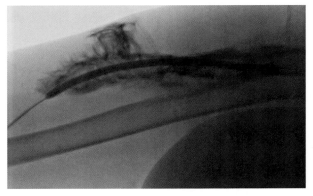

▲ 图 4-477　当阻断静脉流出道时，大量对比剂从血管成形术的近端部位渗出

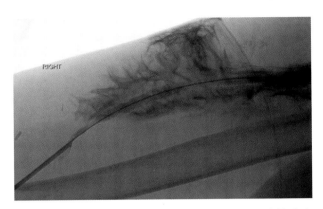

▲ 图 4-478　血管成形术的近心端大量渗出，动静脉瘘失功

静脉血管成形术应从流出道开始，然后再退回到流入道行血管成形术。此患者的第一个错误便是把顺序弄反。第二个错误是试图用高压球囊使静脉过度扩张，进而阻塞流出道。

【预防策略与关键信息】

• 必须注意，避免过度扩张透析造瘘的静脉血管。

• 对于非常严重的狭窄，小尺寸的切割球囊可能比常规大球囊更有帮助。

拓展阅读

[1] Backer M, Zangan S. Delayed presentation of rupture after venous angioplasty. Semin Interv Radiol 2007;24(3): 324–326

[2] Beathard GA. Management of complications of endovascular dialysis access procedures. Semin Dial 2003;16(4): 309–313

[3] Bittl JA. Venous rupture during percutaneous treatment of hemodialysis fistulas and grafts. Catheter Cardiovasc Interv 2009;74(7):1097–1101

[4] Dale JD, Dolmatch BL, Duch JM, Winder R, Davidson IJ. Expanded polytetrafluoroethylene-covered stent treatment of angioplasty-related extravasation during hemodialysis access intervention: technical and 180-day patency. J Vasc Interv Radiol 2010;21(3):322–326

[5] Murakami R, Tajima H, Kumita S. Cutting balloon-associated hemodialysis fistula rupture after failed standard balloon angioplasty. Kidney Int 2006;70(5):825

[6] Rundback JH, Leonardo RF, Poplausky MR, Rozenblit G. Venous rupture complicating hemodialysis access angioplasty: percutaneous treatment and outcomes in seven patients. AJR Am J Roentgenol 1998;171(4):1081–1084

[7] Shemesh D, Goldin I, Zaghal I, Berelowitz D, Verstandig AG, Olsha O. Stent graft treatment for hemodialysis access aneurysms. J Vasc Surg 2011;54(4):1088–1094

[8] Valentin CN, Zangan SM. Axillary vein rupture after angioplasty. Semin Interv Radiol 2009;26(3):276–278

[9] Webb KM, Cull DL, Carsten CG III, Johnson BL, Taylor SM. Outcome of the use of stent grafts to salvage failed arteriovenous accesses. Ann Vasc Surg 2010;24(1):34–38

[10] Weng MJ, Chen MC, Liang HL, Pan HB. Treatment of hemodialysis vascular access rupture irresponsive to prolonged balloon tamponade: retrospective evaluation of the effectiveness of N-butyl cyanoacrylate seal-off technique. Korean J Radiol 2013;14(1):70–80

6. 经颈静脉肝内门腔内支架分流术

(1) 经颈静脉肝内门体支架分流术（TIPSS）中门静脉夹层。

【病史】

患者女性，62 岁，肥胖，非酒精性脂肪性肝炎（NASH）肝硬化并反复右侧肝性胸腔积液，拟行 TIPSS 治疗以控制胸腔积液。

【初始接受的治疗方案】

最初的超声检查显示门静脉通畅、粗大，并有离肝血流。

使用 Haskal TIPSS 套件（Cook Medical），经皮穿刺患者右颈内静脉（IJV），然后按常规进入到患者肝右静脉。在进入门静脉前，曾穿刺到肝内胆管内并注射对比剂。虽然最终建立了肝静脉至门静脉的通道，但是导丝无法沿门静脉向下进入脾静脉或肠系膜静脉。

【治疗过程中遇到的问题】

门静脉造影（图 4-479）显示导管位于门静脉区域内，但是静脉没有完全显影，有长段的充盈缺损。肝管和主胆管内的对比剂被部分减影。

【影像学检查】

在带有超声连接口的双平板血管造影机 / 介入诊疗器上进行 TIPSS 手术操作。

【并发症】

门静脉夹层和（或）部分血栓。胆管被 Colapinto 穿刺针损伤。

【处理并发症的可行方案】

• 停止操作，待几周后夹层自愈，再行 TIPSS。

• 回撤导管至正常血流处，轻柔推进导丝。

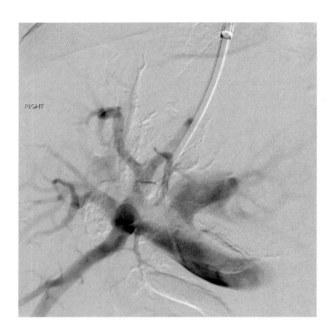

▲ 图 4-479　门静脉造影

• 尝试经过夹层的内膜下行血管再通。

【并发症的最终处理方案】

虽然这名患者不需急于行 TIPSS，但是无法保证夹层不会扩大、破裂或形成门静脉血栓。内膜下夹层可能会引起致命性的门静脉破裂。门静脉破裂入腹腔后，几乎没有时间行急诊外科手术。

轻柔回撤导管至血流正常处，然后轻柔地将 Terumo 导丝推进至门静脉腔内。一旦导丝到位，立即引入 TIPSS 导管并置入 Viatorr 支架（Gore）（图 4-480）。支架置入术后，利用 DSA 记录 TIPSS 通道建立后的血流通畅影像（图 4-481）。在随后数年的随访中，彩色多普勒超声检查显示分流道长期通畅（图 4-482）。

【并发症分析】

意外穿刺到没有肝脏包裹的门静脉区域可能是致命的。只要可以重新进入门静脉腔内，夹层通常不至于引发病症。如门静脉尺寸与置入支架管径相当（但实际情况是两者常有差异），局部破口也许就可以被比常规尺寸更长的 Viatorr 覆膜

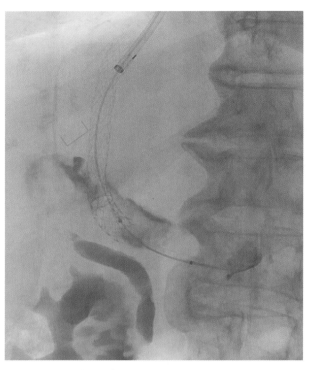

▲ 图 4-480　门静脉造影及支架置入术后的晚期图像。可见对比剂渗出且胆总管及十二指肠内有对比剂

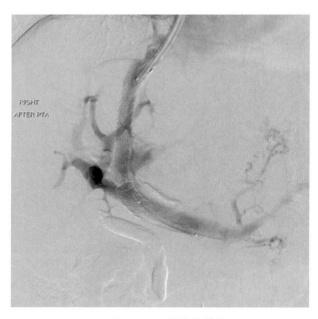

▲ 图 4-481　最终的结果

支架（Gore）所覆盖。

【预防策略与关键信息】

• 这并发症看起来比实际情况更糟，但通过基础的血管造影技巧就可以处理。

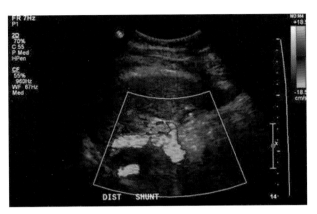

▲ 图 4-482 数年后多普勒超声显示分流道仍然通畅

• 夹层是在导丝支撑力不足时向前推进硬质导管及穿刺针进入门脉时导致的。

拓展阅读

[1] Paoli V, Durieux-Courbière M, Dumortier J, Pilleul F. Portal dissection during TIPS placement. J Radiol 2007;88(5 pt 1): 687–688. [In French]
[2] Petit P, Lazar I, Chagnaud C, Moulin G, Castellani P, Bartoli JM. Iatrogenic dissection of the portal vein during TIPS procedure. Eur Radiol 2000;10(6):930–934

(2) 经颈静脉肝内门腔内支架分流术（TIPSS）术中肝撕裂伤。

【病史】

患者男性，44 岁，酒精性肝硬化伴肝右叶萎缩，因反复腹水和静脉曲张出血而接受 TIPSS 手术治疗。

【初步治疗方案】

首先使用 Haskal TIPSS 套件（Cook Medical）经皮穿刺患者右颈内静脉（IJV），导管进入肝右静脉后嵌入肝小静脉注射对比剂判断门静脉位置（图 4-483）。

【治疗过程中遇到的问题】

造影显示对比剂浓聚成团（图 4-484），并渗入肝包膜下间隙（图 4-485）。门静脉显影不清。

【影像学检查】

在带有超声连接口的双平板血管造影机 / 介

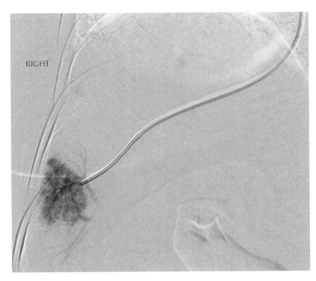

▲ 图 4-483 导管嵌入肝小静脉注射对比剂

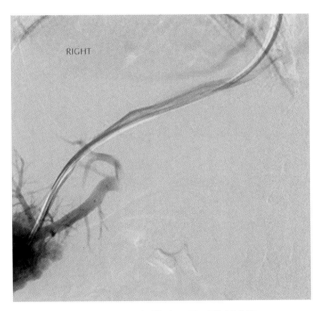

▲ 图 4-484 门静脉可见对比剂充盈

入诊疗器上进行 TIPSS 手术操作。

【并发症】

对比剂外渗导致肝内血肿，继而肝包膜破裂伴对比剂外渗。

【处理并发症的可行方案】

• 肝静脉压力较低，通常无须处理。
• 按原计划完成后继操作，并密切观察血肿变化趋势。

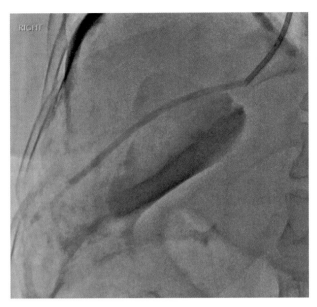

▲ 图 4-485　对比剂外溢渗入肝包膜下间隙

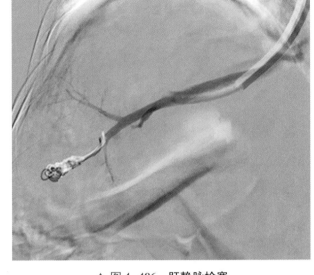

▲ 图 4-486　肝静脉栓塞

- 使用二氧化碳造影可避免此类并发症。
- 避免导管嵌入肝小静脉注射对比剂。
- 如果出血增多或肝包膜破裂出血，可用弹簧圈或吸收性明胶海绵栓塞静脉（图 4-486）。

【并发症的最终处理方案】

静脉栓塞后，完成 TIPSS，并发症无进展，针对并发症未进行其他后续治疗。

【并发症分析】

导管嵌入肝小静脉加压注射对比剂，可迫使对比剂从肝窦逆行至门静脉。该操作可引发肝内血肿，甚至导致肝包膜破裂出血。

【预防策略与关键信息】

- 从术前影像学图像中，可明确肝左静脉和门静脉左分支的相对位置，无须将导管嵌入肝小静脉加压造影。
- 当有解剖变异时，可考虑有创穿刺标记出门静脉的位置。
- 如果需要嵌入肝小静脉加压造影，优先考虑进行二氧化碳血管造影。

[1] Kanterman RY. Hepatic laceration from wedged hepatic venography before transjugular intrahepatic portosystemic shunt placement: one survivor. J Vasc Interv Radiol 1996;7(5):776–777

[2] Krajina A, Hulek P, Ferko A, Nozicka J. Extrahepatic portal venous laceration in TIPS treated with stent graft placement. Hepatogastroenterology 1997;44(15):667–670

[3] Leong S, Kok HK, Govender P, Torreggiani W. Reducing risk of transjugular intrahepatic portosystemic shunt using ultrasound guided single needle pass. World J Gastroenterol 2013;19(22):3528–3530

[4] Owen RJ, Rose JD. Endovascular treatment of a portal vein tear during TIPS. Cardiovasc Interv Radiol 2000;23(3): 230–232

[5] Semba CP, Saperstein L, Nyman U, Dake MD. Hepatic laceration from wedged venography performed before transjugular intrahepatic portosystemic shunt placement. J Vasc Interv Radiol 1996;7(1):143–146

[6] Theuerkauf I, Strunk H, Brensing KA, Schild HH, Pfeifer U. Infarction and laceration of liver parenchyma caused by wedged CO(2) venography before TIPS insertion. Cardiovasc Interv Radiol 2001;24(1):64–67

（3）TIPSS 术中心包出血。

【病史】

患者男性，51 岁，因严重酗酒而继发肝硬化（Child-Pugh B 级），严重呕血伴轻度凝血异常，内镜下套扎失败，紧急行 TIPSS 治疗。

【初始接受的治疗方案】

首先使用 Haskal TIPSS 套件（Cook Medical）

经皮穿刺患者右颈内静脉（IJV），导管引入肝右静脉后，嵌入肝小静脉加压造影，判断门静脉位置。

【治疗过程中遇到的问题】

肝中静脉上支造影（图 4-487）显示门脉右支显影良好。但很难将 Colapinto 穿刺针送入肝静脉内。在操作过程中，麻醉医师注意到患者血压下降，并伴有静脉压升高。

【影像学检查】

在带有超声连接口的双平板血管造影机 / 介入诊疗器上进行 TIPSS 手术操作。放射科医生进行了经胸心脏超声检查，观察到急性出血所致的心脏压塞。

【并发症】

右心室穿孔伴心包出血和心脏压塞。

【处理并发症的可行方案】

• 在急诊 TIPSS 术前，应制订并发症应急预案。

• 心包穿刺引流可缓解心脏压塞症状并使血流动力学稳定。

• 右心房造影以确定穿孔区域。

• 通知心脏外科和转诊科室。

• 若患者病情允许，可继续 TIPSS 手术治疗。

【并发症的最终处理方案】

当急诊 TIPSS 控制出血失败时，合理的应对方案是对症处理。在超声引导下，将 8F 猪尾引流管经剑突下区域置于心包积血内（图 4-488）。抽出约 100ml 新鲜血液后，患者血流动力学恢复。造影未明确出血位置，当然出血但造影未发现出血点的情况在临床并非罕见。

与心脏外科进行沟通，鉴于患者的一般情况和现行的治疗措施，外科医生不建议进行急诊心脏外科手术。

虽然患者继续呕血，但其病情较此前稳定，因而介入放射科医生继续 TIPSS 手术。

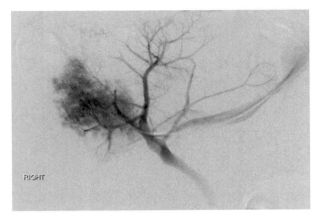

▲ 图 4-487 导管嵌入肝小静脉加压造影显示门静脉充盈良好

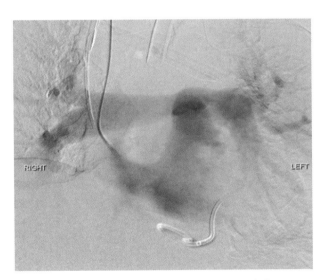

▲ 图 4-488 心房静脉造影，心包引流中

然而，此后不久，患者不幸因进一步大量呕血而死亡。

【并发症分析】

较硬的导管和较长的鞘管可轻易穿透右心室壁，导致心脏压塞。在本病例中，穿孔发生在右心室下壁，靠近三尖瓣的位置，此处心室壁仅有 3mm 厚。

当 Colapinto 针和鞘更多地指向水平方向时，右心房和右心室的压力更大。这种情况在小体积肝脏中更为常见。

【预防策略与关键信息】

• 注意 TIPSS 术中心脏所承受的压力。

• 尝试沿一条更垂直的路径从肝中静脉穿刺到门静脉。

• 在重症患者的治疗过程中，介入放射科医生需要专家支持，通常是重症监护科医生或麻醉医师。

拓展阅读

[1] Bala TM, Panda M. Cardiac perforation and tamponade: a potentially fatal complication during transjugular intrahepatic portosystemic shunt placement. South Med J 2006;99(9):1000–1002

[2] Bañares R, Casado M, Rodríguez-Láiz JM, et al. Urgent transjugular intrahepatic portosystemic shunt for control of acute variceal bleeding. Am J Gastroenterol 1998;93(1):75–79

[3] McCowan TC, Hummel MM, Schmucker T, Goertzen TC, Culp WC, Habbe TG. Cardiac perforation and tamponade during transjugular intrahepatic portosystemic shunt placement. Cardiovasc Interv Radiol 2000;23(4):298–300

[4] Prahlow JA, O'Bryant TJ, Barnard JJ. Cardiac perforation due to Wallstent embolization: a fatal complication of the transjugular intrahepatic portosystemic shunt procedure. Radiology 199;205(1):170–172

四、不予介入

（一）勿碰：动静脉畸形，非急性出血

【病史】

患者男性，33 岁，因交通事故送至急诊，主诉腹部和腰背部疼痛。创伤小组先后对患者两次查体，轻微的心动过速（心率 112 次 / 分），血压正常，自主呼吸，神志清晰，定向力正常。患者腹部和胸腰椎交界处疼痛。颈椎 X 线片显示颈椎正常。患者无意识丧失，随后对其进行了胸部、腹部和盆腔 CT 检查。

【初始接受的治疗方案】

CT 扫描显示 L_3、L_4 椎体右侧腰肌内有异常动脉强化（头尾最大径 4.2cm）（图 4–489 至图 4–491）。

【治疗过程中遇到的问题】

没有并发症，但是急诊科会诊医生要求栓塞

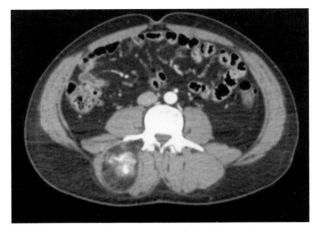

▲ 图 4–489　CT 扫描，L_4 椎体水平轴位片显示右腰肌内明显增强的病变，注意病灶周围有脂肪组织包绕

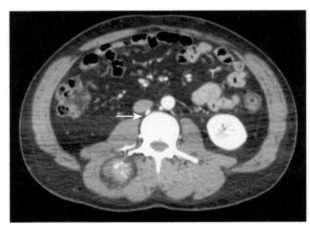

▲ 图 4–490　CT 扫描，L_3 椎体水平轴位片显示右 L_3 腰动脉增粗（白箭）

其在 CT 看到的急性动脉出血。

【处理并发症的可行方案】

• 亲自评估患者病情。

• 如果不确定，则进行其他检查，如双期增强 CT 扫描和（或）磁共振成像（MRI），以进一步评估病变。

【并发症的最终处理方案】

止痛和门诊 MRI 随访。

【并发症分析】

这不是急性动脉出血。注意腰部增生和迂曲

扩张的血管（图 4-490）。病变被脂肪包围，而非破坏脂肪层，特征与血管/动静脉畸形一致。

【预防策略与关键信息】

• 不要仅凭影像学检查便草率治疗，需综合评估患者的症状和体征。虽然此患者被报告为胸腰段压痛，但由介入放射科会诊医生进行临床检查后得出的结论是，压痛部位远离病变部位。除了心率轻度升高外，没有其他迹象表明该患者存在活动性动脉出血。

拓展阅读

[1] Corr P, Royston D. Paravertebral arteriovenous malformation supplied by branches of the iliac arteries. Interv Neuroradiol 2003;9(4):379-381.

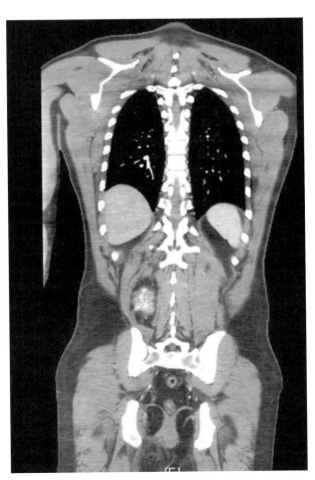

▲ 图 4-491　同一 CT 的冠状面重建显示病变的纵向范围

（二）勿碰：脊髓前动脉

【病史】

患者男性，67 岁，计划行血管内动脉瘤修复术（EVAR），拟对右肾动脉和主左肾动脉行"烟囱"支架置入。由于右髂总动脉闭塞，支架主体经对侧置入，同时除支架主体外仅放置左髂支。除了增强计算机体层成像（CT）（图 4-492）外，还安排了常规血管造影，以确定左上副肾动脉的位置，并在 EVAR 前进行弹簧圈预栓塞。

【初始接受的治疗方案】

诊断性血管造影（图 4-493）评估和栓塞左上副肾动脉。

【治疗过程中遇到的问题】

在对肾动脉开口选择性插管时，导管意外进入腰动脉（L_1），血管造影显示该动脉发出脊髓前动脉（ASA）（图 4-494 至图 4-496）。

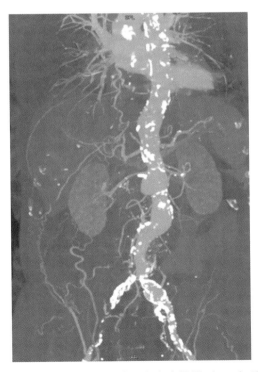

▲ 图 4-492　增强 CT 扫描最大密度投影（MIP）重建，显示主动脉解剖结构，血管内动脉瘤修复术的锚定段毗邻肾动脉开口。另外，左肾由 2 根肾动脉供血

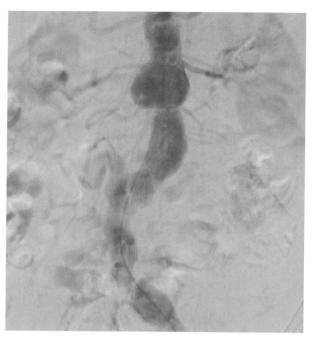

▲ 图 4-493　血管造影证实了 CT 的发现。在进行计划性弹簧圈预栓塞前，应对左副肾动脉行选择性血管造影，确定其实际肾脏供血范围

【影像学检查】

包括髂外动脉在内的右侧腹股沟区血管造影。

【并发症】

无并发症，但需要对所获得的血管造影图像进行仔细评估。

【处理并发症的可行方案】

- 为避免脊髓缺血，应仔细评估 EVAR 的可行性。尽管 EVAR 术后脊髓前段供血减少的情况很少见（0.21%），但仍应避免。

【并发症】

有脊髓缺血的风险，EVAR 没有进行。

【并发症分析】

没有发生并发症。

【预防策略与关键信息】

- 计划 EVAR 时，仔细评估血管造影。
- 如果有可见的脊髓动脉，明确动脉开口是否在支架的覆盖区域内，若在其内，则考虑其他治疗方式。

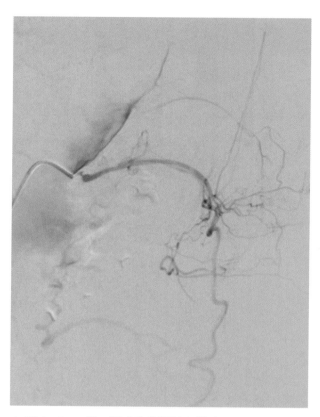

▲ 图 4-494　第 3 腰动脉选择性血管造影显示脊髓前动脉在侧位投影下显影

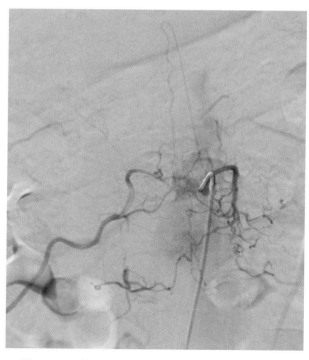

▲ 图 4-495　第 3 腰动脉选择性血管造影显示脊髓前动脉在前后位投影下显影

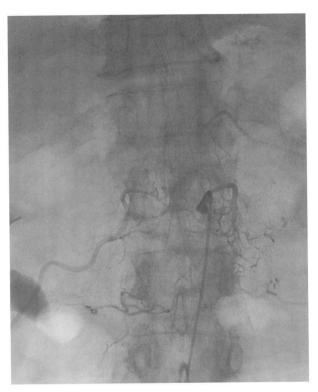

▲ 图 4-496　第 3 腰动脉的选择性未减影血管造影显示脊髓前动脉显影

拓展阅读

[1] Berg P, Kaufmann D, Van Marrewijk CJ, Buth J. Spinal cord ischemia after stent graft treatment for infrarenal abdominal aortic aneurysms. Analysis of the Eurostar database. Eur J Vasc Endovasc Surg 2001;22(4):342–347

五、假性并发症

（一）肾动脉支架置入术过程中假性血管破裂

【病史】

患者男性，83 岁，因顽固性高血压，血肌酐水平升高，拟行肾动脉支架置入术。多普勒彩超显示左肾动脉中度狭窄。

【初始接受的治疗方案】

经右股动脉入路行肾动脉支架置入术。穿刺右股动脉后置入 6F 长鞘（长度 45cm），在 0.014 英寸导丝（非亲水头端）引导下，将 5F

的 RDC 导管引入左肾动脉造影示左肾动脉中度狭窄（图 4-497），于左肾动脉狭窄处置入一枚 5mm×18mm 支架（扩张压力为 8 个标准大气压），再次造影肾脏显影不良（图 4-498），保留导丝，引入 4F 造影导管至肾动脉主干处，再次造影显示对比剂溢出（图 4-499）。

【治疗过程中所遇到的问题】

肾动脉支架远端可疑血管破裂。

【影像学检查】

仔细评估最后一次造影图像，反复血管造影。

【并发症】

评估 DSA 图像后诊断为出血管破裂。

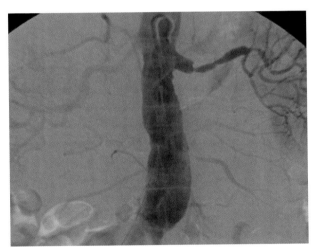

▲ 图 4-497　经双弯襻形肾动脉导管血管造影显示左肾动脉近 1/3 处中度狭窄

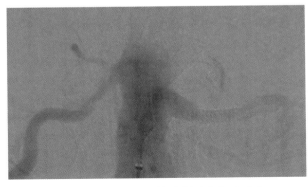

▲ 图 4-498　支架置入后血管造影（支架大小为 5mm× 18mm，压力为 8 个标准大气压，保持 10s）

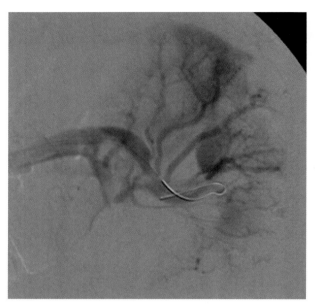

▲ 图 4-499　在 0.014 英寸导丝辅助下采用 4F 导管再次造影，显示左肾动脉远 1/3 处（支架远端）可疑对比剂溢出

【处理并发症的可行方案】

• 在血管损伤处进行长时间的经皮腔内血管成形术（PTA）以控制出血。

• 如果经皮血管成形术失败，可置入自膨式或球囊扩张的覆膜支架来止血。

• 如果以上方法失败，可考虑栓塞止血。

【并发症的最终处理方案】

进行长时间反复的 PTA 失败后，予以球囊扩张式覆膜支架置入术（图 4-500 和图 4-501），反复对照覆膜支架置入前和置入后的血管造影图像显示止血效果不佳（图 4-502），最后，使用弹簧圈将左肾动脉完全栓塞（图 4-503）。

【并发症分析】

在肾动脉支架置入术过程中怀疑血管破裂，可先采用常见的治疗方法来控制出血，如果止血效果不佳，最后可采用弹簧圈栓塞肾动脉以防止腹膜后血肿进一步扩大。值得注意的是，患者没有表现出失血，以及腹膜后出血的临床症状，比如血容量减少、侧腹痛等。同样地，对比首次支架置入术后的 CT 图像也没有发现肾周

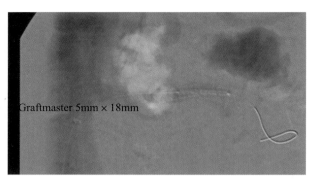

▲ 图 4-500　覆膜支架置入前进行 X 线检查（覆膜支架 5mm×18mm，Abbott Vascular）

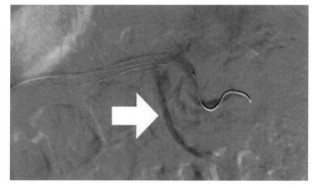

▲ 图 4-501　覆膜支架置入后血管造影仍然显示可疑对比剂溢出（白箭）

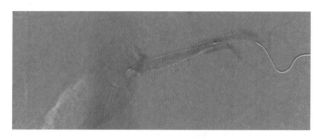

▲ 图 4-502　长时间反复的经皮腔内血管成形术未能控制可疑的对比剂溢出

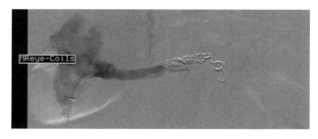

▲ 图 4-503　应用数枚 0.035 英寸带纤毛弹簧圈栓塞肾动脉后再次血管造影，未见可疑出血点，提示并发症处理成功

或肾旁间隙存在对比剂溢出征象（图 4-504 和图 4-505）。

回顾分析支架置入术前的血管造影图像就会发现，在可疑对比剂溢出的地方存在伪影（图 4-500），而这个伪影很容易被误认为是血管破裂。然后启动上述一系列治疗方案，最后导致左肾完全失功。

【预防策略与关键信息】

• 仔细分析图像信息。不要着急，注意区分伪影。

• 注意数字减影技术固有的局限性和可能存在的假象。

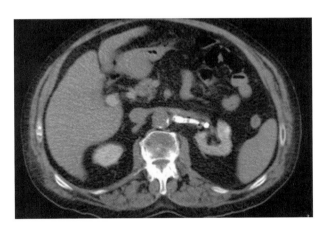

▲ 图 4-504　左肾动脉主干水平 CT 平扫，未见出血和对比剂溢出征象

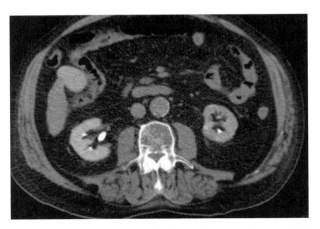

▲ 图 4-505　左肾动脉主干以下水平 CT 平扫，未见出血和对比剂溢出征象

• 介入手术过程中，密切关注患者的症状和体征；关注患者生命体征各项重要参数的变化，在术中和患者保持适当交流。

• 当患者生命体征参数无明显变化，体征不明显时，最好寻求其他医师的帮助。

（二）操作亲水导丝过程中股浅动脉假性破裂

【病史】

患者男性，65 岁，患有重度间歇性跛行，拟行股浅动脉单纯球囊扩张术（SFA POBA）（图 4-506）。

【初始接受的治疗方案】

穿刺左股总动脉后逆行性置入 45cm 长 6F 长鞘于右髂外动脉，在 0.035 英寸亲水导丝引导下，将 4F 多功能造影导管引入股浅动脉进行血管造影，导丝越过狭窄段时有轻微阻力。

【治疗过程中遇到的问题】

血管造影显示股浅动脉"周围"大范围的对

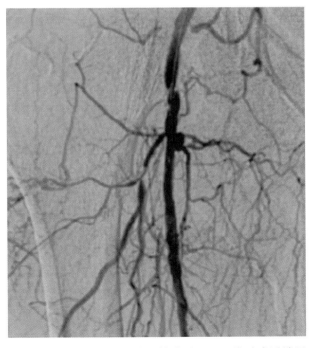

▲ 图 4-506　导丝引入前血管造影显示股浅动脉近端严重狭窄

比剂填充，可疑血管破裂（图 4–507）。

【影像学检查】

血管造影。

【并发症】

插管导致医源性股静脉瘘，肌间静脉及其瓣膜充满对比剂，很像广泛的动脉损伤表现。

【处理并发症的可行方案】

- 无须处理。
- 长时间的经皮血管腔内成形术或者覆膜支架封闭瘘口。
- 外科手术。

【并发症的最终处理方案】

患者没有任何临床症状（疼痛、肢体肿胀等），当导管退回至髂动脉，再次造影未显示动静脉瘘和动脉破裂征象。

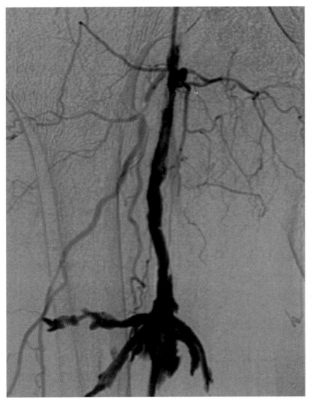

▲ 图 4–507 血管造影显示对比剂溢出征象。实际为导管通过动静脉瘘口进入股静脉，无动脉破裂

【并发症分析】

所示血管造影图像被住院医师解读为巨大动脉破裂，然而并无严重并发症发生。

【预防策略与关键信息】

- 当进行介入手术时，需要在 DSA X 线下轻柔操作，尤其是亲水导丝，很容易穿破血管壁。
- 介入手术过程中，密切关注患者的症状和体征；关注患者生命体征各项重要参数的变化，并在术中与患者适当交流。
- 当患者生命体征参数无明显变化，体征不明显时，最好寻求其他医师的帮助。
- 血管造影图像的解读要结合患者的临床症状和体征。

拓展阅读

[1] Shetty R, Lotun K. Treatment of an iatrogenic femoral artery pseudoaneurysm with concomitant arteriovenous fistula with percutaneous implantation of an Amplatzer vascular plug. Catheter Cardiovasc Interv 2013;81(1):E53–E57

（三）腔静脉滤器一枚侧支断裂和移位

【病史】

患者男性，55 岁，3 年前因"下肢深静脉血栓所致反复肺栓塞"行下腔静脉滤器置入术（Günther Tulip, Cook）。

【初始接受的治疗方案】

经颈静脉在肾静脉水平成功置入永久性腔静脉滤器。

【治疗过程中遇到的问题】

腔静脉滤器成功置入，随访过腹部 CT 提示滤器的 1 个侧支断裂并移位至右肾静脉（图 4–508 和图 4–509）。

【影像学检查】

仔细解读 CT 图像。加做彩色多普勒超声检查。

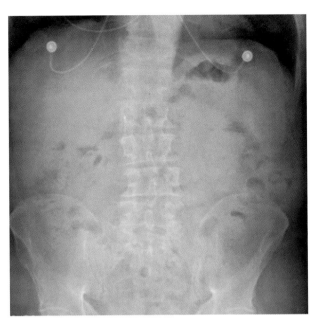

▲ 图 4-508 腹部 X 线片显示滤器在位，但滤器的 1 个侧支断裂并移位至下腔静脉以外

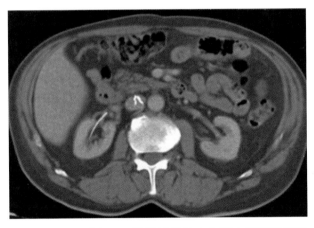

▲ 图 4-509 腹部 CT 显示滤器的 1 个侧支断裂并移位至右肾静脉

【并发症】

滤器的 1 个侧支断裂并移位至右肾静脉。

【处理并发症的可行方案】

• 经颈静脉入路，使用抓捕器回收滤器和断裂的单柱。

• 如患者无任何症状和体征，可暂不处理，予以定期复查。

【并发症的最终处理方案】

建议回收滤器和断裂的侧支，但由于本身疾病原因，患者拒绝进一步处理。

【并发症分析】

滤器侧支断裂并移位至右肾静脉。滤器在这个位置发生断裂是无法预料的，这种并发症发生有可能与滤器随着呼吸在轴位与侧位方向上的合力作用下缓慢发生移动有关。

【预防策略与关键信息】

• 目前尚无预防腔静脉滤器断裂的有效措施。

• 腔静脉滤器断裂发生率 < 5%，已有文献报道滤器断裂所致异位栓塞的发生。

拓展阅读

[1] Ganguli S, Tham JC, Komlos F, Rabkin DJ. Fracture and migration of a suprarenal inferior vena cava fi lter in a pregnant patient. J Vasc Interv Radiol 2006;17:1707–1711

[2] Kalva SP, Chlapoutaki C, Wicky S, Greenfield AJ, Waltman AC, Athanasoulis CA. Suprarenal inferior vena cava fi lters: a 20-year single-center experience. J Vasc Interv Radiol 2008;19(7):1041–1047

[3] Kinney TB. Update on inferior vena cava filters. J Vasc Interv Radiol 2003;14(4):425–440

[4] Rogers NA, Nguyen L, Minniefi eld NE, Jessen ME, de Lemos JA. Fracture and embolization of an inferior vena cava filter strut leading to cardiac tamponade. Circulation 2009;119(18): 2535–2536

（四）短期随访过程中发现肾动脉支架断裂

【病史】

患者男性，52 岁，顽固性高血压，血肌酐水平升高，3 个月前血管造影显示肾动脉重度狭窄，行肾动脉支架置入术（图 4-510 和图 4-511）。随访期间复查多普勒超声提示支架内中度狭窄。

【初始接受的治疗方案】

经股动脉入路无法顺利放置支架，故选择经肱动脉入路。经肱动脉顺利完成肾动脉支架置入术（球扩支架，6mm×18mm）。

【治疗过程中遇到的问题】

手术过程顺利，术后 3 个月随访发现支架内再狭窄。

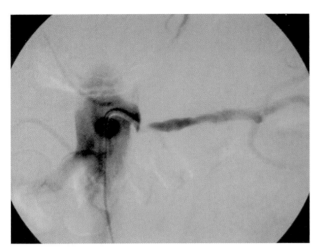

▲ 图 4-510 选择性血管造影显示左肾动脉近端重度狭窄

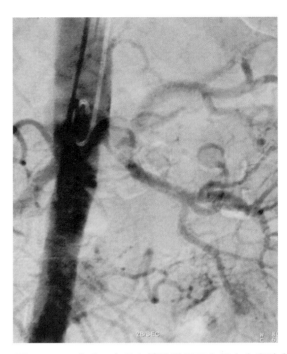

▲ 图 4-512 术后 3 个月血管造影显示支架内中度狭窄

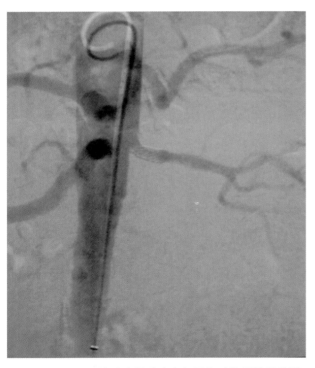

▲ 图 4-511 经肱动脉肾动脉支架置入后猪尾导管造影

【影像学检查】

血管造影评估支架内再狭窄情况（图 4-512）。

【并发症】

血管造影及 X 线检查显示支架多处网丝断裂（图 4-513）。

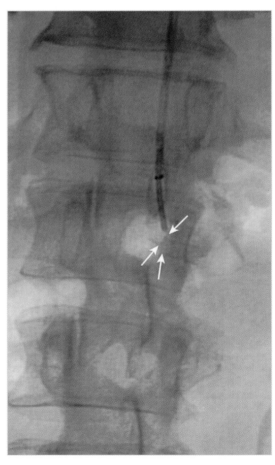

▲ 图 4-513 X 线检查显示支架近端断裂（白箭）

【处理并发症的可行方案】

• 目前尚无避免肾动脉支架置入术后发生断裂的有效措施。

• 鉴别是否为肾下垂（目前的患者没有评估肾脏的活动度）。

【并发症的最终处理方案】

经左肱动脉入路行肾动脉造影显示支架内中度狭窄，这可能是由于支架的近心端网丝环形断裂导致，将 0.014 英寸导丝经原支架送至肾动脉远端，沿导丝置入第 2 枚 6mm×18mm 球扩支架以支撑原支架断裂处，并使血管恢复通畅（图 4–514 和图 4–515）。

【并发症分析】

虽然支架断裂后未发生移位，但仍引起支架内再狭窄。支架在这个位置发生断裂是无法预判的。该并发症的发生可能与支架随呼吸运动在轴位与侧位方向上的合力作用下缓慢发生移动有关。

【预防策略与关键信息】

• 目前尚无肾动脉支架置入后发生断裂的有效预防措施。

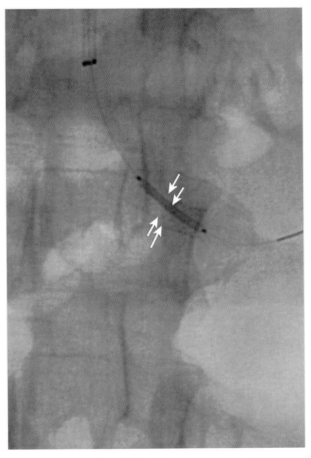

▲ 图 4–514　X 线下将第 2 枚 6mm×18mm 支架置于肾动脉狭窄处，位置良好（白箭）

拓展阅读

[1] Bessias N, Sfyroeras G, Moulakakis KG, Karakasis F, Ferentinou E, Andrikopoulos V. Renal artery thrombosis caused by stent fracture in a single kidney patient. J Endovasc Ther 2005;12(4):516–520

[2] Best IM. Percutaneous repair of a disrupted left renal artery after rapid stabilization. Clin Pract 2011;1(4):e116

[3] Boufi M, Orsini B, Bianca D, Hartung O, Brunet P, Alimi YS. Renal artery thrombosis caused by stent fracture: the risk of undiagnosed renal artery entrapment. Ann Vasc Surg 2010;24(7):954

[4] Chua SK, Hung HF. Renal artery stent fracture with refractory hypertension: a case report and review of the literature. Catheter Cardiovasc Interv 2009;74(1):37–42

[5] Cohen DE. Re: "Right renal artery in vivo stent fracture." J Vasc Interv Radiol 2008;19(9):1391–1392

[6] Kinney TB. Update on inferior vena cava filters. J Vasc Interv Radiol 2003;14(4):425–440

[7] Nallusamy A, Sundaram V, Abraham G, Mathew M, Das L. Recurrent hypertension from stent fracture. Kidney Int 2008;73(12):1446

[8] Raju MG, Bajzer CT, Clair DG, Kim ES, Gornik HL. Renal

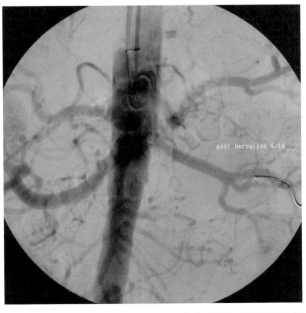

▲ 图 4–515　支架成功置入后再次造影显示肾动脉狭窄消失

artery stent fracture in patients with fibromuscular dysplasia: a cautionary tale. Circ Cardiovasc Interv 2013;6(3):e30–e31

[9] Robertson SW, Jessup DB, Boero IJ, Cheng CP. Right renal artery in vivo stent fracture. J Vasc Interv Radiol 2008;19(3):439–442

[10] Sahin S, Memiş A, Parildar M, Oran I. Fracture of a renal artery stent due to mobile kidney. Cardiovasc Interv Radiol 2005;28(5):683–685

[11] Schuurman JP, De Vries JP, Vos JA, Wille J. Renal artery pseudoaneurysm caused by a complete stent fracture: a case report. J Vasc Surg 2009;49(1):214–216

[12] Tanaka A, Takahashi S, Saito S. Migration of fractured renal artery stent. Catheter Cardiovasc Interv 2011;77(2):305–307

（五）高位股总动脉穿刺：容易导致腹膜后出血？

【病史】

患者男性，85 岁，重度间歇性跛行，血管造影显示左髂外动脉近段重度狭窄（图 4-516）。经多学科讨论后，予以髂外动脉支架置入术（自膨式支架，8mm×60mm）（图 4-517）。

【初始接受的治疗方案】

血管造影后行髂外动脉支架置入术。

【治疗过程中遇到的问题】

血管造影显示动脉穿刺点未在股动脉内，而是接近于髂外动脉的腹壁下动脉起始处（图 4-518）。

【影像学检查】

仔细解读最后一次造影图像。并不需要其他图像。

【并发症】

髂外动脉穿刺，置入 6F 鞘管进行支架置入（图 4-519）。

【处理并发症的可行方案】

• 在穿刺点位置进行长时间的经皮腔内血管成形术以封闭穿刺点。

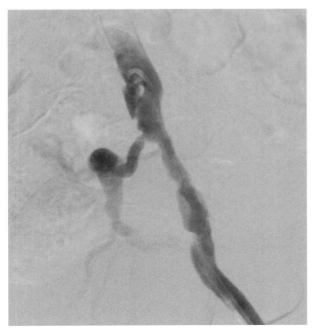

▲ 图 4-516　血管造影示左髂外动脉严重狭窄

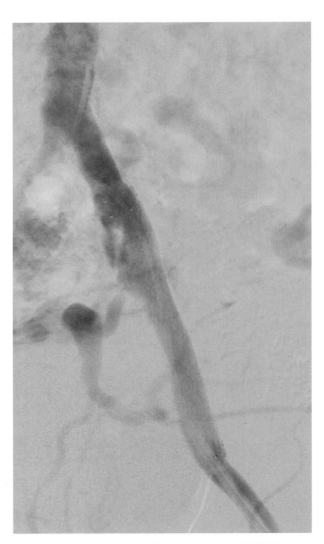

▲ 图 4-517　髂外动脉支架置入后血管造影

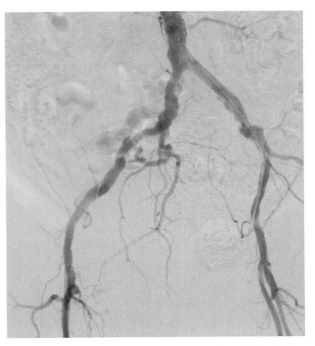

▲ 图 4-518　血管造影显示左侧腹股沟穿刺点位置较高，位于髂外动脉远端

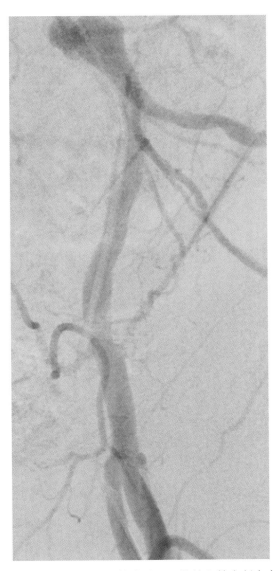

▲ 图 4-519　放大的血管造影显示鞘管血管穿刺点在腹壁下动脉起始部的近心端

- 外科术中移除动脉鞘，缝合穿刺点。
- 评估鞘管是否越过韧带，如果没有越过韧带，可以使用血管闭合器闭合穿刺点。

【并发症的最终处理方案】

评估韧带的走行后发现鞘管没有越过韧带，因此操作者使用 6F AngioSeal 血管闭合器（St. Jude Medical）成功闭合穿刺点。

【并发症分析】

高位腹股沟血管入路时，如果仅采用手工压迫止血，则有潜在的腹膜后出血风险。

【预防策略与关键信息】

- 仔细评估穿刺路径，识别腹股沟韧带解剖学标志（髂前上棘与耻骨结节之间）。
- 如果不能确定股总动脉穿刺点的位置（如肥胖患者），可在超声引导下进行穿刺。

拓展阅读

[1] Gabriel M, Pawlaczyk K, Waliszewski K, Krasiński Z, Majewski W. Location of femoral artery puncture site and the risk of postcatheterization pseudoaneurysm formation. Int J Cardiol 2007;120(2):167–171

[2] Huggins CE, Gillespie MJ, Tan WA, et al. A prospective randomized clinical trial of the use of fluoroscopy in obtaining femoral arterial access. J Invasive Cardiol 2009;21(3):105–109

第5章 拓展阅读
Suggested Further Reading

为了进一步获得有关信息，这个章节收集了一些病例以外的图书和文章。

图书

Ansell G, Bettmann MA, Kaufman JA, Wilkins AR, eds. Complications in diagnostic imaging and interventional radiology. 3rd ed. Oxford, UK: Blackwell Science; 1996

Ben She Yi M. Interventional radiology and clinical complications. Chinese ed. Beijing: People's Health Publishing House; 2000

Butman SM, ed. Complications of percutaneous coronary interventions.London: Springer; 2006

Earnshaw JJ, Wyatt MG eds. Complications in vascular and endovascular surgery: how to avoid them and how to get out of trouble. 1st ed. Shrewsbury, UK: TFM Publishing Ltd; 2011

Moscucci M. Complications of cardiovascular procedures: risk factors, management, and bailout techniques. Philadelphia, PA: Lippincott Williams &Wilkins; 2010

Ouriel K, BT Katzen, Rosenfield K, eds. Complications in endovascular therapy. Boca Raton, FL: CRC Press; 2005

Ratnam L, Patel U, Belli, A-M eds. Managing common interventional radiology complications. A case based approach. London: Springer; 2014

Schillinger M, Minar E, eds. Complications in peripheral vascular interventions. Boca Raton, FL: CRC Press; 2007

期刊文章

胸部活检

Lorenz J, Blum M. Complications of percutaneous chest biopsy. Semin Intervent Radiol 2006;23（2）:188–193

肝脏化学药物治疗栓塞

Clark TWI. Complications of hepatic chemoembolization. Semin Intervent Radiol 2006;23(2):119–125

引流

Lorenz J, Thomas, JL. Complications of percutaneous fluid drainage. Semin Intervent Radiol 2006;23(2):194–204

栓塞

Bilbao JI, Martínez-Cuesta A, Urtasun F, Cosín O. Complications of embolization. Semin Intervent Radiol 2006;23(2):126–142

栓塞动静脉瘘

Funaki B, Tepper JA. Embolization of an iatrogenic renal arteriovenous fistula. Semin Intervent Radiol 2006;23(2):209–212

栓塞子宫肌瘤

Schirf BE, Vogelzang RL, Chrisman HB. Complications of uterine fibroid embolization. Semin Intervent Radiol 2006;23(2):143–149

腹主动脉瘤腔内修复

Grande W, Stavropoulos SW. Treatment of complications following endovascular repair of abdominal aortic aneurysms. Semin Intervent Radiol 2006;23(2):156–164

体内异物取出术

Hopf-Jensen S, Hensler HM, Preiss M, Mueller-Huelsbeck S. Solitaire® stent for endovascular coil retrieval. J Clin Neurosci

2013;20(6):884–886

Rossi M, Citone M, Krokidis M, Varano G, Orgera G. Percutaneous retrieval of a guidewire fragment with the use of an angioplasty balloon and an angiographic catheter: the sandwich technique. Cardiovasc Intervent Radiol 2013;36(6):1707–1710

综合

Funaki B. Editorial: Tools, techniques, and cats. Semin Intervent Radiol 2006;23(2):117–118

Savader SJ, Venbrux AC, Savader BL, et al. Complications of interventional radiology: an imaging overview 1993;17(4): 282–291

感染

Halpenny DF, Torreggiani WC. The infectious complications of interventional radiology based procedures in gastroenterology and hepatology. J Gastrointestin Liver Dis 2011;20(1):71–75

下腔静脉滤器

Van Ha TG. Complications of inferior vena caval filters. Semin Intervent Radiol 2006;23(2):150–155

射频消融术

Nemcek AA Jr. Complications of radiofrequency ablation of neoplasms. Semin Intervent Radiol 2006;23(2):177–187

经颈静脉肝内门体分流术

Ripamonti R, Ferral H, Alonzo M, Patel NH. Transjugular intrahepatic portosystemic shunt-related complications and practical solutions. Semin Intervent Radiol 2006;23(2):165–176

索 引
Index

4F 鞘逆行穿刺成功后腹股沟部位突然肿胀 012

Palmaz 支架移入腔静脉 ·················· 171

B

标准操作程序·················· 002

C

采用血栓抽吸处理球囊血管成形术后的

    远端栓塞·················· 124

穿刺时伴发的腹壁下动脉损伤·················· 032

穿越病变·················· 096

创建通路·················· 012

磁共振血管成像·················· 077

D

导管放置·················· 090

导管推进过程中支架从球囊上脱离········ 144

导管引导和导航·················· 075

导丝前进·················· 075

动静脉畸形·················· 249

动脉性出血·················· 006

对比剂过敏反应·················· 005

对侧髂总动脉支架置入术后斑块意外

    移位·················· 139

F

非急性出血·················· 249

辐射暴露·················· 005

腹膜后血肿扩张后引发的盆腔弥漫性

    出血·················· 050

腹主动脉瘤·················· 195

腹主动脉瘤腔内修复·················· 262

G

肝细胞癌·················· 221

肝脏化学药物治疗栓塞·················· 262

感染·················· 005, 263

高位股总动脉穿刺并发鞘扭结·················· 029

股动脉顺行穿刺失败后出血与 PTA 相关

    栓塞事件·················· 015

股浅动脉·················· 006

股浅动脉假性动脉瘤和动静脉瘘·················· 013

股浅动脉慢性完全闭塞治疗时导管嵌顿··· 101

股浅动脉支架置入术中支架定位错误⋯⋯ 138

股浅动脉支架置入时支架意外伸长⋯⋯⋯ 142

股总动脉⋯⋯⋯⋯⋯⋯⋯⋯⋯⋯⋯⋯⋯⋯ 012

股总静脉穿刺并发阴部外动脉损伤⋯⋯⋯ 064

冠状动脉前室间支行支架置入术时支架
移位⋯⋯⋯⋯⋯⋯⋯⋯⋯⋯⋯⋯⋯⋯ 156

H

踝臂指数⋯⋯⋯⋯⋯⋯⋯⋯⋯⋯⋯⋯⋯⋯⋯ 198

活化凝血时间⋯⋯⋯⋯⋯⋯⋯⋯⋯⋯⋯⋯⋯ 006

J

脊髓前动脉⋯⋯⋯⋯⋯⋯⋯⋯⋯⋯⋯⋯⋯⋯ 250

经臂入路腹股沟下经皮腔内血管成形术中
膝下栓塞事件⋯⋯⋯⋯⋯⋯⋯⋯⋯⋯ 115

经颈静脉肝内门腔内支架分流术⋯⋯⋯⋯ 245

经颈静脉肝内门体分流术⋯⋯⋯⋯⋯⋯⋯ 263

经皮穿刺血栓抽吸术⋯⋯⋯⋯⋯⋯⋯⋯⋯ 015

经皮冠状动脉介入治疗⋯⋯⋯⋯⋯⋯⋯⋯ 013

经皮腔内血管成形术⋯⋯⋯⋯⋯⋯⋯⋯⋯ 003

静脉穿刺通路⋯⋯⋯⋯⋯⋯⋯⋯⋯⋯⋯⋯ 057

K

跨大西洋跨社会共识⋯⋯⋯⋯⋯⋯⋯⋯⋯ 032

快速交换⋯⋯⋯⋯⋯⋯⋯⋯⋯⋯⋯⋯⋯⋯ 017

N

逆行性 AngioSeal 通路闭合后出现的步行
能力受损⋯⋯⋯⋯⋯⋯⋯⋯⋯⋯⋯⋯ 042

逆行性通路所致髂动脉夹层⋯⋯⋯⋯⋯⋯ 102

O

欧洲泌尿生殖放射学会⋯⋯⋯⋯⋯⋯⋯⋯ 005

欧洲心血管与介入放射学会⋯⋯⋯⋯⋯⋯ 003

P

普通球囊血管成形术⋯⋯⋯⋯⋯⋯⋯⋯⋯ 078

Q

髂动脉亚急性闭塞复行经皮腔内血管成形
术后栓塞⋯⋯⋯⋯⋯⋯⋯⋯⋯⋯⋯⋯ 131

髂动脉支架置入术时支架解体脱位⋯⋯⋯ 158

髂外动脉血管成形术后腹膜后出血⋯⋯⋯ 134

腔静脉滤器⋯⋯⋯⋯⋯⋯⋯⋯⋯⋯⋯⋯⋯ 263

切割球囊术导致的肾动脉破裂⋯⋯⋯⋯⋯ 127

切割球囊血管成形术⋯⋯⋯⋯⋯⋯⋯⋯⋯ 082

亲水涂层导丝所致肾损伤⋯⋯⋯⋯⋯⋯⋯ 107

球囊扩张⋯⋯⋯⋯⋯⋯⋯⋯⋯⋯⋯⋯⋯⋯ 111

S

上腔静脉⋯⋯⋯⋯⋯⋯⋯⋯⋯⋯⋯⋯ 003，084

设备故障所致并发症⋯⋯⋯⋯⋯⋯⋯⋯⋯ 007

射频消融术⋯⋯⋯⋯⋯⋯⋯⋯⋯⋯⋯⋯⋯ 263

肾动脉成形术中血管穿孔⋯⋯⋯⋯⋯⋯⋯ 123

肾功能受损⋯⋯⋯⋯⋯⋯⋯⋯⋯⋯⋯⋯⋯ 005

手术团队沟通失误致球囊尺寸过大引发的
夹层⋯⋯⋯⋯⋯⋯⋯⋯⋯⋯⋯⋯⋯⋯ 128

栓塞动静脉瘘⋯⋯⋯⋯⋯⋯⋯⋯⋯⋯⋯⋯ 262

栓塞手术⋯⋯⋯⋯⋯⋯⋯⋯⋯⋯⋯⋯⋯⋯ 217

栓塞子宫肌瘤⋯⋯⋯⋯⋯⋯⋯⋯⋯⋯⋯⋯ 262

顺行局部溶栓后致死性腹膜后出血⋯⋯⋯ 009

锁骨下静脉置管误入锁骨下动脉⋯⋯⋯⋯ 068

T

体内异物取出术⋯⋯⋯⋯⋯⋯⋯⋯⋯⋯ 262

通路闭合⋯⋯⋯⋯⋯⋯⋯⋯⋯⋯⋯⋯⋯ 039

W

外周动脉闭塞性疾病⋯⋯⋯⋯⋯⋯⋯⋯⋯ 015

外周中心静脉导管⋯⋯⋯⋯⋯⋯⋯⋯⋯⋯ 062

完全置入式静脉输液港⋯⋯⋯⋯⋯⋯⋯⋯ 065

完全置入式静脉输液港导管脱落⋯⋯⋯⋯ 070

完全置入式静脉输液港导管脱落至

右肺动脉 ⋯⋯⋯⋯⋯⋯⋯⋯⋯⋯⋯ 060

完全置入式静脉输液港导管脱落至右心⋯ 057

X

下腔静脉⋯⋯⋯⋯⋯⋯⋯⋯⋯⋯⋯⋯⋯ 057

下腔静脉支架置入术中支架丢失⋯⋯⋯⋯ 162

心导管插入术后股浅动脉高度狭窄⋯⋯⋯ 048

胸部活检⋯⋯⋯⋯⋯⋯⋯⋯⋯⋯⋯⋯⋯ 262

胸主动脉腔内修复术⋯⋯⋯⋯⋯⋯⋯⋯⋯ 224

血管闭合中的支架拉长⋯⋯⋯⋯⋯⋯⋯⋯ 039

血管成形术所致远端栓塞的溶栓治疗⋯⋯ 104

血管成形术所致远端栓塞的吸栓治疗⋯⋯ 109

血管穿孔⋯⋯⋯⋯⋯⋯⋯⋯⋯⋯⋯⋯⋯ 007

血栓形成⋯⋯⋯⋯⋯⋯⋯⋯⋯⋯⋯⋯⋯ 006

血小板减少患者行锁骨下静脉穿刺置管

术后咯血⋯⋯⋯⋯⋯⋯⋯⋯⋯⋯⋯⋯ 061

Y

药物洗脱支架⋯⋯⋯⋯⋯⋯⋯⋯⋯⋯⋯ 082

引流⋯⋯⋯⋯⋯⋯⋯⋯⋯⋯⋯⋯⋯⋯⋯ 262

影像存储与传输系统⋯⋯⋯⋯⋯⋯⋯⋯⋯ 003

用挤压支架技术治疗腘动脉支架错位⋯⋯ 179

远端栓塞⋯⋯⋯⋯⋯⋯⋯⋯⋯⋯⋯⋯⋯ 007

Z

诊断性血管造影⋯⋯⋯⋯⋯⋯⋯⋯⋯⋯⋯ 015

诊断性血管造影时股深动脉侧支破裂⋯⋯ 027

支架对吻术中意外发生的支架移位⋯⋯⋯ 096

支架置入术⋯⋯⋯⋯⋯⋯⋯⋯⋯⋯⋯⋯ 138

直接支架置入术中髂外动脉破裂⋯⋯⋯⋯ 175

重复经皮腔内血管成形术中自膨式

支架损伤⋯⋯⋯⋯⋯⋯⋯⋯⋯⋯⋯⋯ 119

重组组织型纤溶酶原激活药⋯⋯⋯⋯⋯⋯ 009

主动脉弓上动脉支架置入⋯⋯⋯⋯⋯⋯⋯ 215

主髂动脉水平球囊扩张时支架移位⋯⋯⋯ 152

椎动脉支架置入术中支架移位⋯⋯⋯⋯⋯ 098

左股总动脉⋯⋯⋯⋯⋯⋯⋯⋯⋯⋯⋯⋯ 032

左锁骨下静脉⋯⋯⋯⋯⋯⋯⋯⋯⋯⋯⋯ 057

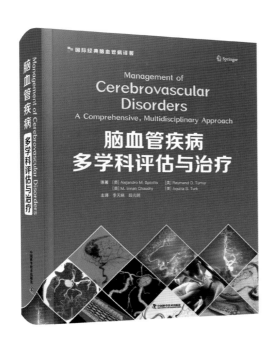

原著　[美] Alejandro M. Spiotta

　　　[美] Raymond D. Turner

　　　[美] M. Imran Chaudry

　　　[美] Aquilla S. Turk

主译　李天晓　段光明

定价　480.00 元

　　本书引进自世界知名的 Springer 出版社，由美国南卡罗来纳医科大学神经外科专家 Alejandro M. Spiotta、Raymond D. Turner、M. Imran Chaudry 和 Aquilla S. Turk 结合各学科进展与多年临床实践经验精心打造，是一部细致全面、精准系统的脑血管疾病评估与治疗参考书。相较于其他脑血管疾病著作，书中内容涵盖了大部分脑血管疾病，各典型病例均详述了病情评估、治疗方案、手术过程、术后管理、并发症及处理，在强调临床实践的同时，兼顾最新研究进展，还特别对外科手术与介入治疗两种技术进行了深入对比、阐述。全书共四篇 44 章，编排简洁，阐释明晰，图文并茂，是一部不可多得的临床案头必备工具书，非常适合从事脑血管疾病诊疗工作的同道在临床实践中借鉴参考。

出版社官方微店

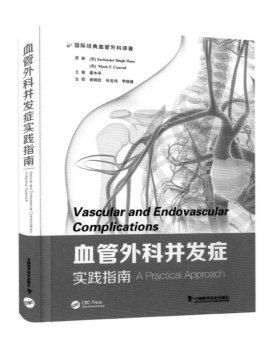

原著　[日] Sachinder Singh Hans

　　　[美] Mark F. Conrad

主审　翟水亭

主译　崔明哲　张克伟　李晓健

定价　198.00 元

　　本书引进自世界知名的 CRC 出版社，是一部有关血管外科及腔内血管外科并发症的著作，由美国血管外科专家 Sachinder Singh Hans 教授和 Mark F. Conrad 教授共同编写。全书共 36 章，系统介绍了临床常用的血管外科开放手术及血管腔内手术，并对常发生的临床不良事件进行了总结，同时提供了避免不良事件发生及挽救的相关技巧。本书内容全面实用，配图精美丰富，是血管外科相关专业临床医生和技术人员实践的理想参考用书，同时也是一部不可多得的血管外科并发症相关问题的操作指导宝典。

出版社官方微店

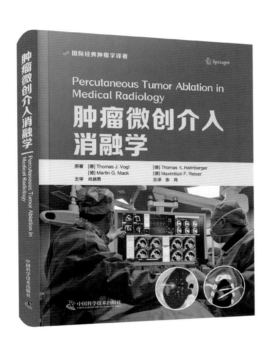

原著　[德] Thomas J. Vogl

　　　[德] Thomas K. Helmberger

　　　[德] Martin G. Mack

　　　[德] Maximilian F. Reiser

主审　肖越勇

主译　张　肖

定价　158.00 元

　　本书引进自 Springer 出版社，由世界知名介入医学专家 Thomas J. Vogl 教授领衔编写，涵盖了肿瘤消融治疗的各项技术。书中详细介绍了射频消融、微波消融、激光诱导间质热疗、冷冻消融等消融技术，就不同消融技术及各脏器消融治疗的临床应用进行了探讨，包括操作要点、适应证与禁忌证、在各种临床条件下的疗效等，全面分析了各项消融技术的优势及治疗策略。本书内容丰富、深入浅出，适合介入科、放射科、肿瘤科及其他相关科室的医师、技师及医学生参考阅读。

出版社官方微店

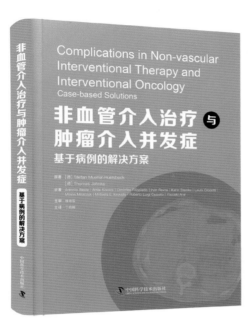

原著 [德] Stefan Mueller-Huelsbeck

[德] Thomas Jahnke

合著 Antonio Basile ｜ Attila Kovács ｜ Dimitrios Filippiadis ｜ Irvin Rexha ｜ Karin Steinke ｜ Laura Crocetti ｜ Milena Miszczuk ｜ Miltiadis E. Krokidis ｜ Roberto Luigi Cazzato ｜ Yasuaki Arai

主审 滕皋军

主译 丁晓毅

定价 108.00 元

　　本书引进自 Thieme 出版社，由国际知名介入放射学家 Stefan Mueller-Huelsbeck 教授与 Thomas Jahnke 教授联袂主编。书中系统详细地介绍了非血管介入治疗与肿瘤介入相关并发症及其处理与预防的要点。不仅包括各种肿瘤经皮穿刺活检和消融治疗后气胸、出血、感染、脓肿、胆汁瘤、假性动脉瘤形成、动静脉瘘及椎体成形术骨水泥渗漏等常见并发症，还涉及肺消融后的支气管胸膜瘘、胆道损伤、大血管损伤、皮肤烧伤、肝脏破裂、神经损伤，以及微波天线断裂、射频消融电极断裂等设备故障引起的少见并发症。以典型病例为主线，内容切合临床实际，并附有近 200 幅高清医学图片，图文并茂，有助于读者理解、掌握非血管介入治疗与肿瘤介入并发症相关知识要点，非常适合介入医学专业医生、医学生、规培生及在临床实践中需拓宽相关知识范围的其他专业医学人员参考阅读。

出版社官方微店